临床路径释义

外科分册（县级医院版）
下册

王 杉 田 伟 张力伟 李单青 孙颖浩 **主 编**

中国协和医科大学出版社

图书在版编目（CIP）数据

临床路径释义·外科分册：县级医院版. 下册／王杉主编. —北京：中国协和医科大学出版社，2017. 8

ISBN 978-7-5679-0844-4

Ⅰ. ①临… Ⅱ. ①王… Ⅲ. ①临床医学–技术操作规程 ②外科–疾病–诊疗–技术操作规程 Ⅳ. ①R4-65

中国版本图书馆 CIP 数据核字（2017）第 179105 号

临床路径释义·外科分册（县级医院版）下册

主　　编：王　杉　田　伟　张力伟　李单青　孙颖浩
责 任 编 辑：许进力　王朝霞
丛书总策划：林丽开
本 书 策 划：边林娜　许进力

出 版 发 行：中国协和医科大学出版社
　　　　　　（北京东单三条九号　邮编 100730　电话 65260431）
网　　　址：www. pumcp. com
经　　　销：新华书店总店北京发行所
印　　　刷：北京盛通印刷股份有限公司

开　　　本：787×1092　　1/16 开
印　　　张：24
字　　　数：750 千字
版　　　次：2017 年 8 月第 1 版
印　　　次：2017 年 8 月第 1 次印刷
定　　　价：92. 00 元

ISBN 978-7-5679-0844-4

（凡购本书，如有缺页、倒页、脱页及其他质量问题，由本社发行部调换）

《临床路径释义》丛书指导委员会名单

《临床路径释义》丛书编辑委员会名单

主任委员

赵玉沛　中国医学科学院北京协和医院

副主任委员

于晓初　中国医学科学院北京协和医院

郑忠伟　中国医学科学院北京协和医学院

袁　钟　中国医学科学院北京协和医学院

高文华　中国医学科学院北京协和医院

王海涛　中国医学科学院北京协和医学院

刘爱民　中国医学科学院北京协和医院

委　员

俞桑丽　中国医学科学院北京协和医学院

韩　丁　中国医学科学院北京协和医院

王　怡　中国医学科学院北京协和医院

吴欣娟　中国医学科学院北京协和医院

孙　红　中国医学科学院北京协和医院

李志远　中国医学科学院阜外医院

李　琳　中国医学科学院阜外医院

李庆印　中国医学科学院阜外医院

郝云霞　中国医学科学院阜外医院

王　艾　中国医学科学院肿瘤医院

何铁强　中国医学科学院肿瘤医院

徐　波　中国医学科学院肿瘤医院

李　睿　中国医学科学院血液病医院

马新娟　中国医学科学院血液病医院

吴信峰　中国医学科学院皮肤病医院

曹春燕　中国医学科学院皮肤病医院

《临床路径释义·外科分册》（县级医院版）下册编审专家名单

编写指导委员会委员（按姓氏笔画排序）

王以朋　中国医学科学院北京协和医院

支修益　首都医科大学北京宣武医院

孔垂泽　中国医科大学附属第一医院

叶章群　华中科技大学同济医学院附属同济医院

田　伟　北京积水潭医院

刘伦旭　四川大学华西医院

许克新　北京大学人民医院

那彦群　北京大学首钢医院

孙　光　天津医科大学第二医院

李　辉　首都医科大学附属北京朝阳医院

李汉忠　中国医学科学院北京协和医院

李单青　中国医学科学院北京协和医院

杨　波　中国医学科学院北京协和医院

邱　勇　南京市鼓楼医院

何建行　广州医学院第一附属医院

张　逊　天津市胸科医院

陈　山　首都医科大学附属北京同仁医院

金　杰　北京大学第一医院

陈东红　首都医科大学北京宣武医院

陈仲强　北京大学第三医院

金大地　南方医科大学南方医院

赵　珩　上海交通大学附属胸科医院

姜保国　北京大学人民医院

姜格宁　同济大学附属上海市肺科医院
翁习生　中国医学科学院北京协和医院
黄　健　中山大学附属第二医院
曾炳芳　上海交通大学附属第六人民医院
谢立平　浙江大学医学院附属第一医院
裴福兴　四川大学华西医院

主　编　王　杉　田　伟　张力伟　李单青　孙颖浩
编　委（按姓氏笔画排序）
马冬捷　中国医学科学院北京协和医院
王东文　山西医科大学第一医院
韦　祎　北京积水潭医院
支修益　首都医科大学北京宣武医院
孔垂泽　中国医科大学附属第一医院
冯　硕　北京积水潭医院
朱仕文　北京积水潭医院
刘　波　北京积水潭医院
刘洪生　中国医学科学院北京协和医院
刘智勇　第二军医大学附属长海医院
孙　宁　北京积水潭医院
孙颖浩　第二军医大学
苏亦兵　北京积水潭医院
李单青　中国医学科学院北京协和医院
杨　跃　北京大学肿瘤医院
吴新宝　北京积水潭医院
金　铂　北京积水潭医院
周　力　北京积水潭医院
夏术阶　上海市第一人民医院
徐万海　哈尔滨医科大学附属第四医院
徐晓辉　中国医学科学院北京协和医院
高小峰　第二军医大学附属长海医院

崔冠宇　北京积水潭医院

韩志军　中国医学科学院北京协和医院

谢立平　浙江大学医学院附属第一医院

潘铁军　广州军区武汉总医院

薛　蔚　上海交通大学医学院附属仁济医院

总　序

　　作为公立医院改革试点工作的重要任务之一，实施临床路径管理对于促进医疗服务管理向科学化、规范化、专业化、精细化发展，落实国家基本药物制度，降低不合理医药费用，和谐医患关系，保障医疗质量和医疗安全等都具有十分重要的意义，是继医院评审、"以患者为中心"医院改革之后第三次医院管理的新发展。

　　临床路径是应用循证医学证据，综合多学科、多专业主要临床干预措施所形成的"疾病医疗服务计划标准"，是医院管理深入到病种管理的体现，主要功能是规范医疗行为、增强治疗行为和时间计划、提高医疗质量和控制不合理治疗费用，具有很强的技术指导性。它既包含了循证医学和"以患者为中心"等现代医疗质量管理概念，也具有重要的卫生经济学意义。临床路径管理起源于西方发达国家，至今已有20余年的发展历史。美国、德国等发达国家以及我国台湾、香港地区都已经应用了大量常见病、多发病的临床路径，并取得了一些成功的经验。20世纪90年代中期以来，我国北京、江苏、浙江和山东等部分医院也进行了很多有益的尝试和探索。国内外的实践证明，实施临床路径管理，对于规范医疗服务行为，促进医疗质量管理从粗放式的质量管理，进一步向专业化、精细化的全程质量管理转变具有十分重要的作用。

　　经过一段时间临床路径试点工作，对适合我国国情的临床路径管理制度、工作模式、运行机制以及质量评估和持续改进体系进行了探索。希望通过《临床路径释义》一书，对临床路径相关内容进行答疑解惑及补充说明，帮助医护人员和管理人员准确地理解、把握和正确运用临床路径，起到一定的作用。

马晓伟

序　言

　　外科是现代医学的一个重要科目，主要研究如何利用外科手术方法去解除病人的病原，从而使病人得到治疗。外科疾患人群庞大，做好外科临床诊疗规范管理，持续提升外科诊疗水平，保障外科医疗安全是维护人民群众健康福祉的重要民生工程。

　　临床路径是以循证医学证据和临床诊疗指南为指导，保证治疗组织和疾病管理方法的实施。临床路径管理的实施有助于推动现代医院管理模式的建立，合理配置医疗资源，推进县级医院向规范化、系统化、精细化方向发展。

　　由于临床路径文字简洁、内容规范，而外科临床疾病复杂多样，我国各级医院诊疗水平、药物配置参差不齐，在这种条件下使用统一的路径管理，需要有一个详细的解释，以便在临床工作中的医生、护士掌握临床路径要求的每一个具体操作细节，更好地运用临床路径来指导临床诊疗工作，这就是《临床路径释义·外科分册》（县级医院版）一书编写的初衷。

　　《临床路径释义·外科分册》（县级医院版）由王杉、田伟、张力伟、李单青、孙颖浩5位教授组织国内外科领域的权威专家共同执笔，对45个外科常见病、多发病的临床路径进行详细的解读，汇编而成。本书的出版对县级医院各级医护人员准确运用临床路径具有重要的指导意义。真诚的希望本书的问世能够为推动县级医院临床路径管理、深化县级医院综合改革发挥应有的作用，希望各位外科同仁能够通过本书对临床路径有更深刻的理解和认识，更有效地落实临床路径及其管理工作。

北京协和医院院长
中国科学院院士
中国科协副主席
中华医学会常务副会长

前　言

　　2012 年国家启动实施第一批县级公立医院综合改革试点，到 2015 年县级公立医院综合改革全面推开，取得了重要进展和突破。为深化医药卫生体制改革，推进健康中国建设，"十三五"规划纲要（2016～2020）明确提出：完善基层医疗服务模式，全面建立分级诊疗制度，以提高基层医疗服务能力为重点，完善服务网络、运行机制和激励机制，实行差别化的医保支付和价格政策，形成科学合理的就医秩序，全面实施临床路径。

　　为贯彻落实国务院深化医药卫生体制改革 2016 年重点工作任务的有关要求，进一步提升基层服务能力，国家卫生和计划生育委员会将"加快推进分级诊疗、贯通上下联动"作为 2016 年全年工作重点，继续加强县级医院能力建设，围绕县外转出率较高的病种，加强适宜技术推广工作，提升县级医院疾病诊疗能力；下发了《关于做好 2016 年县级公立医院综合改革工作的通知》，提出巩固破除以药补医成果，深化县级公立医院体制机制改革，着力推进管理体制、运行机制、价格调整、医保支付等综合改革。作为重点改革任务之一，要求全国所有县级公立医院实行以按病种付费为主、多种付费方式相结合的复合医保支付方式改革，加强临床路径管理，力争 80% 以上的县级医院开展临床路径管理工作。

　　临床路径是由医院管理人员、医师、护师、药师、医技师等多学科专家共同参与，针对特定病种，整合检查、检验、诊断、治疗和护理等全程诊疗而制定的标准化、表格化的诊疗流程与规范。县级医院开展临床路径管理对于推动基层医疗服务向科学化、规范化、专业化发展，提高医疗质量，降低不合理医疗费用，保障医疗安全等都具有十分重要的意义，是县级医院综合改革的重要方面。

　　在总结临床路径管理试点工作经验的基础上，国家卫生和计划生育委员会结合我国县级医院医疗实际，组织有关专家研究制定了县级医院常见外科病种的临床路径。中国医学科学院、中国协和医科大学出版社自 2010 年起受国家卫生和计划生育委员会委托，组织专家编写《临床路径释义》系列丛书，目前已圆满完成 22 个学科 431 个病种的编写出版工作。本书《临床路径释义·外科分册》（县级医院版）作为《临床路径释义》系列丛书的重要组成部分，针对县级医院版临床路径中 45 个外科病种相关内容进行答疑解惑及补充说明，旨在帮助县级医院医护人员和管理人员准确地理解、把握和正确运用临床路径，保证县级医院临床路径工作顺利开展。

　　本书由王杉、田伟、张力伟、李单青、孙颖浩等数位知名专家亲自编写审定。通过认真研讨县级医院临床路径各病种的具体特点以及实施过程中的普遍性问题，从实践与管理两个角度，进行了符合临床诊疗实际的释义和补充，供县级医院临床路径相关工作人员参考。对于每个病种，我们补充了"疾病编码"和"检索方法"两个项目，以使全国各县级医院能够有临床路径适用对象的统一标准，并方便医院进行信息化临床路径管理，避免数据漏检、误检，更有助于卫生行政部门的统计和考核。依照国际惯例，我们将临床路径表单细化为"医师表单""护士表单"和"患者表单"，责权分明，便于使用；并对临床路径及释义中涉及的"给药方案"进行了详细的解读，即细化为"给药流程图""用药选择""药学提示""注意事项"。

根据最新公布的《医疗机构抗菌药物管理办法》，编者对临床路径中涉及的抗生素进行了相应的调整，以便于临床医生合理选择抗菌药物。

随着县级医院综合服务能力的不断提升和医疗科技的不断发展，临床路径将根据循证医学与药物经济学原则动态修正；同时，不同地域的县级医院也应根据自身情况，合理制订适合本地区、本院实际情况的临床路径。因时间和条件限制，书中的不足之处在所难免，欢迎同行诸君批评指正。

编　者

2017 年 5 月

目　录

第一章　凹陷性颅骨骨折临床路径释义

一、凹陷性颅骨骨折编码

疾病名称及编码：凹陷性颅骨骨折 ICD-10：S02.902
　　　　　　　　开放性颅骨骨折 ICD-10：S02.911
手术名称及编码：颅骨骨折碎片提升术 ICD-9-CM-3：02.02
　　　　　　　　颅骨瓣形成 ICD-9-CM-3：02.03
　　　　　　　　颅骨膜移植术 ICD-9-CM-3：02.04
　　　　　　　　颅骨板植入术 ICD-9-CM-3：02.05
　　　　　　　　颅骨修补术 ICD-9-CM-3：02.06

二、临床路径检索方法

S02.902/S02.911 伴 02.02/02.03/02.04/02.05/02.06

三、凹陷性颅骨骨折临床路径标准住院流程

（一）适用对象

第一诊断为凹陷性颅骨骨折（开放性、闭合性）（ICD-10：S02.902）
行开颅凹陷性颅骨骨折清除术或骨折复位术。

> **释义**
>
> ■ 颅骨凹陷骨折是指头部骨骼中的一块或多块发生部分或完全断裂的疾病，多由于钝性冲击引起。凹陷骨折多见于额、顶部，一般单纯性凹陷骨折，头皮完整，不伴有脑损伤，多为闭合性损伤，但粉碎凹陷骨折则常伴有硬脑膜和脑组织损伤，甚至引起颅内出血。
> ■ 根据头皮及硬脑膜是否受累，临床上可以分为闭合性颅骨骨折和开放性颅骨骨折。

（二）诊断依据

根据《临床诊疗指南——神经外科学分册》（中华医学会编著，人民卫生出版社）、《临床技术操作规范——神经外科分册》（中华医学会编著，人民军医出版社）、《王忠诚神经外科学》（王忠诚主编，湖北科学技术出版社）、《神经外科学》（赵继宗主编，人民卫生出版社）。

1. 病史。
2. 体格检查。
3. 实验室检查及影像学检查。

> **释义**
>
> ■ 1. 临床表现
> （1）病史：多有头部外伤病史。
> （2）头皮血肿：在受力点有头皮血肿或挫伤。
> （3）局部下陷：急性期可检查出局部骨质下陷。
> （4）局灶性症状：当骨折片下陷较深时，可刺破硬脑膜，损伤及压迫脑组织导致偏瘫、失语和（或）局灶性癫痫等相应症状。
> ■ 2. 辅助检查
> （1）头颅X线平片：包括正位、侧位和骨折部位切线位平片，后者可显示骨折片陷入颅内深度。
> （2）头颅CT扫描（含骨窗像）：凹陷骨折征象，平扫可除外有无继发颅内异常。
> （3）血常规。

（三）选择治疗方案的依据

根据《临床诊疗指南——神经外科学分册》（中华医学会编著，人民卫生出版社）、《临床技术操作规范——神经外科分册》（中华医学会编著，人民军医出版社）、《王忠诚神经外科学》（王忠诚主编，湖北科学技术出版社）、《神经外科学》（赵继宗主编，人民卫生出版社）。

1. 开颅凹陷骨折清除及骨折复位术手术原则
（1）闭合性颅骨骨折。①儿童乒乓球样凹陷骨折，不伴有神经功能障碍，无需手术治疗；②儿童颅骨凹陷骨折较大较深，在全麻下行钻孔、凹陷骨折撬起复位术；③成人颅骨凹陷骨折≤5cm，深度≤0.5cm，不伴有神经缺损症状和体征的患者，无需手术治疗；④成人颅骨凹陷骨折>5cm，深度>1cm的患者，行手术治疗；⑤患者出现意识障碍，双侧瞳孔不等大等脑疝表现，行急诊手术。
（2）开放性颅骨骨折。①有开放性伤口的患者，立即手术治疗。②颅骨骨折参考闭合性颅骨骨折适应证处理。

2. 禁忌证
（1）有严重心脏病或严重肝肾功能不全等，全身状况差，不能耐受手术者。
（2）有凝血功能障碍的患者。

3. 手术风险较大者（高龄、妊娠期、合并较严重内科疾病），需向患者或家属交代病情；如不同意手术，应当充分告知风险，履行签字手续，并予严密观察。

> **释义**
>
> ■ 颅骨凹陷骨折的手术目的主要包括减压、止血和减少并发症对脑组织的损伤。具体手术的时机和方式需要根据不同患者的损伤部位、损伤类型以及大脑和全身情况而具体问题具体分析。
> ■ 治疗的首要原则：尽早解除压迫并减少并发症的发生。

（四）标准住院日为≤14 天

> ### 释义
>
> ■ 大部分患者在 14 天内病情趋于平稳，对于无需手术且神经功能无明显损伤的患者可以在 1 周内出院。对于开放性颅骨骨折患者、合并感染、颅内血肿或弥漫性大脑损伤的患者可依据患者情况适当延长住院日。

（五）进入路径标准

1. 第一诊断必须符合（ICD-10：S02.902）凹陷性颅骨骨折疾病编码。

2. 当患者合并其他疾病，但住院期间不需要特殊处理也不影响第一诊断的临床路径流程实施时，可以进入路径；同时合并脑挫裂伤、硬脑膜外血肿、硬脑膜下血肿等患者不进入此路径。

> ### 释义
>
> ■ 当患者双侧瞳孔散大，自主呼吸停止 1 小时以上，或处于濒死状态，不进入此路径。

（六）术前准备（入院当天）

1. 必需的检查项目

（1）血常规、血型、尿常规。

（2）肝功能、肾功能、血电解质、凝血功能、血糖、感染性疾病筛查（乙型肝炎、丙型肝炎、艾滋病、梅毒等）。

（3）心电图、正位胸部 X 线片、头颅正侧位 X 线平片。

2. 根据患者病情可以选择：头颅 CT 扫描。

> ### 释义
>
> ■ 必查项目血常规、尿常规、肝肾功能、电解质、血糖、凝血功能、胸部 X 线片、心电图，主要是评估有无合并基础病，是确保手术治疗安全、有效开展的基础，这些检查可能会影响到住院时间、费用以及治疗预后；血型、Rh 因子、感染性疾病筛查主要是用于手术治疗前后的输血前准备。
>
> ■ 高龄患者或有心肺功能异常患者，术前根据病情增加肺功能、超声心动图、血气分析等检查，有合并疾病者可根据病情请相应科室会诊，以确保手术安全。
>
> ■ 为了更准确评估患者颅骨凹陷骨折位置和程度，建议术前行三维头颅 CT 扫描。

（七）预防性抗菌药物选择与使用时机

1. 抗菌药物：按照《抗菌药物临床应用指导原则》（卫医发〔2004〕285 号）执行。建议使用第

一、第二代头孢菌素，头孢曲松；明确感染患者，可根据药物敏感试验结果调整抗菌药物。

（1）推荐使用头孢唑林钠肌内或静脉注射。①成人：0.5~1克/次，一日2~3次。②儿童：一日量为20~30mg/kg体重，分3~4次给药。③对本药或其他头孢菌素类药过敏者，对青霉素类药有过敏性休克史者禁用；肝肾功能不全者、有胃肠道疾病史者慎用。④使用本药前需进行皮肤过敏试验。

（2）推荐头孢呋辛钠肌内或静脉注射。①成人：0.75~1.5克/次，一日3次。②儿童：平均一日剂量为60mg/kg，严重感染可用到100mg/kg，分3~4次给予。③肾功能不全患者按照肌酐清除率制订给药方案：肌酐清除率>20ml/min者，每日3次，每次0.75~1.5g；肌酐清除率10~20ml/min患者，每次0.75g，一日2次；肌酐清除率<10ml/min患者，每次0.75g，一日1次。④对本药或其他头孢菌素类药过敏者，对青霉素类药有过敏性休克史者禁用；肝肾功能不全者、有胃肠道疾病史者慎用。⑤使用本药前需进行皮肤过敏试验。

（3）推荐头孢曲松钠肌内注射、静脉注射或静脉滴注。①成人：1克/次，一次肌内注射或静脉滴注。②儿童：儿童用量一般按成人量的1/2给予。③对本药或其他头孢菌素类药过敏者，对青霉素类药有过敏性休克史者禁用；肝肾功能不全者、有胃肠道疾病史者慎用。

2. 预防性用抗菌药物，时间为术前0.5小时，手术超过3小时加用1次抗菌药物；总预防性用药时间一般不超过24小时，个别情况可延长至48小时。

3. 开放性颅骨骨折的患者及时肌注破伤风抗毒素。

释义

■ 对于无明显头皮损伤的闭合性颅骨骨折患者，其手术属于Ⅰ类切损伤口。抗生素应用可依据Ⅰ类切口颅脑手术原则进行。

■ 对于合并头皮损伤，尤其是污染严重的手术，应在使用抗菌药物的同时加强术中的冲洗和消毒。

■ 术中应留置伤口引流管。

（八）手术日为入院当天

1. 麻醉方式：全身麻醉。

2. 手术方式：开颅颅骨骨折撬起复位术，碎骨片清除术或骨折复位固定术。

3. 手术置入物：颅骨固定材料、引流管系统。

4. 术中用药：脱水药、降压药、抗菌药物，酌情使用抗癫痫药物。

5. 输血：根据手术失血情况决定（如骨折碎片刺破矢状窦合并大出血）。

释义

■ 本路径规定的手术均在全身麻醉下实施。

■ 若颅骨粉碎不严重，建议术中尽可能修复颅骨并一期行颅骨复位术；若颅骨粉碎严重无法修复，可去除颅骨并使用钛板进行一期/二期修复。

■ 若骨折部位位于功能区，建议应用抗癫痫药物。

■ 术前评估若考虑有静脉窦损伤，建议术前备血。

（九）术后住院恢复 ≤14 天

1. 必须复查的检查项目：术后 24 小时之内及出院前根据具体情况复查头颅 CT，了解颅内情况；化验室检查包括血常规、肝肾功能、血电解质等。
2. 根据患者病情，可行血气分析、胸部 X 线平片、B 超等检查。
3. 每 2~3 天手术切口换药 1 次。
4. 术后 7 天拆除手术切口缝线，或根据病情酌情延长拆线时间。

> **释义**
>
> ■ 建议术后当日或术后第一日复查头颅 CT（含骨窗像）。明确颅骨复位情况及有无继发血肿。
> ■ 术后定期复查血常规并关注患者体温变化。
> ■ 多数患者可在术后第 7 日拆线。若出现伤口感染，则加强局部换药并适当延长拆线时间。

（十）出院标准

1. 患者病情稳定，生命体征平稳。
2. 与手术相关各项化验检查结果无明显异常。
3. 手术切口愈合良好。

> **释义**
>
> ■ 主治医师应在出院前，通过复查的上述各项检查并结合患者恢复情况决定是否能出院。如果出现术后伤口感染等并发症和（或）合并症需要继续留院治疗的情况，应先处理并发症和（或）合并症并符合出院条件后再准许患者出院。

（十一）变异及原因分析

1. 术中或术后继发手术部位或其他部位的颅内血肿、脑水肿、脑梗死等并发症，严重者需要二次手术，导致住院时间延长、费用增加。
2. 术后出现切口或颅内感染、严重神经系统并发症，导致住院时间延长、费用增加。
3. 术后继发其他内、外科疾病，如肺部感染、下肢深静脉血栓、应激性溃疡等，需进一步诊治，导致住院时间延长。

> **释义**
>
> ■ 出现变异的原因很多，除了包括路径中所描述的各种术后并发症，还包括医疗、护理、患者、环境等多方面的变异原因，对于这些变异，医师需在表单中明确说明，具体变异情况如下：

（1）按路径流程完成治疗，但出现了上述围术期并发症，导致治疗时间延长甚至再次手术，从而造成住院日延长和费用增加。

（2）按路径流程完成治疗，但手术后患者合并的基础疾病加重，如术后患者血糖、血压持续增高，需要进一步治疗，从而延长治疗时间，并增加住院费用。

（3）由于患者病情不同，一期手术与分期手术、使用内植物的不同，可能导致住院费用存在差异。

（4）患者入选路径后，医师在检查及治疗过程中发现患者合并存在一些事前未预知的对本路径治疗可能产生影响的情况，需要中止执行路径或者是延长治疗时间、增加治疗费用。

（5）因患者方面的主观原因导致执行路径出现变异。

（十二）参考费用标准

1. 未用颅骨固定材料的单病种费用 6000~8000 元。

2. 用颅骨固定材料的单病种费用 9000~11000 元。

四、凹陷性颅骨骨折给药方案

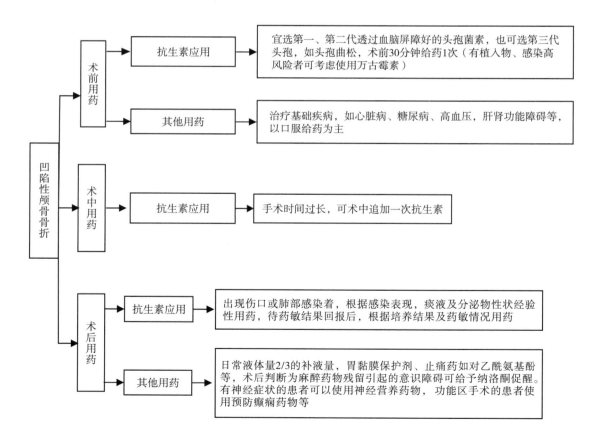

【用药选择】

1. 颅骨凹陷骨折手术属于Ⅰ/Ⅱ类切口，但术中可能用到钛合金的内植物材料，因此可适当预防性应用抗菌药物。在术前0.5~2小时给药，或麻醉开始时给药。如果手术时间超过3小时，或失血量大（>1500ml），可手术中给予第2剂。总的预防用药时间不超过24小时，个别情况可延长至48小时。应选用针对包括金葡菌在内的广谱抗生素，如第一代或第二代头孢菌素。而对β内酰胺过敏的病例则可选用克林霉素或万古霉素。

2. 对于骨折位于功能区的患者可以应用预防癫痫药物。

3. 术中可根据神经受累情况给予激素，目的是通过抗炎及抗自由基来阻止继发性神经损伤的发生和发展。首选甲强龙，剂量为第1小时用药30 mg/kg，随后每小时5.4mg/kg，治疗24小时。

【药学提示】

1. 如果选用万古霉素，则应使用尽可能小的剂量以防止导致细菌产生耐药性。肾功能减退患者应避免使用万古霉素。第一、第二代头孢菌素多数主要经肾脏排泄，中度以上肾功能不全患者应根据肾功能适当调整剂量。

2. 传统抗癫痫药物（如苯妥英钠、苯巴比妥）虽有一定临床疗效，但是副作用较多如齿龈增生、毛发增多、致畸率高、多动、注意力不集中等，患者不易耐受。抗癫痫新药（如拉莫三嗪、左乙拉西坦、托吡酯、奥卡西平等）不仅临床疗效肯定，而且副作用小，患者容易耐受。

3. 大剂量应用甲强龙容易出现较多并发症，如呼吸道感染、胃溃疡等，需严密监护，并给予相应药物预防。

【注意事项】

对于非功能区的未发生癫痫的骨折患者，其预防癫痫药物的应用仍存在争议。

五、推荐表单

（一）医师表单

凹陷性颅骨骨折临床路径表单

适用对象：第一诊断为凹陷性颅骨骨折（ICD-10：S02. 902）
　　　　　　行颅骨凹陷性骨折整复术或颅骨钛板修补术（ICD-9-CM-3：02. 02-02. 06）

患者姓名：_____ 性别：_____ 年龄：_____ 门诊号：_____ 住院号：_____

住院日期：____年___月___日　出院日期：____年___月___日　标准住院日：14 天

时间	住院第 1 天 （手术当天）		住院第 2~3 天 （术后第 1~2 天）
主要诊疗工作	□ 病史采集，体格检查，完成病历书写 □ 相关检查 □ 上级医师查看患者，制订治疗方案，完善术前准备 □ 向患者和（或）家属交代病情，签署手术知情同意书 □ 安排急诊手术 □ 术后观察切口敷料情况；观察神经功能恢复情况 □ 完成手术记录及术后记录 □ 向患者及其家属交待手术情况及术后注意事项		□ 临床观察神经功能恢复情况 □ 伤口换药，观察伤口敷料情况 □ 复查术后头颅 CT □ 复查血常规及血生化 □ 完成病程记录
重点医嘱	**长期医嘱（术前）：** □ 术前禁食、禁水 **临时医嘱（术前）：** □ 备皮 □ 抗菌药物皮试 □ 急查血常规、凝血功能、肝肾功能、血电解质、血糖，感染性疾病筛查 □ 头颅 X 线平片、CT 扫描 □ 心电图、胸部 X 线平片	**长期医嘱（术后）：** □ 一级护理 □ 禁食、禁水 □ 生命体征监测 □ 术中用抗菌药物 □ 补液治疗 **临时医嘱（术后）：** □ 根据病情需要下达相应医嘱	**长期医嘱：** □ 一级护理 □ 术后流食 □ 补液治疗 □ 生命体征监测 □ 抗菌药物 □ 抗癫痫治疗（酌情） **临时医嘱：** □ 头颅 CT □ 血常规 □ 肝肾功能+电解质 □ 换药
病情变异记录	□ 无　□ 有，原因： 1. 2.		□ 无　□ 有，原因： 1. 2.
医师签名			

时间	住院第 4~5 天 （术后第 3~4 天）	住院第 6~8 日 （术后第 5~7 天）	住院第 9 日 （术后第 7~14 天）
主要诊疗工作	□ 临床观察神经功能恢复情况 □ 完成病程记录 □ 拔除引流（酌情） □ 伤口换药（根据有无引流定）	□ 临床观察神经功能恢复情况 □ 完成病程记录 □ 停抗菌药物 □ 复查头颅 CT	□ 根据切口情况予以拆线或延期门诊拆线 □ 确定患者能否出院 □ 向患者交代出院注意事项、复查日期 □ 通知出院处 □ 开出院诊断书 □ 完成出院记录
重点医嘱	长期医嘱： □ 普食 □ 一级护理 临时医嘱： □ 根据病情需要下达相应医嘱	长期医嘱： □ 普食 □ 二级护理 临时医嘱： □ 根据病情需要下达相应医嘱	长期医嘱： □ 普食 □ 二级护理 临时医嘱： □ 根据病情需要下达相应医嘱
病情变异记录	□ 无　□ 有，原因： 1. 2.	□ 无　□ 有，原因： 1. 2.	□ 无　□ 有，原因： 1. 2.
医师签名			

（二）护士表单

凹陷性颅骨骨折临床路径护士表单

适用对象：**第一诊断为**凹陷性颅骨骨折（ICD-10：S02.902）

行颅骨凹陷性骨折整复术或颅骨钛板修补术（ICD-9-CM-3：02.02-02.06）

患者姓名：_____ 性别：_____ 年龄：_____ 门诊号：_____ 住院号：_____

住院日期：____年___月___日 出院日期：____年___月___日 标准住院日：14 天

时间	住院第1天（手术当天）		住院第2~3天（术后第1~2天）	住院第4~5天（术后第3~4天）
健康宣教	□ 入院及术前宣教 介绍主管医师、护士、环境、设施、住院注意事项；宣教疾病知识、术前准备及手术过程；告知准备物品、沐浴；告知术后饮食、活动及探视注意事项	□ 术后当日宣教 告知监护设备、管路功能及注意事项；告知饮食、体位要求；告知疼痛注意事项；告知术后可能出现情况及应对方式；告知用药情况；再次明确探视陪伴须知	□ 术后宣教 告知饮食、体位要求；告知疼痛注意事项；告知术后可能出现情况及应对方式；告知用药情况；给予患者及家属心理支持；再次明确探视陪伴须知	□ 术后宣教 告知饮食、体位要求；告知疼痛注意事项；告知术后可能出现情况及应对方；告知用药情况
护理处置	□ 核对患者，佩戴腕带 □ 建立入院护理病历 □ 卫生处置：剪指（趾）甲、沐浴，换病号服 □ 协助医生完成术前检查化验 □ 术前准备 配血、抗菌药物皮试、备皮剃头 □ 禁食、禁水		□ 观察患者一般状况及神经系统功能恢复情况 □ 观察记录患者神志、瞳孔、生命体征以及手术切口有无渗血渗液 □ 遵医嘱给药 □ 预防并发症护理 □ 术后心理、基础护理 □ 遵医嘱留取化验标本，监测指标变化完成护理记录	□ 观察患者一般状况及神经系统功能恢复情况 □ 观察记录患者神志、瞳孔、生命体征以及手术切口有无渗血渗液 □ 遵医嘱给药 □ 预防并发症护理 □ 术后心理、基础护理 □ 遵医嘱留取化验标本，监测指标变化完成护理记录
基础护理	□ 一级护理 卧位护理：协助翻身、床上移动、预防压疮；排泄护理 患者安全管理		□ 一级护理 卧位护理：协助翻身、床上移动、预防压疮；排泄护理 患者安全管理	□ 一级护理 卧位护理：协助翻身、床上移动、预防压疮；排泄护理 患者安全管理
专科护理	□ 病情观察，写护理记录 q2h 评估生命体征、瞳孔、意识、体征、肢体活动、皮肤情况、伤口敷料、各种引流管情况、出入量、有无脑神经功能障碍 □ 遵医嘱予脱水、抗感染、止血、抗癫痫、控制血糖等治疗		□ 协助医生完成术后检查化验 □ 术后观察意识、生命体征、伤口情况等 □ 遵医嘱予脱水、抗感染、止血、抗癫痫、控制血糖等治疗	□ 协助医生完成术后检查化验 □ 术后观察意识、生命体征、伤口情况等 □ 遵医嘱予脱水、抗感染、止血、抗癫痫、控制血糖等治疗
重点医嘱	□ 详见医嘱执行单		□ 详见医嘱执行单	□ 详见医嘱执行单
病情变异记录	□ 无 □ 有，原因： 1. 2.		□ 无 □ 有，原因： 1. 2.	□ 无 □ 有，原因： 1. 2.
护士签名				

时间	住院第6~8日 （术后第5~7天）	住院第9~14日 （术后第8~13天）
健康宣教	□ 术后宣教 　药物作用及频率 　饮食、活动指导 　复查患者对术前宣教内容的掌握程度 　疾病恢复期注意事项（若有脑神经受损后的宣教） 　拔尿管后注意事项 　下床活动注意事项	□ 出院宣教 　复查时间 　服药方法 　活动休息 　指导饮食 　康复训练方法 　指导办理出院手续
护理处置	□ 遵医嘱完成相关检查 □ 夹闭尿管，锻炼膀胱功能	□ 办理出院手续 □ 书写出院小结
基础护理	□ 二级护理 　晨晚间护理 　协助进食、水（饮水呛咳者鼻饲） 　协助翻身、床上移动、预防压疮 　排泄护理 　协助更衣 　患者安全管理	□ 二级护理 　晨晚间护理 　协助或指导进食、进水 　协助或指导床旁活动 　康复训练 　患者安全管理
专科护理	□ 病情观察，写护理记录 　q2h 评估生命体征、瞳孔、意识、体征、肢体活动、皮肤情况、伤口敷料、各种引流管情况、出入量、有无脑神经功能障碍（必要时尽早行康复训练） □ 遵医嘱予脱水、抗感染、止血、抑酸、激素、控制血糖等治疗 □ 腰椎穿刺的护理 　腰穿后，嘱患者去枕平卧4~6小时，观察病情和主诉，根据医嘱调整脱水药的用量 □ 需要时，联系主管医生给予相关治疗及用药	□ 病情观察 　评估生命体征、瞳孔、意识、体征、肢体活动、脑神经功能障碍恢复情况
重点医嘱	□ 详见医嘱执行单	□ 详见医嘱执行单
病情变异记录	□ 无　□ 有，原因： 1. 2.	□ 无　□ 有，原因： 1. 2.
护士签名		

（三）患者表单

凹陷性颅骨骨折临床路径患者表单

适用对象：**第一诊断为**凹陷性颅骨骨折（ICD-10：S02.902）

行颅骨凹陷性骨折整复术或颅骨钛板修补术（ICD-9-CM-3：02.02-02.06）

患者姓名：_____ 性别：_____ 年龄：_____ 门诊号：_____ 住院号：_____

住院日期：____年__月__日 出院日期：____年__月__日 标准住院日：14 天

时间	住院第 1 天 （手术当天）	住院第 2~3 天 （术后第 1~2 天）	住院第 4~5 天 （术后第 3~4 天）
监测	□ 测量生命体征、体重	□ 每日测量生命体征、询问排便，手术前一天晚测量生命体征	□ 手术清晨测量生命体征、血压 1 次
医患配合	□ 护士行入院护理评估（简单询问病史） □ 接受入院宣教、术前宣教 □ 医生询问病史、既往病史、用药情况，收集资料 □ 进行体格检查 □ 配合完善术前相关化验、检查 术前用物准备：饮水瓶、湿巾等 □ 手术室接患者，配合核对 □ 医师与患者及家属介绍病情及手术谈话 □ 手术时家属在等候区等候 □ 探视及陪伴制度 □ 术后体位：麻醉未醒时平卧，清醒后，4~6 小时无不适反应可垫枕或根据医嘱予监护设备、吸氧	□ 配合护士定时监测生命体征、瞳孔、肢体活动、伤口敷料等 □ 不要随意动引流管 □ 疼痛的注意事项及处理 □ 告知医护不适及异常感受 □ 配合评估手术效果	□ 配合护士定时监测生命体征、瞳孔、肢体活动、伤口敷料等 □ 不要随意动引流管 □ 疼痛的注意事项及处理 □ 告知医护不适及异常感受 □ 配合评估手术效果
重点诊疗及检查	重点诊疗： 术前准备： □ 备皮剃头 □ 配血 □ 药物灌肠 □ 术前签字 重要检查： □ 心电图、胸部 X 线平片 □ 头颅 X 线平片、CT □ 头部 MRI（必要时）	重点诊疗： □ 一级护理 □ 予监护设备、吸氧 □ 注意留置管路安全与通畅 □ 用药：抗菌药物、止血药、抗癫痫药物、补液药物的应用 □ 护士协助记录出入量	重点诊疗： □ 一级护理 □ 予监护设备、吸氧 □ 注意留置管路安全与通畅 □ 用药：抗菌药物、止血药、抗癫痫药物、补液药物的应用 □ 护士协助记录出入量
饮食及活动	□ 术前禁食、禁水 □ 卧床休息、尽量减少压迫患处	□ 根据病情半流食或鼻饲 □ 卧床休息、自主体位	□ 根据病情半流食或鼻饲 □ 卧床休息，自主体位恢复好的患者可下地活动

时间	住院第6~8日 （术后第5~7天）	住院第9~14日 （术后第8~13天）
监测	□ 定时监测生命体征，每日询问排便	□ 定时监测生命体征、每日询问排便
医患配合	□ 医生巡视，了解病情 □ 配合意识、瞳孔、肢体活动、脑神经功能的观察及必要的检查 □ 护士行晨晚间护理 □ 护士协助进食、进水、排泄等生活护理 □ 配合监测出入量 □ 膀胱功能锻炼，成功后可将尿管拔除 □ 配合功能恢复训练（必要时） □ 注意探视及陪伴时间	□ 护士行晨晚间护理 □ 医师拆线 □ 伤口注意事项 □ 配合功能恢复训练（必要时） 出院宣教 □ 接受出院前康复宣教 □ 学习出院注意事项 □ 了解复查程序 □ 办理出院手续，取出院带药
重点诊疗及检查	重点诊疗： □ 二级护理 □ 静脉用药逐渐过渡至口服药 □ 医师定时予伤口换药 □ 医师行腰椎穿刺（必要时） 重要检查： □ 定期抽血化验 □ 复查CT或MRI	重点诊疗： □ 二级护理 □ 普食 □ 医师行腰椎穿刺（必要时） 重要检查： 定期抽血化验（必要时）
饮食及活动	□ 根据病情逐渐由半流食过渡至普食，营养均衡，高蛋白、低脂肪、易消化，避免产气食物（牛奶、豆浆）及油腻食物。鼓励多食汤类食物，必要时鼻饲饮食 □ 卧床休息时可头高位，渐坐起 □ 术后第3~4天可视体力情况渐下床活动，循序渐进，注意安全 □ 行功能恢复锻炼（必要时）	□ 普食，营养均衡。 □ 勿吸烟、饮酒 □ 正常活动 □ 行功能恢复训练（必要时）

附：原表单（2011 年版）

凹陷性颅骨骨折临床路径表单

适用对象：**第一诊断为**凹陷性颅骨骨折（ICD-10：S02.902）

行开颅颅骨骨折撬起复位术，碎骨片清除术或骨折复位固定术

患者姓名：_____ 性别：_____ 年龄：_____ 门诊号：_____ 住院号：_____

住院日期：____年___月___日 出院日期：____年___月___日 标准住院日：≤14 天

时间	住院第 1 日 （手术当天）	住院第 2 日 （术后第 1 天）	住院第 3 日 （术后第 2 天）
主要诊疗工作	□ 病史采集，体格检查 □ 完成病历书写、相关检查 □ 制订治疗方案 □ 术前准备 □ 向患者和（或）家属交代病情，签手术知情同意书 □ 准备急诊手术 □ 临床观察神经系统功能情况	□ 临床观察生命体征变化及神经功能恢复情况 □ 复查头 CT，评价结果并行相应措施 □ 复查血生化及血常规 □ 观察切口敷料情况，伤口换药 □ 完成病程记录	□ 临床观察生命体征变化及神经功能恢复情况 □ 观察切口敷料情况，手术切口换药 □ 如果有引流，观察引流液性状及引流量，若引流不多，应予以拔除 □ 完成病程记录 □ 根据患者病情，考虑停用抗菌药物；有感染征象患者，根据药敏试验结果调整药物
重点医嘱	**长期医嘱：** □ 颅骨骨折护理常规 □ 一级护理 □ 术前禁食、禁水 □ 监测血压 **临时医嘱：** □ 血常规、血型、尿常规 □ 凝血功能、肝肾功能、血电解质、血糖、感染性疾病筛查 □ 胸部 X 线平片，心电图 □ 头颅 CT □ 心、肺功能检查（酌情）	**长期医嘱：** □ 颅骨骨折术后护理常规 □ 一级护理 □ 术后流食或鼻饲肠道内营养 □ 监测生命体征 **临时医嘱：** □ 头颅 CT □ 血常规及血生化	**长期医嘱：** □ 颅骨骨折术后护理常规 □ 一级护理 □ 术后流食或鼻饲肠道内营养 □ 监测生命体征
主要护理工作	□ 入院宣教 □ 观察患者一般状况及神经系统状况 □ 观察记录患者神志、瞳孔、 □ 生命体征 □ 完成术前准备	□ 观察患者一般状况及神经系统状况 □ 观察记录患者神志、瞳孔、生命体征 □ 观察引流液性状及记量	□ 观察患者一般状况及神经系统功能恢复情况 □ 观察记录患者神志、瞳孔、生命体征 □ 观察引流液性状及记量
病情变异记录	□ 无　□ 有，原因： 1. 2.	□ 无　□ 有，原因： 1. 2.	□ 无　□ 有，原因： 1. 2.
护士签名			
医师签名			

时间	住院第4日 （术后第3天）	住院第5日 （术后第4天）	住院第6日 （术后第5天）	住院第7日 （术后第6天）
主要诊疗工作	□ 观察生命体征变化及神经功能恢复情况 □ 观察切口敷料情况 □ 完成病程记录	□ 观察生命体征变化及神经功能恢复情况 □ 观察切口敷料情况，手术切口换药 □ 完成病程记录	□ 观察生命体征变化及神经功能恢复情况 □ 观察切口敷料情况 □ 完成病程记录	□ 观察生命体征变化及神经功能恢复情况 □ 观察切口敷料情况 □ 完成病程记录
重点医嘱	长期医嘱： □ 颅骨骨折术后护理常规 □ 一级护理 □ 根据病情更改饮食及增加肠道内营养 □ 监测生命体征	长期医嘱： □ 二级护理 □ 根据病情更改饮食及增加肠道内营养 □ 监测生命体征	长期医嘱： □ 二级护理 □ 根据病情更改饮食及增加肠道内营养 □ 监测生命体征	长期医嘱： □ 二级护理
主要护理工作	□ 观察患者一般状况及神经系统功能恢复情况 □ 观察记录患者神志、瞳孔、生命体征	□ 观察患者一般状况及神经系统功能恢复情况 □ 观察记录患者神志、瞳孔、生命体征	□ 观察患者一般状况及神经系统功能恢复情况 □ 观察记录患者神志、瞳孔、生命体征	□ 观察患者一般状况及神经系统功能恢复情况 □ 观察记录患者神志、瞳孔、生命体征
病情变异记录	□ 无 □ 有，原因： 1. 2.	□ 无 □ 有，原因： 1. 2.	□ 无 □ 有，原因： 1. 2.	□ 无 □ 有，原因： 1. 2.
护士签名				
医师签名				

时间	住院第8日 （术后第7天）	住院第9~13日 （术后第8~12天）	住院第14日 （出院日）
主要诊疗工作	□ 根据切口情况予以拆线 □ 临床观察神经功能恢复情况 □ 复查头部CT □ 完成病程记录	□ 观察神经功能恢复情况 □ 完成病程记录 □ 查看化验结果	□ 观察神经功能恢复情况 □ 观察切口情况 □ 完成病程记录
重点医嘱	**长期医嘱：** □ 二级护理 □ 术后普食 **临时医嘱：** □ 血常规、肝肾功能、凝血功能 □ 头颅CT	**长期医嘱：** □ 二级护理	□ 通知出院
主要护理工作	□ 观察患者一般状况及神经系统功能恢复情况 □ 观察记录患者神志、瞳孔、生命体征	□ 观察患者一般状况 □ 观察神经系统功能恢复情况 □ 如果病情允许患者可下床活动	□ 观察患者一般状况及切口情况 □ 观察神经系统功能恢复情况 □ 如果病情允许患者可下床活动
病情变异记录	□ 无 □ 有，原因： 1. 2.	□ 无 □ 有，原因： 1. 2.	□ 无 □ 有，原因： 1. 2.
护士签名			
医师签名			

第二章　颈椎病临床路径释义

一、颈椎病（脊髓型）编码

颈椎病是由于颈椎间盘退变及其继发性改变刺激或压迫邻近组织，并引起各种与之相关的症状和体征，目前主要分为颈型颈椎病、神经根型颈椎病、脊髓型颈椎病、椎动脉型颈椎病及混合型颈椎病等五型。ICD-10 中 M47.1 和 G99.2 为脊髓型颈椎病编码。（临床路径原编码：M47.1 和 G99.2）

疾病名称及编码：颈椎病（脊髓型）（ICD-10：M47.1 和 G99.2）

手术操作及编码：颈前路减压植骨固定术（ICD-9-CM-3：81.0201）

　　　　　　　　颈后路减压植骨固定（ICD-9-CM-3：81.03）

　　　　　　　　颈前后联合入路减压植骨固定术（ICD-9-CM-3：81.002）

二、临床路径检索方法

M47.1↑G99.2＊伴（81.0201 或 81.002 或 81.03）

三、颈椎病（脊髓型）临床路径标准住院流程

（一）适用对象

第一诊断为颈椎病（脊髓型）（ICD-10：M47.1↑G99.2＊）

行颈前路减压植骨固定、颈后路减压植骨固定、颈前后联合入路减压植骨固定术（ICD-9-CM-3：81.02-81.03）。

> **释义**
>
> ■ 本路径适用对象为需手术治疗的脊髓型颈椎病患者，不包括急性颈椎间盘突出症、发育性颈椎管狭窄、后纵韧带骨化症患者。
>
> ■ 脊髓型颈椎病手术治疗方式包括颈前路减压植骨固定、颈后路减压植骨固定、颈后路椎管扩大成形、颈前后联合入路减压植骨固定术，本路径术式均指常规开放式手术，不包括微创术式。

（二）诊断依据

根据《临床诊疗指南——骨科学分册》（中华医学会编著，人民卫生出版社）、《外科学（第一版）》（北京大学医学出版社）等。

1. 病史：有颈脊髓压迫的临床症状。
2. 体征：出现颈脊髓压迫的阳性体征。
3. 影像学检查发现颈椎间盘组织退变及其引起的继发改变。

> **释义**
>
> ■ 脊髓型颈椎病的诊断主要依靠患者的临床症状，详细的神经系统检查及 X 线片的表现、CT、磁共振成像检查，排除其他疾病引起的类似症状之后，才能确诊。
>
> ■ 病史和临床症状是诊断脊髓型颈椎病的初步依据，多数患者表现为脊髓受压特征，表现上肢或下肢麻木无力、僵硬、双足踩棉花感，足尖不能离地，触觉障碍，束胸感，双手精细动作笨拙，夹东西、写字颤抖，手持物经常掉落。在后期出现尿频或排尿、排便困难等尿便功能障碍。检查时可有感觉障碍平面，肌力减退，四肢腱反射活跃或亢进，Hoffmann 征、髌阵挛、踝阵挛及 Babinski 征等阳性。X 线片可示颈椎曲度改变，生理前凸减小、消失或反常，椎间隙狭窄，椎体后缘骨赘形成，椎间孔狭窄。在动力位过伸、过屈位摄片可示颈椎节段性不稳定。CT 可示颈椎间盘突出，颈椎管矢状径变小，黄韧带骨化，硬膜间隙脂肪消失，脊髓受压。磁共振成像（MRI）T_2 加权硬膜囊间隙消失；椎间盘呈低信号，脊髓受压或脊髓内出现高信号区。

（三）治疗方案的选择及依据

根据《临床技术操作规范——骨科学分册》（中华医学会编著，人民军医出版社）、《外科学（第 1 版）》（北京大学医学出版社）等。

1. 脊髓型颈椎病。
2. 严格正规保守治疗 3 个月无效时选择手术治疗。

> **释义**
>
> ■ 对于脊髓型颈椎病患者，疾病自然史显示症状将逐渐发展加重，因此往往需要手术治疗。脊髓损伤较重且病程时间长者，手术疗效则差。手术依据颈椎病病理及临床情况决定行颈椎前路或后路手术。手术包括对脊髓、神经构成致压物的组织、骨赘、椎间盘和韧带切除或行椎管扩大成形，使脊髓和神经得到充分减压，同时需通过植骨或内固定行颈椎融合，以获得颈椎的稳定性。

（四）标准住院日为 7~15 天

> **释义**
>
> ■ 脊髓型颈椎病患者入院后，术前常规检查、颈椎影像学检查等需要 3~4 天，术后恢复 4~12 天，总住院时间≤15 天的均符合本路径要求。

（五）进入路径标准

1. 第一诊断必须符合 ICD-10：M47.1↑G99.2＊颈椎病（脊髓型）疾病编码。
2. 当患者合并其他疾病，但住院期间不需要特殊处理也不影响第一诊断的临床路径流程实施时，可以进入路径。

> **释义**
>
> ■ 本路轻适用于需手术治疗的脊髓型颈椎病患者，不包括急性颈椎间盘突出症、发育性颈椎管狭窄、后纵韧带骨化症患者。
> ■ 患者如果合并高血压、糖尿病、冠心病等其他慢性疾病；需要术前对症治疗时，如果不影响麻醉和手术，可进入本路径，但可能会增加医疗费用，延长住院时间。如果上述慢性疾病需要经治疗稳定后才能手术，术前准备过程先进入其他相应内科疾病的诊疗路径。

（六）术前准备 3~4 天

1. 必需的检查项目

（1）血常规、血型、尿常规。

（2）肝功能、肾功能、电解质、血糖、凝血功能、感染性疾病筛查（乙肝、丙肝、艾滋病、梅毒等）。

（3）胸部 X 线平片、心电图。

（4）颈椎正侧伸屈位片、CT 和（或）MRI。

2. 根据患者病情可选择

（1）肺功能、超声心动图（老年人或既往有相关病史者）、双下肢深静脉彩超、C 反应蛋白。

（2）术前可能根据需要检肌电图、诱发电位、CTM 等。

（3）有相关疾病者必要时请相应科室会诊。

> **释义**
>
> ■ 必查项目血常规、尿常规、肝肾功能、电解质、血糖、凝血功能、胸部 X 线片、心电图，主要是评估有无合并基础病，是确保手术治疗安全、有效开展的基础，这些检查可能会影响到住院时间、费用以及治疗预后；血型、Rh 因子、感染性疾病筛查主要是用于手术治疗前后的输血前准备；颈椎影像学检查是进一步明确诊断、选择合适手术治疗方案的必需检查。
> ■ 高龄患者或有心肺功能异常患者，术前根据病情增加肺功能、超声心动图、血气分析等检查，有合并疾病者可根据病情请相应科室会诊，以确保手术安全。
> ■ 肌电图、诱发电位检查可帮助明确神经损害性质与节段，并有助于与可导致类似脊髓型颈椎病表现的其他疾病相鉴别。
> ■ 为缩短患者住院等待时间，检查项目可以在患者入院前于门诊完成。

（七）选择用药

1. 抗菌药物：按照《抗菌药物临床应用指导原则》（卫医发〔2004〕285 号）执行。建议使用第一、第二代头孢菌素，头孢曲松。

（1）推荐使用头孢唑林钠肌内或静脉注射。①成人：0.5~1 克/次，一日 2~3 次。②对本药或其他头孢菌素类药过敏者，对青霉素类药有过敏性休克史者禁用；肝肾功能不全者、有胃肠道疾病史者慎用。③使用本药前需进行皮肤过敏试验。

（2）推荐头孢呋辛钠肌内或静脉注射。①成人：0.75~1.5 克/次，一日 3 次。②肾功能不全患者按照肌酐清除率制订给药方案：肌酐清除率>20ml/min 者，每日 3 次，每次 0.75~1.5g；肌酐清除率 10~20ml/min 患者，每次 0.75g，一日 2 次；肌酐清除率<10ml/min 患者，每次 0.75g，一日 1 次。③对本药或其他头孢菌素类药过敏者，对青霉素类药有过敏性休克史者禁用；肝肾功能不全者、有胃肠道疾病史者慎用。④使用本药前需进行皮肤过敏试验。

（3）推荐头孢曲松钠肌内注射、静脉注射或静脉滴注。①成人：1 克/次，一次肌内注射或静脉滴注。②对本药或其他头孢菌素类药过敏者，对青霉素类药有过敏性休克史者禁用；肝肾功能不全者、有胃肠道疾病史者慎用。

2. 预防性使用抗菌药物，时间为术前 0.5 小时，手术超过 3 小时加用 1 次抗菌药物；总预防性用药时间一般不超过 24 小时，个别情况可延长至 48 小时。

> **释义**
>
> ■ 颈前路减压植骨固定、颈后路减压植骨固定、颈前后联合入路减压植骨固定手术属于Ⅰ类切口，但由于术中可能用到前路钛板、Cage 或后路螺钉、固定板（棒）、钛缆、钛网；人工椎间盘、各种植骨材料，且骨科手术对手术室层流的无菌环境要求较高，一旦感染可导致严重后果。因此，可按规定适当预防性和术后应用抗菌药物。

（八）手术日为入院第 4~5 天

1. 麻醉方式：局部麻醉+强化或全身麻醉。
2. 手术方式：颈前路减压植骨固定、颈后路减压植骨固定、颈前后联合入路减压植骨固定术。
3. 手术内植物：前路钛板、Cage 或后路螺钉、固定板（棒）。
4. 输血：视术中情况而定。

> **释义**
>
> ■ 本路径规定的颈椎手术均是在局部麻醉+强化或全身麻醉下实施。
>
> ■ 对于脊髓型颈椎病患者，在采用颈前路减压植骨固定、颈后路减压植骨固定、颈前后联合入路减压植骨固定术等手术时，在减压操作中可能会对颈椎的稳定性产生影响，因此需要使用前路钛板、Cage 或后路螺钉、固定板（棒）、钛缆、钛网、人工椎间盘、各种植骨材料等进行颈椎的稳定性重建。
>
> ■ 术中及术后是否输血依照术中出血量及术后引流量、患者心率及血压等循环稳定性、血常规 Hb 情况而定。

（九）术后住院恢复 4~12 天

1. 必须复查的检查项目：颈椎正侧位 X 线片、血常规、凝血功能、电解质。
2. 术后处理
（1）抗菌药物：按照《抗菌药物临床应用指导原则》（卫医发〔2004〕285 号）执行。
（2）术后镇痛：参照《骨科常见疼痛的处理专家建议》。

（3）激素、脱水药物和神经营养药物：甲基泼尼松龙、甘露醇、甲钴胺等。

（4）部分患者可根据病情预防给予抗凝治疗。

（5）术后康复：支具保护下逐渐进行功能锻炼。

释义

■ 术后需复查颈椎正侧位 X 线片，了解术后颈椎的对位、对线关系及内植物的位置情况。

■ 在术后处理上：可按《抗菌药物临床应用指导原则》适当应用抗菌药物；对于术后疼痛，可按照《骨科常见疼痛的处理专家建议》进行术后镇痛；在脊髓、神经减压后常需要给予激素、脱水药物和神经生长因子等神经营养药物治疗以利患者神经功能恢复；对于存在易栓症危险因素的患者，可根据病情给予抗凝治疗，以避免深静脉血栓形成；对颈椎功能恢复，可在支具保护下逐渐进行功能锻炼。

（十）出院标准

1. 体温正常，常规化验指标无明显异常。

2. 伤口情况良好：引流管拔除，伤口无感染征象（或可在门诊处理的伤口情况），无皮瓣坏死。

3. 术后复查内植物位置满意。

4. 没有需要住院处理的并发症和（或）合并症。

释义

■ 主治医师应在出院前，通过复查的上述各项检查并结合患者恢复情况决定是否能出院。如果出现术后伤口感染等并发症和（或）合并症需要继续留院治疗的情况，应先处理并发症和（或）合并症并符合出院条件后再准许患者出院。

（十一）变异及原因分析

1. 围术期并发症：内植物松动、伤口感染、脊髓等神经损伤、血管损伤、食管损伤、硬膜外血肿和伤口血肿等造成住院日延长和费用增加。

2. 内科合并症：老年患者常合并基础疾病，如脑血管或心血管病、糖尿病、血栓等，手术可能导致这些疾病加重而需要进一步治疗，从而延长治疗时间，并增加住院费用。

3. 有上胸椎同时累及者，可能同期手术。

4. 内植物的选择：由于病情不同，使用不同的内植物，可能导致住院费用存在差异。

释义

■ 出现变异的原因很多，除了包括路径中所描述的各种术后并发症，还包括医疗、护理、患者、环境等多方面的变异原因，对于这些变异，医师需在表单中明确说明，具体变异情况如下：

（1）按路径流程完成治疗，但出现了上述围术期并发症，导致治疗时间延长甚至再次手术，从而造成住院日延长和费用增加。

（2）按路径流程完成治疗，但手术后患者合并的基础疾病加重，如术后患者血糖、血压持续增高，需要进一步治疗，从而延长治疗时间，并增加住院费用。

（3）患者同时存在上胸椎病变，需同时处理，导致治疗费用不同。

（4）由于患者病情不同，手术治疗时单节段与多节段病变、自体骨与异体骨、前路与后路、一期手术与分期手术、使用内植物的不同，可能导致住院费用存在差异。

（5）患者入选路径后，医师在检查及治疗过程中发现患者合并存在一些事前未预知的对本路径治疗可能产生影响的情况，需要中止执行路径或者是延长治疗时间、增加治疗费用。

（6）因患者方面的主观原因导致执行路径出现变异。

（十二）参考费用标准

5000~15000元（根据术中使用内固定耗材不同，费用存在差异）。

四、颈椎病临床路径给药方案

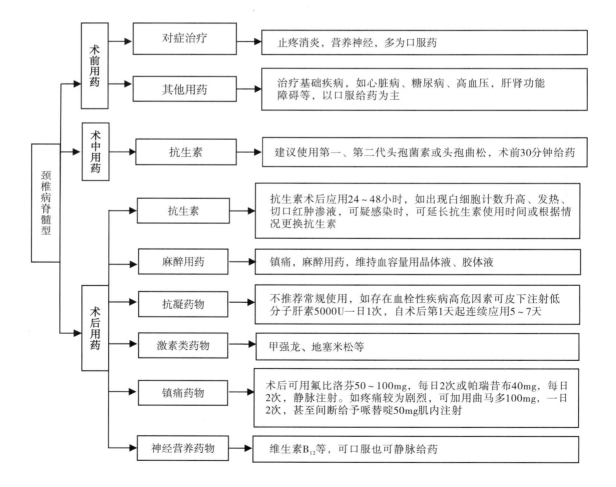

【用药选择】

1. 颈椎病（脊髓型）手术属于Ⅰ类切口，但由于术中可能用到各种内固定及植骨材料，因此可适当预防性应用抗菌药物。在术前0.5~2小时给药，或麻醉开始时给药。如果手术时间超过3小时，或失血量大（>1500ml），可手术中给予第2剂。总的预防用药时间不超过24小时，个别情况可延长至48小时。应选用针对包括金葡菌在内的广谱抗生素，如第一代或第二代头孢菌素。而对β内酰胺过敏的病例则可选用克林霉素或万古霉素。

2. 颈椎病（脊髓型）手术后应及早开始镇痛、个体化镇痛、多模式镇痛。术后即可进食者可采用口服药物镇痛；术后禁食者可选择静脉滴注等其他给药方式。根据患者症状轻中度的疼痛首选非甾体类抗炎药，也可以弱阿片类药物与非甾体类抗炎药（NSAIDs）等联合使用。

3. 术后可给与神经营养药物维生素 B_{12} 等，可口服给药，也可静脉给药。

4. 术中可根据神经受累情况给予激素，目的是通过抗炎及抗自由基来阻止继发性脊髓损伤的发生和发展。首选甲强龙，剂量为第1小时用药30mg/kg，随后每小时5.4mg/kg，治疗24小时。

【药学提示】

1. 如果选用万古霉素，则应使用尽可能小的剂量以防止导致细菌产生耐药性。肾功能减退患者应避免使用万古霉素。第一、第二代头孢菌素多数主要经肾脏排泄，中度以上肾功能不全患者应根据肾功能适当调整剂量。

2. 大剂量应用甲强龙容易出现较多并发症，如呼吸道感染、胃溃疡等，需严密监护，并给予相应药物预防。

【注意事项】

脊髓型颈椎病患者应用激素治疗目前仍存在争议，应谨慎用药。

五、推荐表单

（一）医师表单

颈椎病（脊髓型）临床路径医师表单

适用对象：**第一诊断为**颈椎病（ICD-10：M47.1↑G99.2＊）

行颈前路减压植骨固定、颈后路减压植骨固定、颈前后联合入路减压植骨固定术

（ICD-9-CM-3：81.02-81.03）

患者姓名：＿＿＿＿＿性别：＿＿＿＿＿年龄：＿＿＿＿＿门诊号：＿＿＿＿＿住院号：＿＿＿＿＿

住院日期：＿＿＿年＿＿月＿＿日　出院日期：＿＿＿年＿＿月＿＿日　标准住院日 7~15 天

时间	住院第 1 天	住院第 2 天	住院第 3~4 天（术前日）
主要诊疗工作	□ 询问病史及体格检查 □ 完成病历书写 □ 开化验单及相关检查单 □ 上级医师查房与术前评估 □ 上级医师查房 □ 根据化验及相关检查结果对患者的手术风险进行评估，必要者请相关科室会诊	□ 上级医师查房 □ 继续完成术前化验检查 □ 完成必要的相关科室会诊	□ 根据病史、体检、平片、CT、MRI 等，行术前讨论，确定手术方案 □ 完成必要的相关科室会诊 □ 完成术前准备与术前评估 □ 完成术前小结、上级医师查房记录等病历书写 □ 签署手术知情同意书、自费用品协议书、输血同意书 □ 向患者及家属交代病情及围术期注意事项
重点医嘱	**长期医嘱：** □ 骨科护理常规 □ 饮食 □ 患者既往基础用药 **临时医嘱：** □ 血常规、尿常规 □ 凝血功能 □ 肝肾功能、电解质、血糖 □ 感染性疾病筛查 □ 胸部 X 线片、心电图 □ 颈椎平片、CT、MRI □ 心肌酶、肺功能、超声心动图（根据病情需要决定） □ 请相关科室会诊	**长期医嘱：** □ 骨科护理常规 □ 饮食 □ 患者既往基础用药 **临时医嘱：** □ 根据会诊科室要求安排检查和化验单	**临时医嘱：** □ 术前医嘱： 常规准备明日在全身麻醉/局部麻醉+强化下行 ◎颈前路减压植骨内固定术 ◎颈后路椎管成形术 ◎颈前路+颈后路手术 □ 术前禁食、禁水 □ 抗菌药物皮肤过敏试验 □ 配血 □ 一次性导尿包
病情变异记录	□ 无　□ 有，原因： 1. 2.	□ 无　□ 有，原因： 1. 2.	□ 无　□ 有，原因： 1. 2.
医师签名			

时间	住院第 4~5 天 （手术日）	住院第 5~6 天 （术后第 1 天）	住院第 6~7 天 （术后第 2 天）
主要诊疗工作	□ 手术 □ 术者完成手术记录 □ 住院医师完成术后病程 □ 上级医师查房 □ 注意神经功能变化 □ 向患者及家属交代手术过程概况及术后注意事项	□ 上级医师查房，注意病情变化 □ 完成常规病历书写 □ 注意引流量 □ 注意观察体温 □ 注意神经功能变化	□ 上级医师查房 □ 完成常规病历书写 □ 根据引流情况明确是否拔除引流管 □ 注意观察体温 □ 注意神经功能变化 □ 注意伤口情况
重点医嘱	长期医嘱： □ 全身麻醉/局部麻醉+强化后护理常规 □ 颈椎术后护理常规 □ 明日◎普食◎糖尿病饮食◎低盐低脂饮食 □ 伤口引流记量 □ 留置尿管 □ 抗菌药物 □ 激素 □ 神经营养药物 临时医嘱： □ 心电血压监护、吸氧 □ 补液（根据病情） □ 其他特殊医嘱	长期医嘱： □ 颈椎术后护理常规 □ 饮食 □ 脱水（根据情况） □ 激素 □ 神经营养药物 □ 消炎镇痛药物 □ 雾化吸入（根据情况） □ 抗凝治疗（根据情况） 临时医嘱： □ 通便 □ 镇痛 □ 补液	长期医嘱： □ 颈椎术后护理常规 □ 饮食 □ 拔除尿管 □ 拔除引流（根据情况） 临时医嘱： □ 换药（根据情况） □ 补液（根据情况）
病情变异记录	□ 无 □ 有，原因： 1. 2.	□ 无 □ 有，原因： 1. 2.	□ 无 □ 有，原因： 1. 2.
医师签名			

时间	住院第 7~8 天 （术后第 3 天）	住院第 8~9 天 （术后第 4 天）	住院第 9~15 天 （术后 5~12 天，出院日）
主要诊疗工作	□ 上级医师查房 □ 完成常规病历书写 □ 注意观察体温 □ 注意神经功能变化 □ 注意伤口情况 □ 根据引流情况明确是否拔除引流管	□ 上级医师查房 □ 完成常规病历书写 □ 注意观察体温 □ 注意神经功能变化 □ 注意伤口情况 □ 拍摄术后颈椎 X 线平片	□ 上级医师查房，进行手术及伤口评估，确定有无手术并发症和切口愈合不良情况，明确是否出院 □ 完成出院记录、病案首页、出院证明书等，向患者交代出院后的注意事项，如：返院复诊的时间、地点，发生紧急情况时的处理等 □ 患者办理出院手续，出院
重点医嘱	**长期医嘱：** □ 颈椎术后护理常规 □ 饮食 □ 停抗菌药物 □ 拔除引流（根据情况） **临时医嘱：** □ 换药（根据情况） □ 补液（根据情况）	**长期医嘱：** □ 全身麻醉后护理常规 □ 颈椎术后护理常规 □ 饮食 **临时医嘱：** □ 换药（根据情况）	**出院医嘱：** □ 出院带药：神经营养药物、消炎镇痛药、口服抗菌药物 □ 预约拆线时间 □ 1 个月后门诊复查，如有不适，随时来诊
病情变异记录	□ 无　□ 有，原因： 1. 2.	□ 无　□ 有，原因： 1. 2.	□ 无　□ 有，原因： 1. 2.
医师签名			

（二）护士表单

颈椎病（脊髓型）临床路径护士表单

适用对象：**第一诊断为**颈椎病（ICD-10：M47.1↑G99.2＊）

　　　　　行颈前路减压植骨固定、颈后路减压植骨固定、颈前后联合入路减压植骨固定术

　　　　　（ICD-9-CM-3：81.02-81.03）

患者姓名：_____ 性别：_____ 年龄：_____ 门诊号：_____ 住院号：_____

住院日期：____年___月___日 出院日期：____年___月___日 标准住院日 7~15 天

时间	住院第 1 天	住院第 3~4 天	住院第 4~5 天（手术日）
健康宣教	□ 入院宣教 　介绍主管医生、护士 　介绍环境、设施 　介绍住院注意事项	□ 术前宣教 　宣教疾病知识、术前准备及手术过程 　告知准备物品、沐浴 　告知术后饮食、活动及探视注意事项 　告知术后可能出现的情况及应对方式 　主管护士与患者沟通，了解并指导心理应对 　告知家属等候区位置	□ 术后当日宣教 　告知监护设备、管路功能及注意事项 　告知饮食、体位要求 　告知疼痛注意事项 　告知术后可能出现情况及应对方式 　告知用药情况 　给予患者及家属心理支持 　再次明确探视陪伴须知
护理处置	□ 核对患者，佩戴腕带 □ 建立入院护理病历 □ 卫生处置：剪指（趾）甲、沐浴，更换病号服	□ 协助医生完成术前检查化验 **术前准备** 　配血 　抗菌药物皮肤过敏试验 　备皮、剃头（后路） 　药物灌肠 　禁食、禁水	□ 送手术 　摘除患者各种活动物品 　核对患者资料及带药 　填写手术交接单，签字确认 □ 接手术 　核对患者及资料，签字确认
基础护理	二级护理 □ 晨晚间护理 □ 患者安全管理	二级护理 □ 晨晚间护理 □ 患者安全管理	特级护理 □ 卧位护理：颈部制动、协助轴线翻身 q2h、预防压疮 □ 排泄护理 □ 患者安全管理
专科护理	护理查体 □ 评估双下肢感觉活动 □ 填写跌倒预防告知书 □ 需要时，填写跌倒及压疮防范表 □ 需要时，请家属陪伴 □ 心理护理	□ 协助医生完成术前检查化验 □ 心理护理	□ 病情观察，写特护记录 □ q2h 评估生命体征、四肢感觉活动、皮肤情况、伤口敷料、伤口引流管、尿管情况、出入量、有无神经功能障碍 □ 颈前路手术床旁备气管切开包，预防急性呼吸窒迫 □ 遵医嘱予抗菌药物、激素、营养神经等治疗 □ 心理护理
重点医嘱	□ 详见医嘱执行单	□ 详见医嘱执行单	□ 详见医嘱执行单
病情变异记录	□ 无　□ 有，原因： 1. 2.	□ 无　□ 有，原因： 1. 2.	□ 无　□ 有，原因： 1. 2.
护士签名			

时间	住院第 5~9 天 （术后第 1~4 天）	住院第 9~15 天 （术后第 5~12 天）
健康宣教	□ 术后宣教 药物作用及频率 饮食、活动指导 复查患者对术前宣教内容的掌握程度 疾病恢复期注意事项 拔除伤口引流管后注意事项 拔尿管后注意事项 四肢功能锻炼方法 正确起卧床方法 佩戴支具注意事项 下床活动注意事项	□ 出院宣教 复查时间 服药方法 指导饮食 活动休息 支具佩戴 指导功能锻炼方法 伤口观察 指导办理出院手续
护理处置	□ 遵医嘱完成相关治疗	□ 办理出院手续 □ 书写出院小结
基础护理	□ 特级护理、一级护理、二级护理 （根据患者病情和生活自理能力确定护理级别） 晨晚间护理 协助进食、水 协助轴线翻身 q2h、预防压疮 排泄护理 床上温水擦浴 协助更衣 患者安全管理	□ 二级护理 晨晚间护理 协助或指导进食、进水 协助或指导床旁活动 康复训练 患者安全管理
专科护理	□ 病情观察，写特护记录 q2h 评估生命体征、四肢感觉活动、皮肤情况、伤口敷料、伤口引流管、尿管情况、出入量、有无神经功能障碍 □ 遵医嘱予脱水（根据情况）、激素、神经营养药物、消炎镇痛药物 雾化吸入（根据情况）、抗凝治疗（根据情况）、补液治疗 □ 四肢功能锻炼指导 需要时，联系主管医生给予相关治疗及用药 □ 心理护理	□ 病情观察 评估生命体征、四肢感觉活动、伤口敷料情况 □ 心理护理
重点医嘱	□ 详见医嘱执行单	□ 详见医嘱执行单
病情变异记录	□ 无　□ 有，原因： 1. 2.	□ 无　□ 有，原因： 1. 2.
护士签名		

（三）患者表单

颈椎病（脊髓型）临床路径患者表单

适用对象：**第一诊断为**颈椎病（ICD-10：M47.1↑G99.2＊）

行颈前路减压植骨固定、颈后路减压植骨固定、颈前后联合入路减压植骨固定

（ICD-9-CM-3：81.02-81.03）

患者姓名：_____ 性别：_____ 年龄：_____ 门诊号：_____ 住院号：_____

住院日期：____年___月___日 出院日期：____年___月___日 标准住院日 7~15 天

时间	入 院	手术前	手术当天
医患配合	□ 配合询问病史、收集资料，请务必详细告知既往史、用药史、过敏史 □ 如服用抗凝剂，请明确告知 □ 配合进行体格检查 □ 有任何不适请告知医师	□ 配合完善术前相关检查、化验，如采血、留尿、心电图、X线胸片、颈椎 X 线检查、CT、MRI □ 医生与患者及家属介绍病情及手术谈话、术前签字 □ 麻醉师对患者进行术前访视	□ 配合评估手术效果 □ 配合检查肢体感觉活动情况 □ 有任何不适请告知医师
护患配合	□ 配合测量体温、脉搏、呼吸、血压、体重 1 次 □ 配合完成入院护理评估（简单询问病史、过敏史、用药史） □ 接受入院宣教（环境介绍、病室规定、订餐制度、贵重物品保管等） □ 有任何不适请告知护士	□ 配合测量体温、脉搏、呼吸、询问排便 1 次 □ 接受术前宣教 □ 接受配血，以备术中需要时用 □ 接受剃头 □ 接受药物灌肠 □ 自行沐浴 □ 准备好必要用物，弯头吸水管、尿壶、尿垫等 □ 取下义齿、饰品等，贵重物品交家属保管	□ 清晨测量体温、脉搏、呼吸、血压 1 次 □ 送手术室前，协助完成核对，带齐影像资料，脱去衣物，上手术车 □ 返回病房后，协助完成核对，配合过病床 □ 配合检查意识、双下肢感觉活动，询问出入量 □ 配合术后吸氧、监护仪监测、输液、排尿用尿管、颈部有伤口引流管（必要时） □ 遵医嘱采取正确体位，颈部制动 □ 配合缓解疼痛 □ 有任何不适请告知护士
饮食	□ 正常普食	□ 术前 12 小时禁食、禁水	□ 返病室后禁水 6 小时 □ 6 小时后无恶心、呕吐可适量饮水 □ 禁食
排泄	□ 正常排尿便	□ 正常排尿便	□ 保留尿管
活动	□ 正常活动	□ 正常活动	□ 根据医嘱卧床、颈部沙袋制动 □ 卧床休息，保护管路 □ 四肢活动

时间	手术后	出　院
医患配合	□ 配合检查四肢感觉活动 □ 需要时，配合伤口换药 □ 配合拔除引流管、尿管 □ 配合伤口拆线	□ 接受出院前指导 □ 知道复查程序 □ 获取出院诊断书
护患配合	□ 配合定时测量生命体征、每日询问排便 □ 配合检查四肢感觉活动，询问出入量 □ 接受输液、服药等治疗 □ 配合夹闭尿管，锻炼膀胱功能 □ 接受进食、进水、排便等生活护理 □ 配合轴线翻身，预防压疮 □ 注意活动安全，避免坠床或跌倒 □ 配合采取正确方法起卧床 □ 如需要，配合正确佩戴颈部支具 □ 配合执行探视及陪伴	□ 接受出院宣教 □ 办理出院手续 □ 获取出院带药 □ 知道服药方法、作用、注意事项 □ 知道护理伤口方法 □ 指导正确起卧床方法 □ 如需要，指导正确佩戴支具方法 □ 知道复印病历方法
饮食	□ 根据医嘱，排气后进流食 □ 根据医嘱，由流食逐渐过渡到普食 □ 前路手术，进食温凉、较软食物	□ 根据医嘱，正常普食
排泄	□ 保留尿管-正常排尿便 □ 防治便秘	□ 正常排尿便 □ 防治便秘
活动	□ 根据医嘱，床上活动 □ 注意保护管路，勿牵拉、防脱出等 □ 根据依据，床旁活动	□ 正常适度活动，避免疲劳

附：原表单（2012 年版）

颈椎病（脊髓型）临床路径表单

适用对象：**第一诊断为**颈椎病（ICD-10：M47.1↑G99.2＊）

行颈前路减压植骨固定、颈后路减压植骨固定、颈前后联合入路减压植骨固定术（ICD-9-CM-3：81.02-81.03）

患者姓名：_____　性别：_____　年龄：_____门诊号：_____住院号：_____

住院日期：____年___月___日　出院日期：____年___月___日　标准住院日：7~15 天

时间	住院第 1 天	住院第 2 天	住院第 3~4 天（术前日）
主要诊疗工作	□ 询问病史及体格检查 □ 完成病历书写 □ 开化验单及相关检查单 □ 上级医师查房与术前评估 □ 根据化验及相关检查结果对患者的手术风险进行评估，必要者请相关科室会诊	□ 上级医师查房 □ 继续完成术前化验检查 □ 完成必要的相关科室会诊	□ 根据病史、体检、平片、CT、MRI 等，行术前讨论，确定手术方案 □ 完成必要的相关科室会诊 □ 完成术前准备与术前评估 □ 完成术前小结、上级医师查房记录等 □ 签署手术知情同意书、自费用品协议书、输血同意书 □ 向患者及家属交代病情及围术期注意事项
重点医嘱	**长期医嘱：** □ 骨科护理常规 □ 二级护理 □ 饮食 □ 患者既往基础用药 **临时医嘱：** □ 血常规、尿常规 □ 凝血功能 □ 肝肾功能、电解质、血糖 □ 感染性疾病筛查 □ 胸部 X 线片、心电图 □ 颈椎平片、CT、MRI □ 心肌酶、肺功能、超声心动图（根据病情需要决定） □ 请相关科室会诊	**长期医嘱：** □ 骨科护理常规 □ 二级护理 □ 饮食 □ 患者既往基础用药 **临时医嘱：** □ 根据会诊科室要求安排检查和化验单	**临时医嘱：** □ 术前医嘱： 　常规准备明日在 　□全身麻醉/局部麻醉+强化下行 　◎颈前路减压植骨内固定术 　◎颈后路椎管成形术 　◎颈前路+颈后路手术 □ 术前禁食、禁水 □ 抗菌药物皮肤过敏试验 □ 配血 □ 一次性导尿包
主要护理工作	□ 介绍病房环境、设施和设备 □ 入院宣教 □ 入院护理评估	□ 观察患者病情变化 □ 心理和生活护理	□ 宣教、备皮等术前准备 □ 提醒患者明晨禁水 □ 疼痛评估
病情变异记录	□ 无　□ 有，原因： 1. 2.	□ 无　□ 有，原因： 1. 2.	□ 无　□ 有，原因： 1. 2.
护士签名			
医师签名			

时间	住院第 4~5 天（手术日）	住院第 5~6 天（术后第 1 天）	住院第 6~7 天（术后第 2 天）
主要诊疗工作	□ 手术 □ 术者完成手术记录 □ 住院医师完成术后病程 □ 上级医师查房 □ 注意神经功能变化 □ 向患者及家属交代手术过程概况及术后注意事项	□ 上级医师查房，注意病情变化 □ 完成常规病历书写 □ 注意引流量 □ 注意观察体温 □ 注意神经功能变化	□ 上级医师查房 □ 完成常规病历书写 □ 根据引流情况明确是否拔除引流管 □ 注意观察体温 □ 注意伤口情况
重点医嘱	长期医嘱： □ 全麻/局麻+强化后护理常规 □ 颈椎术后护理常规 □ 一级护理 □ 明日◎普食◎糖尿病饮食◎低盐低脂饮食 □ 伤口引流记量 □ 留置尿管 □ 抗菌药物 □ 激素 □ 神经营养药物 临时医嘱： □ 心电血压监护、吸氧 □ 补液（根据病情） □ 其他特殊医嘱	长期医嘱： □ 颈椎术后护理常规 □ 饮食 □ 一级护理 □ 脱水（根据情况） □ 抗菌药物 □ 激素 □ 神经营养药物 □ 消炎镇痛药物 □ 雾化吸入（根据情况） □ 抗凝治疗（根据情况） 临时医嘱： □ 通便 □ 镇痛 □ 补液 □ 检查血细胞分析和电解质	长期医嘱： □ 颈椎术后护理常规 □ 饮食 □ 一级护理 □ 拔除尿管 □ 拔除引流（根据情况） □ 抗菌药物：如体温正常，伤口情况良好，无明显红肿时可以停止抗菌药物治疗 临时医嘱： □ 换药（根据情况） □ 补液（根据情况） □ 镇痛 □ 查电解质和凝血分析
主要护理工作	□ 观察患者病情变化 □ 术后心理与生活护理 □ 疼痛评估	□ 观察患者情况 □ 术后心理与生活护理 □ 指导患者术后功能锻炼 □ 疼痛评估	□ 观察患者情况 □ 术后心理与生活护理 □ 指导患者术后功能锻炼 □ 疼痛评估
病情变异记录	□ 无 □ 有，原因： 1. 2.	□ 无 □ 有，原因： 1. 2.	□ 无 □ 有，原因： 1. 2.
护士签名			
医师签名			

时间	住院第7~8天 （术后第3天）	住院第8~9天 （术后第4天）	住院第9~15天 （术后5~11天，出院日）
主要诊疗工作	□ 上级医师查房 □ 完成常规病历书写 □ 注意观察体温 □ 注意神经功能变化 □ 注意伤口情况 □ 根据引流情况明确是否拔除引流管	□ 上级医师查房 □ 完成常规病历书写 □ 注意观察体温 □ 注意神经功能变化 □ 注意伤口情况 □ 拍摄术后颈椎X线平片	□ 上级医师查房，进行手术及伤口评估，确定有无手术并发症和切口愈合不良情况，明确是否出院 □ 完成出院记录、病案首页、出院证明书等，向患者交代出院后的注意事项，如返院复诊的时间、地点，发生紧急情况时的处理等 □ 患者办理出院手续，出院
重点医嘱	长期医嘱： □ 颈椎术后护理常规 □ 饮食 □ 一级或二级护理 □ 拔除引流（根据情况） 临时医嘱： □ 换药（根据情况） □ 补液（根据情况） □ 镇痛	长期医嘱： □ 全麻后护理常规 □ 颈椎术后护理常规 □ 饮食 □ 二级护理 临时医嘱： □ 换药（根据情况） □ 血细胞分析	出院医嘱： □ 出院带药：神经营养药物、消炎镇痛药 □ 预约拆线时间
主要护理工作	□ 观察患者情况 □ 术后心理与生活护理 □ 指导患者术后功能锻炼	□ 观察患者情况 □ 术后心理与生活护理 □ 指导患者术后功能锻炼	□ 指导患者办理出院手续
病情变异记录	□ 无 □ 有，原因： 1. 2.	□ 无 □ 有，原因： 1. 2.	□ 无 □ 有，原因： 1. 2.
护士签名			
医师签名			

第三章 腰椎间盘突出症临床路径释义

一、腰椎间盘突出症编码

腰椎间盘突出症是指由于腰椎间盘退变与损伤，导致脊柱内外力学平衡失调，使椎间盘的髓核自破裂口突出，压迫和刺激腰脊神经根而引起腰腿痛的临床疾患。

疾病名称及编码：腰椎间盘突出症伴脊髓病 M51.0↑ G99.2＊

腰椎间盘突出症伴神经根病 M51.1↑ G55.1＊

腰椎间盘突出症 M51.2

手术操作及编码：腰椎间盘切除术 ICD-9-CM-3：80.51

腰部分椎间盘置换术 ICD-9-CM-3：84.64

腰全部椎间盘置换术 ICD-9-CM-3：84.65

二、临床路径检索方法

M51.0↑ G99.2＊或 M51.1↑ G55.1＊或 M51.2 伴（80.51 或 84.64 或 84.65）

三、腰椎间盘突出症临床路径标准住院流程

（一）适用对象

第一诊断为腰椎间盘突出症（ICD-10：M51.0↑ G99.2＊/M51.1↑ G55.1＊/M51.2）

行椎间盘切除术（ICD-9-CM-3：80.51）。

> **释义**
>
> ■ 本路径适用对象为需手术治疗的腰椎间盘突出症患者，不包括同时合并腰椎管狭窄、腰椎不稳定、腰椎滑脱的患者。
>
> ■ 腰椎间盘突出症手术治疗方式包括后路开放式/微创椎间盘切除术、后路椎间盘切除后部分椎间盘置换术及前路椎间盘切除全部椎间盘置换术。

（二）诊断依据

根据《临床诊疗指南——骨科学分册》（中华医学会编著，人民卫生出版社，2008）、《外科学（下册）》（8 年制和 7 年制教材临床医学专用，人民卫生出版社）。

1. 病史：单侧或双侧神经根损伤或马尾神经损伤的症状。

2. 体征：单侧或双侧神经根损伤或马尾神经损伤的阳性体征。

3. 影像学检查：有椎间盘突出或脱出压迫神经根或马尾神经的表现。

> **释义**
>
> ■ 腰椎间盘突出症的诊断主要依靠患者的临床症状，详细的神经系统检查及 X 线片、CT、磁共振成像检查的结果来确定。
>
> ■ 病史和临床症状是诊断腰椎间盘突出症的初步依据，多数患者表现为腰痛和坐骨神经痛。坐骨神经痛多为逐渐发生，疼痛多为放射性神经根性痛，部位为腰骶部、臀后部、股部后外侧、小腿外侧至足跟部或足背部。严重时可引起肢体麻木而不出现下肢疼痛。患者行走时，随着距离的增多而出现腰背痛或患侧下肢放射痛或麻木加重。病情严重时可出现马尾神经受损的症状：双下肢不全瘫，括约肌功能障碍，二便困难等。检查时可有直腿抬高试验（+）及直腿抬高加强试验（+），下肢运动、感觉异常，腱反射异常等。腰椎正位 X 线片可示腰椎侧弯，腰椎侧位 X 线片可示腰椎间隙变窄、腰椎生理前凸变小或消失，严重者甚至出现反常后凸。腰椎过屈过伸侧位 X 线片可示腰椎不稳定。CT 可表现为椎间盘组织在椎管内压迫硬膜囊，硬膜囊向一侧推移，或压迫神经根，神经根向侧后方向移位。在椎间盘突出较大的患者，神经根被突出的椎间盘影所覆盖，硬膜囊受压变扁。磁共振成像（MRI）通过不同层面的矢状位像及所累及椎间盘的轴位像可以观察病变椎间盘突出形态及其所占椎管内位置，同时可以判断椎间盘退变情况。

（三）治疗方案的选择及依据

根据《临床诊疗指南——骨科学分册》（中华医学会编著，人民卫生出版社）、《外科学（下册）》（8 年制和 7 年制教材临床医学专用，人民卫生出版社）。

1. 腰椎间盘突出症诊断明确。
2. 经严格正规非手术治疗 3 个月无效。
3. 尿便障碍或单根神经麻痹，需急诊手术。

> **释义**
>
> ■ 对于腰椎间盘突出症患者，80%～90% 可以采用非手术治疗而愈，因此往往需要先行非手术治疗，保守治疗的措施包括：卧床休息、腰围保护、药物治疗。如果按照严格正规非手术治疗 3 个月患者症状无好转者需考虑手术治疗。对于出现马尾综合征或者单根神经麻痹，产生足下垂等症状的患者，保守治疗效果有限，需急诊手术治疗。手术治疗方案包括后路开放式/微创椎间盘切除术、后路椎间盘切除后部分椎间盘置换术及前路椎间盘切除全部椎间盘置换术。

（四）标准住院日为 9～17 天

> **释义**
>
> ■ 腰椎间盘突出症患者入院后，术前常规检查、腰椎影像学检查等需要 2 天，术后恢复6～14 天，总住院时间≤17 天的均符合本路径要求。

（五）进入路径标准

1. 第一诊断必须符合 ICD-10：M51.0↑ G99.2＊/M51.1↑ G55.1＊/M51.2 腰椎间盘突出症疾病编码。

2. 当患者合并其他疾病，但住院期间不需要特殊处理也不影响第一诊断的临床路径流程实施时，可以进入路径。

3. 不合并腰椎管狭窄及腰椎不稳定。

> **释义**
>
> ■ 本路径适用对象为需手术治疗的腰椎间盘突出症患者，不包括同时合并腰椎管狭窄、腰椎不稳定、腰椎滑脱患者。
>
> ■ 患者如果合并高血压、糖尿病、冠心病等其他慢性疾病，需要术前对症治疗时，如果不影响麻醉和手术，可进入本路径，但可能会增加医疗费用，延长住院时间。如果上述慢性疾病需要经治疗稳定后才能手术，术前准备过程先进入其他相应内科疾病的诊疗路径。
>
> ■ 合并腰椎管狭窄、腰椎不稳定及腰椎滑脱患者手术治疗方案与腰椎间盘突出症患者不同，费用也往往会增加，因此不适用本路径。

（六）术前准备 2 天

1. 必需的检查项目

（1）血常规、尿常规、大便常规。

（2）肝功能、肾功能、血电解质、血糖、凝血功能、感染性疾病筛查（乙肝、丙肝、艾滋病、梅毒等）。

（3）胸部 X 线片、心电图。

（4）腰椎正侧位及伸屈侧位片、CT 和（或）MRI。

2. 根据患者病情可选择：

（1）肺功能、超声心动图（老年人或既往有相关病史者）。

（2）对于部分诊断不明确的患者，术前可能需要肌电图、诱发电位检查、椎间盘造影、小关节封闭、神经根封闭或硬膜外封闭以确诊。

（3）有相关疾病者必要时请相应科室会诊。

> **释义**
>
> ■ 必查项目血常规、尿常规、肝肾功能、电解质、血糖、凝血功能、胸部 X 线片、心电图，主要用来评估有无合并基础病，是确保手术治疗安全、有效开展的基础，这些检查可能会影响到住院时间、费用以及治疗预后；血型、Rh 因子、感染性疾病筛查主要是用于手术治疗前后的输血前准备；腰椎影像学检查是进一步明确诊断、选择合适手术治疗方案的必需检查。
>
> ■ 高龄患者或有心肺功能异常患者，术前根据病情增加肺功能、超声心动图、血气分析等检查，有合并疾病者可根据病情请相应科室会诊，以确保手术安全。

■ 肌电图、诱发电位检查、椎间盘造影、小关节封闭、选择性性神经根封闭或硬膜外封闭可帮助明确神经损害性质与节段，并有助于与可导致类似腰椎间盘突出症表现的其他疾病相鉴别。

■ 为缩短患者住院等待时间，检查项目可以在患者入院前于门诊完成。

（七）选择用药

1. 抗菌药物：按照《抗菌药物临床应用指导原则》（卫医发〔2004〕285 号）执行。建议使用第一、第二代头孢菌素，头孢曲松；明确感染患者，可根据药物敏感试验结果调整抗菌药物。

（1）推荐使用头孢唑林钠肌内或静脉注射。①成人：0.5～1 克/次，一日 2～3 次。②儿童：一日量为 20～30mg/kg 体重，分 3～4 次给药。③对本药或其他头孢菌素类药过敏者，对青霉素类药有过敏性休克史者禁用；肝肾功能不全者、有胃肠道疾病史者慎用。④使用本药前需进行皮肤过敏试验。

（2）推荐头孢呋辛钠肌内或静脉注射。①成人：0.75～1.5 克/次，一日 3 次。②儿童：平均一日剂量为 60mg/kg，严重感染可用到 100 mg/kg，分 3～4 次给予。③肾功能不全患者按照肌酐清除率制订给药方案：肌酐清除率>20ml/min 者，每日 3 次，每次 0.75～1.5g；肌酐清除率 10～20ml/min 患者，每次 0.75g，一日 2 次；肌酐清除率<10ml/min 患者，每次 0.75g，一日 1 次。④对本药或其他头孢菌素类药过敏者，对青霉素类药有过敏性休克史者禁用；肝肾功能不全者、有胃肠道疾病史者慎用。⑤使用本药前需进行皮肤过敏试验。

（3）推荐头孢曲松钠肌内注射、静脉注射或静脉滴注。①成人：1 克/次，一次肌内注射或静脉滴注。②儿童：儿童用量一般按成人量的 1/2 给予。③对本药或其他头孢菌素类药过敏者，对青霉素类药有过敏性休克史者禁用；肝肾功能不全者、有胃肠道疾病史者慎用。

2. 预防性用抗菌药物，时间为术前 0.5 小时，手术超过 3 小时加用 1 次抗菌药物；总预防性用药时间一般不超过 24 小时，个别情况可延长至 48 小时。

释义

■ 腰椎间盘突出症后路开放式/微创椎间盘切除术、后路椎间盘切除后部分椎间盘置换术及前路椎间盘切除全部椎间盘置换手术属于Ⅰ类切口，但由于术中可能用到后路螺钉、固定板（棒）、人工椎间盘、植骨材料，且骨科手术对手术室层流的无菌环境要求较高，一旦感染可导致严重后果。因此可按规定适当预防性和术后应用抗菌药物。

（八）手术日为入院第 3 天

1. 麻醉方式：全身麻醉或硬膜外麻醉、蛛网膜下腔麻醉。
2. 手术方式：开窗或半椎板切除髓核摘除术者，原则上不使用内植物；如需要做全椎板切除，可选用内植物。
3. 输血：视术中情况而定。

> **释义**
>
> ■ 本路径规定的腰椎手术可在全身麻醉、硬膜外麻醉、蛛网膜下腔麻醉、局部浸润麻醉下实施。
>
> ■ 腰椎间盘突出症患者采用后路开放式/微创椎间盘切除术、一般通过开窗或半椎板切除完成操作者，对腰椎的稳定性影响不大，一般不需使用内固定物，如果椎板全部切除方能完成椎间盘切除，则可能会影响腰椎的稳定性，一般需考虑使用内固定物。如果在后路椎间盘切除后行部分椎间盘置换术，需使用内植物。如果采用前路椎间盘切除全部椎间盘置换手术，需使用人工椎间盘。在进行了内固定的患者可能需使用植骨材料等进行腰椎融合稳定性重建。
>
> ■ 术中及术后是否输血依照术中出血量及术后引流量、患者心率、血压等循环稳定性、血常规 Hb 情况而定。

（九）术后住院恢复 6~14 天

1. 必须复查的检查项目：腰椎正侧位 X 线片、血常规、凝血功能、电解质。
2. 术后处理
（1）抗菌药物：按照《抗菌药物临床应用指导原则》（卫医发〔2004〕285 号）执行。
（2）术后镇痛：参照《骨科常见疼痛的处理专家建议》。
（3）激素、脱水药物和神经营养药物。
（4）术后康复：支具保护下逐渐进行功能锻炼。

> **释义**
>
> ■ 术后需复查腰椎正侧位 X 线片，了解术后腰椎的对位、对线关系及内植物的位置情况。
>
> ■ 在术后处理上，可按《抗菌药物临床应用指导原则》适当应用抗菌药物。
>
> ■ 对于术后疼痛，可按照《骨科常见疼痛的处理专家建议》进行术后镇痛。
>
> ■ 在神经减压后常需要给予激素、脱水药物和神经生长因子等神经营养药物治疗以利患者神经功能恢复。
>
> ■ 激素、脱水药物和神经营养药物多用于压迫神经损害明显的患者，包括括约肌功能障碍等，不必常规应用。
>
> ■ 术后水肿会影响机体组织的功能恢复和伤口愈合，为增加静脉张力和促进静脉和淋巴回流，必要时可使用静脉活性药物：黄酮类、香豆素类、七叶皂苷类如迈之灵片等药物，以减轻术后水肿、疼痛等临床症状。
>
> ■ 对腰椎功能恢复，可以支具保护下逐渐进行功能锻炼。

（十）出院标准

1. 体温正常，常规化验指标无明显异常。
2. 伤口愈合良好：引流管拔除，伤口无感染征象（或可在门诊处理的伤口情况），无皮瓣坏死。

3. 术后复查内植物位置满意。

4. 没有需要住院处理的并发症和（或）合并症。

> **释义**
>
> ■ 主治医师应在出院前，通过复查的上述各项检查并结合患者恢复情况决定是否能出院。如果出现术后伤口感染等并发症和（或）合并症需要继续留院治疗的情况，应先处理并发症和（或）合并症并符合出院条件后再准许患者出院。

（十一）变异及原因分析

1. 围术期并发症：伤口感染、神经血管输尿管损伤、硬膜外血肿、内植物松动等造成住院日延长和费用增加。

2. 内科合并症：老年患者常合并基础疾病，如脑血管或心血管病、糖尿病、血栓等，手术可能导致这些疾病加重而需要进一步治疗，从而延长治疗时间，并增加住院费用。

3. 内植物的选择：由于病情不同，使用不同的内植物，可能导致住院费用存在差异。

> **释义**
>
> ■ 出现变异的原因很多，除了包括路径中所描述的各种术后并发症，还包括医疗、护理、患者、环境等多方面的变异原因，对于这些变异，医师需在表单申明确说明，具体变异情况如下：
>
> （1）按路径流程完成治疗，但出现了上述围术期并发症，导致治疗时间延长甚至再次手术，从而造成住院日延长和费用增加。
>
> （2）按路径流程完成治疗，但手术后患者合并的基础疾病加重，如术后患者血糖、血压持续增高，需要进一步治疗，从而延长治疗时间，并增加住院费用；由于患者病情不同，手术治疗时是否使用内植物，可能导致住院费用存在差异。
>
> （3）患者入选路径后，医师在检查及治疗过程中发现患者合并存在一些事前未预知的对本路径治疗可能产生影响的情况，需要中止执行路径或者是延长治疗时间、增加治疗费用。
>
> （4）因患者方面的主观原因导致执行路径出现变异。

（十二）参考费用标准

5000~8000 元。

四、腰椎间盘突出症临床路径给药方案

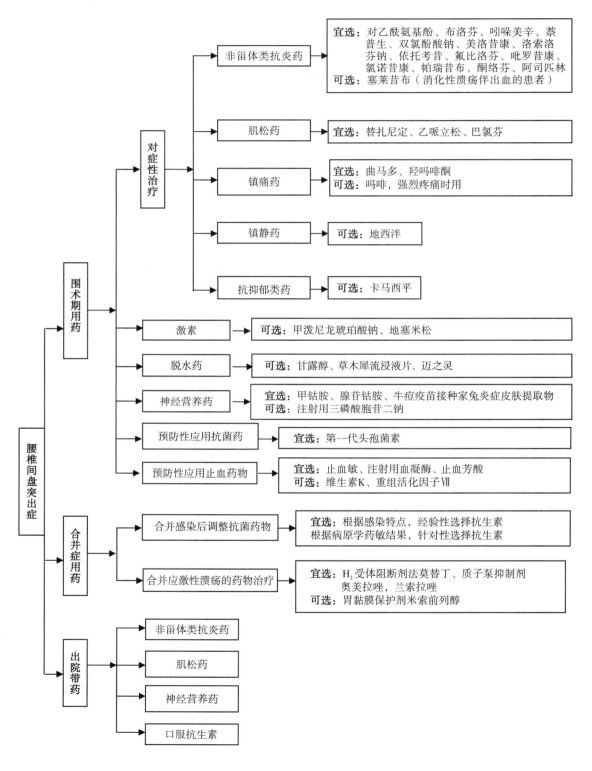

非甾体类抗炎药 → **宜选**：对乙酰氨基酚、布洛芬、吲哚美辛、萘普生、双氯酚酸钠、美洛昔康、洛索洛芬钠、依托考昔、氟比洛芬、吡罗昔康、氯诺昔康、帕瑞昔布、酮络芬、阿司匹林　**可选**：塞莱昔布（消化性溃疡伴出血的患者）

肌松药 → **宜选**：替扎尼定、乙哌立松、巴氯芬

镇痛药 → **宜选**：曲马多、羟吗啡酮　**可选**：吗啡，强烈疼痛时用

镇静药 → **可选**：地西泮

抗抑郁类药 → **可选**：卡马西平

激素 → **可选**：甲泼尼龙琥珀酸钠、地塞米松

脱水药 → **可选**：甘露醇、草木犀流浸液片、迈之灵

神经营养药 → **宜选**：甲钴胺、腺苷钴胺、牛痘疫苗接种家兔炎症皮肤提取物　**可选**：注射用三磷酸胞苷二钠

预防性应用抗菌药 → **宜选**：第一代头孢菌素

预防性应用止血药物 → **宜选**：止血敏、注射用血凝酶、止血芳酸　**可选**：维生素K、重组活化因子Ⅶ

合并感染后调整抗菌药物 → **宜选**：根据感染特点，经验性选择抗生素　根据病原学药敏结果，针对性选择抗生素

合并应激性溃疡的药物治疗 → **宜选**：H_2受体阻断剂法莫替丁、质子泵抑制剂奥美拉唑，兰索拉唑　**可选**：胃黏膜保护剂米索前列醇

腰椎间盘突出症 — 围术期用药（对症性治疗、激素、脱水药、神经营养药、预防性应用抗菌药、预防性应用止血药物）；合并症用药（合并感染后调整抗菌药物、合并应激性溃疡的药物治疗）；出院带药（非甾体类抗炎药、肌松药、神经营养药、口服抗生素）

【用药选择】

1. 在治疗疼痛时先要对疼痛进行正确的评估，尽早进行治疗，提倡采用多模式、个体化的镇痛，用最小剂量的药物达到最佳的镇痛效果。通过镇痛治疗提高患者的生活质量、提高患者对手术质量的整体评价、及早开展康复训练以及降低术后并发症。对乙酰氨基酚主要用于轻、中度疼痛，非甾体类消炎药可用于轻、中、重度疼痛的协同治疗。曲马多和阿片类镇痛药主要用于中、重度疼痛的治疗。肌松药、镇静药、抗抑郁药、抗焦虑药用于疼痛的辅助治疗。

2. 糖皮质激素和脱水药用于难治性疼痛的治疗。一般用药 3~5 天症状减轻后及时停药。

3. 根据患者神经功能障碍的程度选择一种或者联合应用神经营养药物。

4. 预防性应用抗菌药物。原则上应选择相对广谱、效果肯定（杀菌剂而非抑菌剂）、安全及价格相对低廉的抗菌药物。头孢菌素是最符合上述条件的，如果患者对青霉素过敏不宜使用头孢菌素时，针对葡萄球菌、链球菌可用克林霉素，针对革兰阴性杆菌可用氨曲南，大多两者联合应用。

5. 止血药物的应用。任何止血药不能替代术中良好的止血，术后可给予止血药物治疗 3 天减少引流量及预防血肿形成。

【药学提示】

1. 对乙酰氨基酚有肝毒性，日剂量不超过 4000mg。非选择性非甾体类抗炎药增加消化道出血的风险，选择性非甾体类抗炎药增加心血管病的风险。用药时需参阅药物说明书并分析患者可能的相关危险因素，权衡疗效和安全性因素。根据患者的疼痛特点和心理特点选择合适的辅助性药物。阿片类常见的不良反应包括恶心、呕吐、便秘、嗜睡及过度镇静、呼吸抑制等。

2. 在以下疾病的患者中应该慎用或禁用糖皮质激素：肾上腺皮质功能亢进症（Cushing 综合征）；活动性结核，药物难以控制的感染如水痘、麻疹、流行性腮腺炎等；活动性消化道溃疡；糖尿病血糖难以控制者。应用激素时，可予胃黏膜保护剂或质子泵抑制剂预防消化道溃疡。

3. 预防性应用抗菌药物能够降低手术部位感染的概率，但仍有较多因素影响手术部位或其他部位感染的发生率，应该采取综合预防措施，严格遵守无菌术原则。术后需要根据患者症状体征及血象、血沉、C 反应蛋白和微生物培养及药物敏感试验检查结果，及时调整用药策略。

【注意事项】

1. 注意避免同时使用两种或者两种以上非甾体类抗炎药。老年人宜选用肝、肾、胃肠道安全性纪录好的非甾体类抗炎药。使用阿片类镇痛药时，应检测患者疼痛程度，调整其剂量或者换用其他药物以避免药物依赖。

2. 糖皮质激素要注意控制用量以降低副作用的发生率。一般甲泼尼龙琥珀酸钠用量为 120mg/d，地塞米松不超过 25mg/d。

3. 一般手术时间<2 小时且手术没有置入内植物时不用抗生素。在术前预防性应用抗菌药物时，在切开皮肤黏膜前 30 分钟（麻醉诱导时）开始给静脉给药，以保证在发生细菌污染之前血清及组织中的药物已达到有效浓度。一般 30 分钟内滴完，血清和组织内抗菌药物有效浓度必须能够覆盖手术全过程。常用的头孢菌素血清半衰期为 1~2 小时，因此，如手术延长到 3 小时以上，或失血量超过 1500ml，应补充一个剂量，必要时还可用第三次。如果选用半衰期长达 7~8 小时的头孢曲松，则无须追加剂量。

4. 在以下疾病的患者中应该慎用或禁用糖皮质激素：肾上腺皮质功能亢进症（Cushing 综合征）；活动性结核，药物难以控制的感染如水痘、麻疹、流行性腮腺炎等；活动性消化道溃疡；糖尿病血糖难以控制者。应用激素时，可予胃黏膜保护剂、H_2 受体阻断剂或质子泵抑制剂预防消化道溃疡。

五、推荐表单

（一）医师表单

腰椎间盘突出症临床路径医师表单

适用对象：**第一诊断为腰椎间盘突出症（ICD-10：M51.0↑ G99.2＊/M51.1↑ G55.1＊/M51.2）**
行椎间盘切除术（ICD-9-CM-3：80.51）；

患者姓名：＿＿＿＿ 性别：＿＿＿＿ 年龄：＿＿＿＿ 门诊号：＿＿＿＿ 住院号：＿＿＿＿

住院日期：＿＿年＿月＿日 出院日期：＿＿年＿月＿日 标准住院日 9~17 天

时间	住院第 1 天	住院第 2 天	住院第 3 天
主要诊疗工作	□ 询问病史及体格检查 □ 完成病历书写 □ 开化验单及相关检查单 □ 上级医师查房与术前评估	□ 上级医师查房 □ 继续进行相关检查 □ 根据化验和相关检查结果，对患者的手术风险进行评估 □ 必要时请相关科室会诊 □ 根据病史、体检、平片、CT/MRI等，行术前讨论，确定手术方案 □ 完成术前准备与术前评估 □ 完成术前小结、上级医师查房记录等病历书写 □ 签署手术知情同意书、自费用品协议书、输血同意书 □ 向患者及家属交代病情及围术期注意事项	□ 手术 □ 术者完成手术记录 □ 完成术后病程 □ 上级医师查房 □ 注意神经功能变化 □ 向患者及家属交代病情及术后注意事项
重点医嘱	**长期医嘱：** □ 骨科护理常规 □ 饮食 □ 患者既往基础用药 **临时医嘱：** □ 血常规、尿常规、便常规 □ 凝血功能 □ 感染性疾病筛查 □ 肝肾功能、电解质、血糖 □ 胸部 X 线片、心电图 □ 腰椎平片、CT/MRI □ 肺功能、超声心动（根据患者情况选择）	**长期医嘱：** □ 骨科护理常规 □ 饮食 □ 患者既往基础用药 **临时医嘱：** □ 请相关科室会诊 □ 术前医嘱：常规准备明日在全身麻醉或硬膜外麻醉/蛛网膜下腔麻醉下行腰椎间盘切除术 □ 术前禁食、禁水 □ 抗菌药物皮试 □ 配血 □ 一次性导尿包 □ 备皮 □ 术前晚灌肠	**长期医嘱：** □ 麻醉后护理常规 □ 腰椎术后护理常规 □ 明日饮食 □ 轴线翻身 □ 伤口引流记量 □ 留置尿管 □ 抗菌药物 □ 激素 □ 神经营养药物 **临时医嘱：** □ 心电血压、血氧监护 □ 吸氧 □ 补液 □ 其他特殊医嘱
病情变异记录	□ 无 □ 有，原因： 1. 2.	□ 无 □ 有，原因： 1. 2.	□ 无 □ 有，原因： 1. 2.
医师签名			

时间	住院第 4 天 （术后第 1 天）	住院第 5 天 （术后第 2 天）	住院第 6 天 （术后第 3 天）
主要诊疗工作	□ 上级医师查房，注意术后病情变化 □ 完成病历书写 □ 注意引流量 □ 注意观察体温 □ 注意神经功能变化	□ 上级医师查房 □ 完成常规病历书写 □ 根据引流情况，明确是否拔除引流管 □ 注意观察体温 □ 注意神经功能变化 □ 注意伤口情况	□ 上级医师查房 □ 完成常规病历书写 □ 注意观察体温 □ 注意神经功能变化 □ 注意伤口情况
重点医嘱	长期医嘱： □ 麻醉后护理常规 □ 腰椎术后护理常规 □ 饮食 □ 伤口引流记量 □ 留置尿管 □ 抗菌药物 □ 激素 □ 神经营养药物 □ 脱水（根据情况） □ 消炎镇痛药物 临时医嘱： □ 通便 □ 镇痛 □ 补液（根据情况）	长期医嘱： □ 麻醉后护理常规 □ 腰椎术后护理常规 □ 饮食 □ 留置尿管 □ 抗菌药物 □ 神经营养药物 □ 脱水（根据情况） □ 消炎镇痛药物 □ 拔除引流，停引流记量（根据情况） □ 停激素 临时医嘱： □ 换药 □ 查血常规 □ 查电解质	长期医嘱： □ 麻醉后护理常规 □ 腰椎术后护理常规 □ 饮食 □ 神经营养药物 □ 脱水（根据情况） □ 消炎镇痛药物 □ 停抗菌药物 □ 停尿管 临时医嘱： □ 拍摄术后腰椎平片 □ 查凝血分析
病情变异记录	□ 无　□ 有，原因： 1. 2.	□ 无　□ 有，原因： 1. 2.	□ 无　□ 有，原因： 1. 2.
医师签名			

时间	住院第 7~8 天 （术后第 4~5 天）	住院第 8~16 天 （出院前日）	住院第 9~17 天 （出院日）
主要诊疗工作	□ 上级医师查房 □ 完成病历书写 □ 注意观察体温 □ 注意神经功能变化 □ 注意伤口情况 □ 注意肢体肿胀与活动情况	□ 上级医师查房，进行手术及伤口评估，确定有无手术并发症和切口愈合不良情况，明确是否出院 □ 完成出院记录、病案首页、出院证明书等 □ 向患者交代出院后的注意事项，如返院复诊的时间、地点，发生紧急情况时的处理等	□ 患者办理出院手续，出院
重点医嘱	**长期医嘱：** □ 腰椎术后护理常规 □ 二级护理 □ 饮食 □ 神经营养药物 □ 脱水（根据情况） □ 消炎镇痛药物 □ 停抗菌药物 **临时医嘱：** □ 换药 □ 血常规 □ 尿常规	**出院医嘱：** □ 出院带药：神经营养药物、消炎镇痛药 □ 嘱____日后拆线换药（根据出院时间决定） □ 1 个月后门诊复查 □ 不适随诊	
病情变异记录	□ 无　□ 有，原因： 1. 2.	□ 无　□ 有，原因： 1. 2.	□ 无　□ 有，原因： 1. 2.
医师签名			

（二）护士表单

腰椎间盘突出症临床路径护士表单

适用对象：**第一诊断为**腰椎间盘突出症（ICD-10：M51.0↑G99.2＊/M51.1↑G55.1＊/M51.2）

行椎间盘切除术（ICD-9-CM-3：80.51）；

患者姓名：_____ 性别：_____ 年龄：_____ 门诊号：_____ 住院号：_____

住院日期：____年___月___日 出院日期：____年___月___日 标准住院日：9~17 天

时间	住院第 1 天	住院第 2 天	住院第 3 天（手术日）
健康宣教	□ 入院宣教 介绍主管医生、护士 介绍病房环境、设施和设备 介绍住院注意事项	□ 术前宣教 宣教疾病知识、术前准备及手术过程 告知准备物品、沐浴 告知术后饮食、活动及探视注意事项 告知术后可能出现的情况及应对方式 主管护士与患者沟通，了解并指导心理应对 告知家属等候区位置	□ 术后当日宣教 告知监护设备、管路功能及注意事项 告知饮食、体位要求 告知疼痛注意事项 告知术后可能出现情况及应对方式 告知用药情况 给予患者及家属心理支持 再次明确探视陪伴须知
护理处置	□ 核对患者，佩戴腕带 □ 建立入院护理病历 □ 卫生处置：剪指（趾）甲、沐浴，更换病号服	□ 协助医生完成术前检查化验 □ 术前准备 　配血 　抗菌药物皮肤过敏试验 　备皮 　药物灌肠 　禁食、禁水	□ 送手术 摘除患者各种活动物品 核对患者资料及带药 填写手术交接单，签字确认 □ 接手术 核对患者及资料，签字确认
基础护理	□ 三级护理 晨晚间护理 患者安全管理	□ 三级护理 晨晚间护理 患者安全管理	□ 特级护理 卧位护理：腰部制动　协助轴线翻身 q2h、预防压疮 排泄护理 患者安全管理
专科护理	□ 护理查体 □ 评估双下肢感觉活动 □ 疼痛评估 □ 填写跌倒预防告知书 □ 需要时，填写跌倒及压疮防范表 □ 需要时，请家属陪伴 心理护理	□ 协助医生完成术前检查化验 □ 心理护理和生活护理 □ 观察患者病情变化	□ 病情观察，写特护记录 q2h 评估生命体征、双下肢感觉活动、皮肤情况、伤口敷料、伤口引流管、尿管情况、出入量、有无神经功能障碍 □ 遵医嘱予抗菌药物、神经营养药物、激素、脱水（根据情况）、消炎镇痛、补液等治疗 □ 心理护理和生活护理 □ 术后疼痛评估
重点医嘱	□ 详见医嘱执行单	□ 详见医嘱执行单	□ 详见医嘱执行单
病情变异记录	□ 无 □ 有，原因： 1. 2.	□ 无 □ 有，原因： 1. 2.	□ 无 □ 有，原因： 1. 2.
护士签名			

时间	住院第 4~14 天 （术后第 1~11 天）	住院第 7~17 天 （术后第 4~14 天）
健康宣教	□ 术后宣教 药物作用及频率 饮食、活动指导 复查患者对术前宣教内容的掌握程度 疾病恢复期注意事项 拔除伤口引流管后注意事项 拔尿管后注意事项 功能锻炼方法 正确起卧床方法 佩戴支具注意事项 下床活动注意事项	□ 出院宣教 复查时间 服药方法 指导饮食 活动休息 支具佩戴 指导功能锻炼方法 伤口观察 指导患者办理出院手续
护理处置	□ 遵医嘱完成相关治疗	□ 办理出院手续 □ 书写出院小结
基础护理	□ 特级护理 — 一级、二级护理 （根据患者病情和生活自理能力确定护理级别） 晨晚间护理 协助进食、进水 协助轴线翻身 q2h、预防压疮 排泄护理 床上温水擦浴 协助更衣 患者安全管理	□ 二级护理 晨晚间护理 协助或指导进食、水 协助或指导床旁活动 康复训练 患者安全管理
专科护理	□ 病情观察，写特护记录 q2h 评估生命体征、双下肢感觉活动、皮肤情况、伤口敷料、伤口引流管、出入量 □ 遵医嘱予抗菌药物（抗菌药物用药时间应小于 48 小时）、神经营养药物、激素、脱水（根据情况）、消炎镇痛、补液等治疗 □ 指导患者术后功能锻炼 □ 需要时，联系主管医生给予相关治疗及用药 □ 心理护理与生活护理 □ 疼痛评估	□ 病情观察 评估生命体征、双下肢感觉活动、伤口敷料情况 □ 心理护理
重点医嘱	□ 详见医嘱执行单	□ 详见医嘱执行单
病情变异记录	□ 无　□ 有，原因： 1. 2.	□ 无　□ 有，原因： 1. 2.
护士签名		

（三）患者表单

腰椎间盘突出症临床路径患者表单

适用对象：**第一诊断为腰椎间盘突出症**（ICD-10：M51.0↑G99.2＊/M51.1↑G55.1＊/M51.2）

　　　　　行椎间盘切除术（ICD-9-CM-3：80.51）；

患者姓名：_____ 性别：_____ 年龄：_____ 门诊号：_____ 住院号：_____

住院日期：____年___月___日　出院日期：____年___月___日　标准住院日：9~17 天

时间	入　院	手术前	手术当天
医患配合	□ 配合询问病史、收集资料，请务必详细告知既往史、用药史、过敏史 □ 如服用抗凝剂，请明确告知 □ 配合进行体格检查 □ 有任何不适请告知医师	□ 配合完善术前相关检查、化验，如采血、留尿、心电图、胸部 X 线片、腰椎 X 线检查、CT、MRI □ 医生与患者及家属介绍病情及手术谈话、术前签字 □ 麻醉师对患者进行术前访视	□ 配合评估手术效果 □ 配合检查肢体感觉活动情况 □ 有任何不适请告知医生
护患配合	□ 配合测量体温、脉搏、呼吸、血压、体重 1 次 □ 配合完成入院护理评估（简单询问病史、过敏史、用药史） □ 接受入院宣教（环境介绍、病室规定、订餐制度、贵重物品保管等） 有任何不适请告知护士	□ 配合测量体温、脉搏、呼吸 □ 询问排便 1 次 □ 接受术前宣教 □ 接受配血，以备术中需要时用 □ 接受备皮 □ 接受药物灌肠 □ 自行沐浴 □ 准备好必要用物，弯头吸水管、尿壶、尿垫等 □ 取下义齿、饰品等，贵重物品交家属保管	□ 清晨测量体温、脉搏、呼吸、血压 1 次 □ 送手术室前，协助完成核对，带齐影像资料，脱去衣物，上手术车 □ 返回病房后，协助完成核对，配合过病床 □ 配合检查意识、双下肢感觉活动，询问出入量 □ 配合术后吸氧、监护仪监测、输液、排尿用尿管、腰部部有伤口引流管 □ 遵医嘱采取正确体位 □ 配合缓解疼痛 □ 有任何不适请告知护士
饮食	□ 正常普食	□ 术前 12 小时禁食、禁水	□ 返病室后禁水 6 小时 □ 6 小时后无恶心、呕吐可适量饮水 □ 禁食
排泄	□ 正常排尿便	□ 正常排尿便	□ 保留尿管
活动	□ 正常活动	□ 正常活动	□ 根据医嘱卧床、腰部制动 □ 卧床休息，保护管路 □ 四肢活动

时间	手术后	出　院	
医患配合	□ 配合检查双下肢感觉活动 □ 需要时，配合伤口换药 □ 配合拔除引流管、尿管 □ 配合伤口拆线	□ 接受出院前指导 □ 知道复查程序 □ 获取出院诊断书	
护患配合	□ 配合定时测量生命体征、每日询问排便 □ 配合检查双下肢感觉活动，询问出入量 □ 接受输液、服药等治疗 □ 配合夹闭尿管，锻炼膀胱功能 □ 接受进食、进水、排便等生活护理 □ 配合轴线翻身，预防皮肤压力伤 □ 注意活动安全，避免坠床或跌倒 □ 配合采取正确方法起卧床 □ 如需要，配合正确佩戴腰部支具 □ 配合执行探视及陪伴	□ 接受出院宣教 □ 办理出院手续 □ 获取出院带药 □ 知道服药方法、作用、注意事项 □ 知道护理伤口方法 □ 指导正确起卧床方法 □ 如需要，指导正确佩戴支具方法 □ 知道复印病历方法	
饮食	□ 根据医嘱，排气后进流食 □ 根据医嘱，由流食逐渐过渡到普食	□ 根据医嘱，正常普食	
排泄	□ 保留尿管，正常排尿便 □ 防治便秘	□ 正常排尿便 □ 防治便秘	
活动	□ 根据医嘱，床上活动 □ 注意保护管路，勿牵拉、脱出等 □ 根据依据，床旁活动	□ 正常适度活动，避免疲劳	

附：原表单（2009 年版）

腰椎间盘突出症临床路径表单

适用对象：**第一诊断为**腰椎间盘突出症（ICD-10：M51.0? G99.2＊/M51.1? G55.1＊/M51.2）

　　　　　行椎间盘切除术（ICD-9-CM-3：80.51）；椎间盘置换术（ICD-9-CM-3：84.64-84.65）

患者姓名：_____ 性别：_____ 年龄：_____ 门诊号：_____ 住院号：_____

住院日期：____年___月___日　出院日期：____年___月___日　标准住院日 7～15 天

时间	住院第 1 天	住院第 2 天	住院第 3 天
主要诊疗工作	□ 询问病史及体格检查 □ 完成病历书写 □ 开化验单及相关检查单 □ 上级医师查房与术前评估	□ 上级医师查房 □ 继续进行相关检查 □ 根据化验和相关检查结果，对患者的手术风险进行评估 □ 必要时请相关科室会诊	□ 根据病史、体检、X 线平片、CT/MRI 等，行术前讨论，确定手术方案 □ 完成术前准备与术前评估 □ 完成术前小结、上级医师查房记录等病历书写 □ 签署手术知情同意书、自费用品协议书、输血同意书 □ 向患者及家属交待病情及围术期注意事项
重点医嘱	**长期医嘱：** □ 骨科护理常规 □ 二级护理 □ 饮食 □ 患者既往基础用药 **临时医嘱：** □ 血常规、尿常规、便常规、凝血功能 □ 感染性疾病筛查 □ 肝肾功能、电解质、血糖、胸部 X 线片、心电图 □ 腰椎平片、CT/MRI □ 肺功能、超声心动（根据患者情况选择）	**长期医嘱：** □ 骨科护理常规 □ 二级护理 □ 饮食 □ 患者既往基础用药 **临时医嘱：** □ 请相关科室会诊	**临时医嘱：** □ 术前医嘱：常规准备明日在全身麻醉或硬膜外麻醉/蛛网膜下腔麻醉下行 ◎ 腰椎间盘切除术 ◎ 腰椎人工间盘置换术 □ 术前禁食、禁水 □ 抗菌药物皮肤过敏试验 □ 配血 □ 一次性导尿包 □ 备皮 □ 术前晚灌肠
主要护理工作	□ 入院宣教：介绍病房环境、设施和设备 □ 入院护理评估	□ 宣教 □ 观察患者病情变化 □ 心理和生活护理	□ 宣教、备皮等术前准备 □ 提醒患者明晨禁水、禁食
病情变异记录	□ 无　□ 有，原因： 1. 2.	□ 无　□ 有，原因： 1. 2.	□ 无　□ 有，原因： 1. 2.
护士签名			
医师签名			

时间	住院第 4~5 天 （手术日）	住院第 5~6 天 （术后第 1 天）	住院第 6~7 天 （术后第 2 天）
主要诊疗工作	□ 手术 □ 术者完成手术记录 □ 完成术后病程 □ 上级医师查房 □ 注意神经功能变化 □ 向患者及家属交代病情及术后注意事项	□ 上级医师查房，注意术后病情变化 □ 完成病历书写 □ 注意引流量 □ 注意观察体温 □ 注意神经功能变化	□ 上级医师查房 □ 完成常规病历书写 □ 根据引流情况，明确是否拔除引流管 □ 注意观察体温 □ 注意神经功能变化 □ 注意伤口情况
重点医嘱	长期医嘱： □ 麻醉后护理常规 □ 腰椎术后护理常规 □ 一级护理 □ 明日饮食 □ 轴线翻身 □ 伤口引流记量 □ 留置尿管 □ 抗菌药物 □ 激素 □ 神经营养药物 临时医嘱： □ 心电、血压、血氧监护 □ 吸氧 □ 补液 □ 其他特殊医嘱	长期医嘱： □ 麻醉后护理常规 □ 腰椎术后护理常规 □ 一级护理 □ 饮食 □ 伤口引流记量 □ 留置尿管 □ 抗菌药物 □ 激素 □ 神经营养药物 □ 脱水（根据情况） □ 消炎镇痛药物 临时医嘱： □ 通便 □ 镇痛 □ 补液（根据情况）	长期医嘱： □ 麻醉后护理常规 □ 腰椎术后护理常规 □ 一/二级护理 □ 饮食 □ 留置尿管 □ 抗菌药物 □ 神经营养药物 □ 脱水（根据情况） □ 消炎镇痛药物 □ 拔除引流，停引流记量（根据情况） □ 停激素 临时医嘱： □ 换药
主要护理工作	□ 时观察患者病情变化 □ 术后心理与生活护理	□ 观察患者情况 □ 术后心理与生活护理 □ 指导患者术后功能锻炼	□ 观察患者情况 □ 术后心理与生活护理 □ 指导患者术后功能锻炼
病情变异记录	□ 无　□ 有，原因： 1. 2.	□ 无　□ 有，原因： 1. 2.	□ 无　□ 有，原因： 1. 2.
护士签名			
医师签名			

时间	住院第 7~8 天 （术后第 3 天）	住院第 7~14 天 （出院前日）	住院第 8~15 天 （出院日）
主要诊疗工作	□ 上级医师查房 □ 完成常规病历书写 □ 注意观察体温 □ 注意神经功能变化 □ 注意伤口情况	□ 上级医师查房，进行手术及伤口评估，确定有无手术并发症和切口愈合不良情况，明确是否出院 □ 完成出院记录、病案首页、出院证明书等 □ 向患者交代出院后的注意事项，如返院复诊的时间、地点，发生紧急情况时的处理等	□ 患者办理出院手续，出院
重点医嘱	长期医嘱： □ 麻醉后护理常规 □ 腰椎术后护理常规 □ 一/二级护理 □ 饮食 □ 神经营养药物 □ 脱水（根据情况） □ 消炎镇痛药物 □ 停抗菌药物 □ 停尿管 临时医嘱： □ 拍摄术后腰椎 X 线平片	出院医嘱： □ 出院带药：神经营养药物、消炎镇痛药、口服抗菌药物 □ 嘱＿＿＿日后拆线换药（根据出院时间决定） □ 1 个月后门诊复查 □ 如有不适，随时来诊	
主要护理工作	□ 观察患者情况 □ 术后心理与生活护理 □ 指导患者术后功能锻炼	□ 指导患者办理出院手续	
病情变异记录	□ 无 □ 有，原因： 1. 2.	□ 无 □ 有，原因： 1. 2.	□ 无 □ 有，原因： 1. 2.
护士签名			
医师签名			

第四章　退变性腰椎管狭窄症临床路径释义

一、退变性腰椎管狭窄症编码

1. 原退变性腰椎管狭窄症编码

疾病名称及编码：退变性腰椎管狭窄症（ICD-10：M48.03）

手术操作及编码：椎管减压或加用内固定、植骨融合（ICD-9-CM-3：81.04-81.08）

2. 修改编码

疾病名称及编码：退变性腰椎管狭窄症（ICD-10：M48.005）

手术操作及编码：椎管减压或加用内固定、植骨融合（ICD-9-CM-3：03.09）

内固定、植骨融合包括后外侧固定植骨融合或椎体间融合（ICD-9-CM-3：81.04—81.08 或 84.80 或 84.82 或 84.84）

二、临床路径检索方法

M48.005 伴 03.09/（81.04—81.08）/84.80/84.82/84.84

三、退变性腰椎管狭窄症临床路径标准住院流程

（一）适用对象

第一诊断为退变性腰椎管狭窄症（ICD-10：M48.03）

行椎管减压或加用内固定、植骨融合（ICD-9-CM-3：81.04-81.08）。

> **释义**
>
> ■ 退变性腰椎管狭窄症（degenerative lumbar spinal stenosis，DLSS）是指随着年龄增加，患者腰椎发生退行性改变，引起腰椎间隙狭窄，椎间孔减小，椎管短缩和椎管容积减少，导致马尾神经或相应的神经根受压，继而产生较明显的临床表现，如下腰痛、下肢感觉运动损害以及特征性的神经源性间歇性跛行（neurogenic intermittent claudication，NIC）。
>
> ■ 椎管减压或加用内固定、植骨融合是治疗腰椎管狭窄症常用的手术方式，手术的基本原则是通过去除增生的骨骼、突出的椎间盘和肥厚的韧带等软组织达到神经减压的目的。如果患者腰椎存在不稳定或者减压过程中造成医源性腰椎不稳定，则需要加用内固定、植骨融合治疗。

（二）诊断依据

根据《临床诊疗常规——骨科学分册》（中华医学会编著，人民卫生出版社）。

1. 病史：主要症状包括腰腿痛、间歇性跛行，可能伴马尾神经症状，无血管源性跛行。

2. 体征：可出现下肢感觉、运动、反射改变；直腿抬高试验阳性或阴性；无下肢缺血的阳性

体征。

3. 辅助检查：影像学检查有相应节段的退变、神经压迫的表现。

> **释义**
>
> ■ 退行性腰椎管狭窄症的特点是症状重、体征轻，所以临床病史采集对于诊断和治疗非常重要。需要注意患者腰腿痛的性质、程度、部位，腿部疼痛或麻木发作的时间和缓解的方式等。评估患者行走能力和生活质量。
>
> ■ 腰椎管狭窄症表现为神经性间歇性跛行，与血管性间歇性跛行（如血栓性动脉脉管炎）不同，区别主要有以下几方面：①神经性间歇性跛行可骑自行车及前屈位行走，血管性间歇性跛行由于下肢血流量的减少，长时间骑自行车及行走困难。②神经性间歇性跛行足背动脉搏动良好，血管性间歇性跛行足背动脉搏动减弱或消失。③神经性间歇性跛行下肢可有节段性感觉障碍，血管性间歇性跛行为袜套式感觉障碍。④神经性间歇性跛行步行距离随病程延长而逐渐缩短，血管性间歇性跛行则不明显。⑤必要时，可行动脉造影检查，神经性间歇性跛行动脉良好，血管性间歇性跛行可显示动脉腔狭窄区。

（三）选择治疗方案的依据

根据《临床技术操作规范——骨科学分册》（中华医学会编著，人民军医出版社）等。

1. 退变性腰椎管狭窄症诊断明确。
2. 手术治疗指征：腰椎管狭窄症经保守治疗 3 个月无效。
3. 无手术禁忌证。
4. 手术治疗：手术方案主要为椎管减压，根据情况可加用内固定、植骨融合。
（1）椎管减压包括有限减压及全椎板切除减压。
（2）内固定、植骨融合包括后外侧固定植骨融合或椎体间融合。

> **释义**
>
> ■ 腰椎管狭窄症的治疗是药物、理疗和手术的综合治疗。初次发病的患者，常规先行保守治疗。其方法主要包括消炎镇痛、营养神经、物理支持疗法和硬膜外注射药物等。对于症状严重、保守治疗 3 个月无效、影像学提示中重度神经压迫同时无手术禁忌证的患者，手术治疗可以获得较好的效果。

（四）标准住院日为≤12 天

> **释义**
>
> ■ 如果患者条件允许，住院时间可以低于上述住院天数。

（五）进入路径标准

1. 第一诊断必须符合 ICD-10：M48.03 退变性腰椎管狭窄症编码。

2. 当患者合并其他疾病，但住院期间不需要特殊处理也不影响第一诊断的临床路径流程实施时，可以进入路径。

> **释义**
>
> ■ 患者同时具有其他疾病影响第一诊断的临床路径流程实施时均不适合进入临床路径。

（六）术前准备（术前评估）≤4 天

1. 必需的检查项目

（1）血常规、血型（ABO 血型+Rh 因子）、尿常规。

（2）凝血功能、肝功能、肾功能、电解质、感染性疾病筛查（乙肝，丙肝，梅毒，艾滋病）。

（3）胸部 X 线平片、心电图。

（4）影像学检查：卧位或站立位腰椎正侧位、动力位像；腰椎 CT 和（或）MRI 检查。

2. 根据患者病情可选择的检查项目：如脊髓造影、造影后腰椎 CT、腰椎斜位 X 线片、心肺功能检查、肌电图、双下肢血管彩色超声等。

> **释义**
>
> ■ 必查项目血常规、尿常规、肝肾功能、电解质、血糖、凝血功能、胸部 X 线片、心电图，主要是评估有无合并基础病，是确保手术治疗安全、有效开展的基础，这些检查可能会影响到住院时间、费用以及治疗预后；血型、Rh 因子、感染性疾病筛查主要是用于手术治疗前后的输血前准备；腰椎影像学检查是进一步明确诊断、选择合适手术治疗方案的必需检查。
>
> ■ 高龄患者或有心肺功能异常者，术前根据病情增加肺功能、超声心动图、血气分析等检查，有合并疾病者可根据病情请相应科室会诊，以确保手术安全。
>
> ■ 为缩短患者住院等待时间，检查项目可以在患者入院前于门诊完成。

（七）预防性抗菌药物选择与使用时机

1. 抗菌药物：按照《抗菌药物临床应用指导原则》（卫医发〔2004〕285 号）执行，并根据患者的病情决定抗菌药物的选择与使用时间。建议使用第一、第二代头孢菌素，头孢曲松。

（1）推荐使用头孢唑林钠肌内或静脉注射。①成人：0.5~1 克/次，一日 2~3 次。②对本药或其他头孢菌素类药过敏者，对青霉素类药有过敏性休克史者禁用；肝肾功能不全者、有胃肠道疾病史者慎用。③使用本药前需进行皮肤过敏试验。

（2）推荐头孢呋辛钠肌内或静脉注射。①成人：0.75~1.5 克/次，一日 3 次。②肾功能不全患者按照肌酐清除率制订给药方案：肌酐清除率>20ml/min 者，每日 3 次，每次 0.75~1.5g；肌酐清除率 10~20ml/min 患者，每次 0.75g，一日 2 次；肌酐清除率<10ml/min 患者，每次 0.75g，一日 1 次。

③对本药或其他头孢菌素类药过敏者，对青霉素类药有过敏性休克史者禁用；肝肾功能不全者、有胃肠道疾病史者慎用。④使用本药前需进行皮肤过敏试验。

（3）推荐头孢曲松钠肌内注射、静脉注射或静脉滴注。①成人：1 克/次，一次肌内注射或静脉滴注。②对本药或其他头孢菌素类药过敏者，对青霉素类药有过敏性休克史者禁用；肝肾功能不全者、有胃肠道疾病史者慎用。

2. 预防性使用抗菌药物，时间为术前 0.5 小时，手术超过 3 小时加用 1 次抗菌药物；总预防性用药时间一般不超过 24 小时，个别情况可延长至 48 小时。

> **释义**
>
> ■ 腰椎管减压植骨固定手术属于 Ⅰ 类切口，但由于术中可能用到椎弓根螺钉、钛棒、各种植骨材料，且骨科手术对手术室层流的无菌环境要求较高，一旦感染可导致严重后果。因此，可按规定适当预防性和术后应用抗菌药物。

（八）手术日为入院第≤5 天

1. 麻醉方式：气管内插管全身麻醉或椎管内麻醉。
2. 手术方式：后路腰椎管减压，根据情况选用内固定植骨融合，必要时行椎体间融合。
3. 手术内植物：椎弓根螺钉、钛棒、椎间融合器、自体骨。
4. 术中用药：麻醉用药、抗菌药、激素（甲强龙、地塞米松），必要时使用止血药。
5. 根据畸形情况决定是否使用术中脊髓功能监测。
6. 输血：视术中具体情况而定。

> **释义**
>
> ■ 本路径规定的腰椎手术均是在全身麻醉下实施。
> ■ 后路腰椎管减压术剥离显露范围较广泛，必要时可使用止血药。
> ■ 术中是否采用自体血回输，术中及术后是否输血应依照术中出血量及术后引流量、患者心率及血压等循环稳定性、血常规和血红蛋白情况而定。

（九）术后住院恢复≤7 天

1. 必须复查的项目：血常规、腰椎正侧位 X 线片。
2. 根据患者病情，可考虑复查的项目：腰椎 CT 或 MRI、肝肾功能、电解质。
3. 术后用药

（1）抗菌药物选择与使用时机应当按照《抗菌药物临床应用指导原则》（卫医发〔2004〕285号）执行。如可疑感染，需做相应的微生物学检查，必要时做药敏试验。

（2）术后抗凝：参考《中国骨科大手术静脉血栓栓塞症预防指南》，对于高龄（年龄>60 岁）患者可考虑术后 12~24 小时后给予抗凝治疗。

（3）术后镇痛：参照《骨科常见疼痛的处理专家建议》。

（4）术后必要时使用激素：地塞米松、甲强龙等。

（5）根据患者人具体情况使用预防并发症的药物。

4. 必要时制作术后支具。

> **释义**
>
> ■ 术后需复查腰椎正侧位 X 线片，了解术后腰椎的对位、对线关系及内植物的位置情况。
>
> ■ 在术后处理上：可按《抗菌药物临床应用指导原则》适当应用抗菌药物；对于术后疼痛，可按照《骨科常见疼痛的处理专家建议》进行术后镇痛；在神经减压后常需要给予激素、脱水药物和神经营养药物治疗以利患者神经功能恢复；对于存在易栓症危险因素的患者，可根据病情给予抗凝治疗，以避免深静脉血栓形成；对腰椎功能恢复，可在支具保护下逐渐进行功能锻炼。

（十）出院标准

1. 切口愈合好，无感染征象，或可在门诊处理的未完全愈合切口。

2. 没有需要住院处理的并发症和合并症。

> **释义**
>
> ■ 主治医师应在出院前，通过复查的上述各项检查并结合患者恢复情况决定是否能出院。如果出现术后伤口感染等并发症和（或）合并症需要继续留院治疗的情况，应先处理并发症和（或）合并症并符合出院条件后再准许患者出院。

（十一）变异及原因分析

1. 合并症：患者多为高龄，术前可能合并其他疾病，如患者术前心肺功能障碍等，导致术前检查和准备时间延长。

2. 并发症：术后可能出现心、肺、脑并发症，以及新发神经系统症状，导致术后治疗时间延长。

3. 内植物选择：根据矫形方法选用不同内植物。

4. 植骨融合选择：根据术中情况选用不同植骨材料及方法。

> **释义**
>
> ■ 出现变异的原因很多，除了包括路径中所描述的各种术后并发症，还包括医疗、护理、患者、环境等多方面的变异原因，对于这些变异，医师需在表单中明确说明，具体变异情况如下：
>
> （1）按路径流程完成治疗，但出现了上述围术期并发症，导致治疗时间延长甚至再次手术，从而造成住院日延长和费用增加。

（2）按路径流程完成治疗，但手术后患者合并的基础疾病加重，如术后患者血糖、血压持续增高，需要进一步治疗，从而延长治疗时间，并增加住院费用。

（3）患者同时存在颈椎或胸椎病变，需同时处理，导致治疗费用不同。

（4）由于患者病情不同，手术治疗时单节段与多节段病变、是否需要矫正畸形、自体骨与异体骨、一期手术与分期手术、使用内植物的不同，可能导致住院费用存在差异。

（5）患者入选路径后，医师在检查及治疗过程中发现患者合并存在一些事前未预知的对本路径治疗可能产生影响的情况，需要中止执行路径或者是延长治疗时间、增加治疗费用。

（6）因患者方面的主观原因导致执行路径出现变异。

（十二）参考费用标准

8000~30000 元（根据术中使用内固定耗材不同，费用存在差异）。

四、退变性腰椎管狭窄症临床路径给药方案

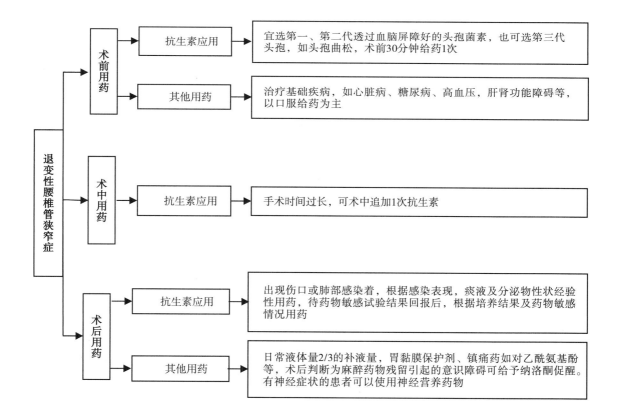

【用药选择】

1. 腰椎管减压植骨内固定术属于Ⅰ类切口，但由于术中可能用到各种内固定及植骨材料，因此可适当预防性应用抗菌药物。在术前 0.5~2 小时给药，或麻醉开始时给药。如果手术时间超过 3 小时，

或失血量大（>1500ml），可手术中给予第 2 剂。总的预防用药时间不超过 24 小时，个别情况可延长至 48 小时。应选用针对包括金葡菌在内的广谱抗生素，如第一代或第二代头孢菌素。而对 β 内酰胺过敏的病例则可选用克林霉素或万古霉素。

2. 退行性腰椎管狭窄患者术后应及早开始镇痛、个体化镇痛、多模式镇痛。术后即可进食者可采用口服药物镇痛；术后禁食者可选择静脉滴注等其他给药方式。根据患者症状轻中度的疼痛首选非甾体抗炎药，也可以弱阿片类药物与非甾体类抗炎药（NSAIDs）等联合使用。

3. 术中可根据神经受累情况给予激素，目的是通过抗炎及抗自由基来阻止继发性脊髓损伤的发生和发展。首选甲强龙，剂量为第 1 小时用药 30mg/kg，随后每小时 5.4mg/kg，治疗 24 小时。

【药学提示】

1. 如果选用万古霉素，则应使用尽可能小的剂量以防止导致细菌产生耐药性。肾功能减退患者应避免使用万古霉素。第一、第二代头孢菌素多数主要经肾脏排泄，中度以上肾功能不全患者应根据肾功能适当调整剂量。

2. 选用 NSAIDs 时需参阅药物说明书并评估 NSAIDs 的危险因素。如患者发生胃肠道不良反应的危险性较高，使用非选择性 NSAIDs 时加用 H_2 受体阻断剂、质子泵抑制剂和胃黏膜保护剂米索前列醇等胃肠道保护剂，或使用选择性 COX-2 抑制剂。应用 NSAIDs 时，对于心血管疾病高危患者，应权衡疗效和安全性因素。阿片类镇痛药最常见不良反应包括恶心、呕吐、便秘、嗜睡及过度镇静、呼吸抑制等。

3. 大剂量应用甲强龙容易出现较多并发症，如呼吸道感染、胃溃疡等，需严密监护，并给予相应药物预防。

【注意事项】

神经损伤患者应用激素治疗在医学界目前存在较大争议。

五、推荐表单

（一）医师表单

退变性腰椎管狭窄症临床路径医师表单

适用对象：第一诊断为退变性腰椎管狭窄症（ICD-10：M48.03）

行椎管减压或加用内固定、植骨融合（ICD-9-CM-3：81.04-81.08）

患者姓名：_____ 性别：_____ 年龄：_____ 门诊号：_____ 住院号：_____

住院日期：____年___月___日 出院日期：____年___月___日 标准住院日 ≤12 天

时间	住院第 1 天	住院第 2 天	住院第 3~5 天（术前日）
主要诊疗工作	□ 询问病史及体格检查 □ 医师查房 □ 初步的诊断和治疗方案 □ 完成住院志、首次病程、上级医师查房等病历书写 □ 开检查检验单	□ 上级医师查房与术前评估 □ 确定诊断和手术方案 □ 完成上级医师查房记录 □ 实施所有需要检查的项目 □ 收集检查检验结果并评估病情 □ 请相关科室会诊	□ 上级医师查房，术前评估和决定手术方案 □ 完成上级医师查房记录等 □ 向患者及（或）家属交代围术期注意事项并签署手术知情同意书、输血同意书、委托书（患者本人不能签字时）、自费用品协议书 □ 麻醉医师查房并与患者和（或）家属交待麻醉注意事项并签署麻醉知情同意书 □ 完成各项术前准备
重点医嘱	**长期医嘱：** □ 骨科护理常规 □ 二级护理 □ 饮食 □ 患者既往内科基础疾病用药 **临时医嘱：** □ 血常规、血型、尿常规 □ 凝血功能 □ 电解质、肝肾功能 □ 传染性疾病筛查 □ 胸部 X 线平片、心电图 □ 卧位或站立位腰椎正侧位、斜位、前屈后伸动力像，腰椎 CT 检查 □ 根据病情：下肢血管超声、血气分析、肌电图 □ 必要时行腰椎 MRI、脊髓造影、造影后腰椎 CT、肺功能、超声心动图	**长期医嘱：** □ 骨科护理常规 □ 二级护理 □ 饮食 □ 患者既往内科基础疾病用药 **临时医嘱：** □ 根据会诊科室要求安排检查检验 □ 神经营养治疗，对症治疗	**长期医嘱：** 同前 **临时医嘱：** □ 术前医嘱 □ 明日在全身麻醉或椎管内麻醉下行腰椎管减压、内固定、植骨融合 □ 术前禁食、禁水 □ 术前用抗菌药物皮肤过敏试验 □ 手术抗菌药物带药 □ 一次性导尿包术中用 □ 术区备皮 □ 药物灌肠 □ 配血 □ 其他特殊医嘱
病情变异记录	□ 无 □ 有，原因： 1. 2.	□ 无 □ 有，原因： 1. 2.	□ 无 □ 有，原因： 1. 2.
医师签名			

时间	住院第 2~5 天 （手术日）	住院第 6 天 （术后第 1 日）	住院第 7 天 （术后第 2 日）
主要诊疗工作	□ 手术 □ 向患者和（或）家属交代手术过程概况及术后注意事项 □ 术者完成手术记录 □ 完成术后病程 □ 上级医师查房 □ 麻醉医师查房 □ 观察有无术后并发症并做相应处理，观察下肢运动、感觉	□ 上级医师查房 □ 完成常规病程记录 □ 观察伤口、引流量、体温、生命体征情况等并作出相应处理 □ 观察下肢运动、感觉	□ 上级医师查房 □ 完成病程记录 □ 根据情况可拔除引流管，伤口换药 □ 指导患者功能锻炼 □ 指导患者坐起（根据病情）
重点医嘱	**长期医嘱：** □ 骨科术后护理常规 □ 一级护理 □ 饮食 □ 轴线翻身 □ 留置引流管并记引流量 □ 抗菌药物 □ 其他特殊医嘱 □ 必要时术后激素预防脊髓水肿 **临时医嘱：** □ 今日在全麻下行腰椎管减压、内固定、植骨融合 □ 心电监护、吸氧（根据病情需要） 补液 □ 胃黏膜保护剂（酌情） □ 止吐、止痛等对症处理（酌情） □ 急查血常规 □ 输血（根据病情需要）	**长期医嘱：** □ 骨科术后护理常规 □ 一级护理 □ 饮食 □ 轴线翻身 □ 留置引流管并记引流量 □ 抗菌药物 □ 其他特殊医嘱 □ 必要时术后激素预防脊髓水肿 □ 必要时神经营养药物 **临时医嘱：** □ 复查血常规 □ 输血及（或）补晶体、胶体液（根据病情需要） □ 镇痛等对症处理（酌情）	**长期医嘱：** □ 骨科术后护理常规 □ 一级护理 □ 饮食 □ 轴线翻身 □ 抗菌药物 □ 其他特殊医嘱 □ 必要时术后激素预防脊髓水肿 □ 必要时神经营养药物 **临时医嘱：** □ 复查血常规（必要时） □ 输血及或补晶体、胶体液（必要时） □ 换药，拔引流管 □ 拔尿管（根据病情） □ 镇痛等对症处理（酌情）
病情变异记录	□ 无　□ 有，原因： 1. 2.	□ 无　□ 有，原因： 1. 2.	□ 无　□ 有，原因： 1. 2.
医师签名			

时间	住院第 8 天 （术后第 3 日）	住院第 9 天 （术后第 4 日）	住院第 10~12 天 （术后第 5~7 日）
主要诊疗工作	□ 上级医师查房 □ 住院医师完成病程记录 □ 伤口换药（必要时） □ 指导患者功能锻炼 □ 复查术后腰椎正侧位（根据患者情况） □ 定做术后支具（必要时）	□ 上级医师查房 □ 住院医师完成病程记录 □ 伤口换药（必要时） □ 指导患者功能锻炼 □ 指导正确使用支具	□ 上级医师查房，进行手术及伤口评估，确定有无手术并发症和切口愈合不良情况，确定畸形矫正情况，明确是否出院 □ 完成出院志、病案首页、出院诊断证明书等病历 □ 向患者交代出院后的康复锻炼及注意事项，如复诊的时间、地点，发生紧急情况时的处理等
重点医嘱	长期医嘱： □ 骨科术后护理常规 □ 二级护理 □ 饮食 □ 抗菌药物：如体温正常，伤口情况良好，无明显红肿时可以停止抗菌药物治疗 □ 其他特殊医嘱 □ 必要时神经营养药物 临时医嘱： □ 复查血尿常规、生化（必要时） □ 补液（必要时） □ 换药（必要时） □ 镇痛等对症处理（酌情）	长期医嘱： □ 骨科术后护理常规 □ 二级护理 □ 饮食 □ 抗菌药物：如体温正常，伤口情况良好，无明显红肿时可以停止抗菌药物治疗 □ 其他特殊医嘱 □ 必要时神经营养药物 临时医嘱： □ 复查血尿常规、生化（必要时） □ 补液（必要时） □ 换药（必要时） □ 镇痛等对症处理（酌情）	出院医嘱： □ 出院带药 □ ____ 日后拆线换药（根据伤口愈合情况，预约伤口换药及必要时拆线时间） □ _3_ 个月后门诊复查 □ 不适随诊
病情变异记录	□ 无　□ 有，原因： 1. 2.	□ 无　□ 有，原因： 1. 2.	□ 无　□ 有，原因： 1. 2.
医师签名			

（二）护士表单

退变性腰椎管狭窄症临床路径表单

适用对象：第一诊断为退变性腰椎管狭窄症（ICD-10：M48.03）

行椎管减压或加用内固定、植骨融合（ICD-9-CM-3：81.04-81.08）

患者姓名：_____ 性别：_____ 年龄：_____ 门诊号：_____ 住院号：_____

住院日期：____年___月___日　出院日期：____年___月___日　标准住院日 ≤12 天

时间	住院第1天	住院第2~5天（术前日）	住院第3~5天（手术日）
健康宣教	□ 入院宣教 介绍主管医生、护士 介绍环境、设施 介绍住院注意事项	□ 术前宣教 宣教疾病知识、术前准备及手术过程 告知准备物品、沐浴 告知术后饮食、活动及探视注意事项 告知术后可能出现的情况及应对方式 主管护士与患者沟通，了解并指导心理应对 告知家属等候区位置	□ 术后当日宣教 告知监护设备、管路功能及注意事项 告知饮食、体位要求 告知疼痛注意事项 告知术后可能出现情况及应对方式 告知用药情况 给予患者及家属心理支持 再次明确探视陪伴须知
护理处置	□ 核对患者，佩戴腕带 □ 建立入院护理病历 □ 卫生处置：剪指（趾）甲、沐浴，更换病号服	□ 协助医生完成术前检查化验 □ 术前准备 配血、抗菌药物皮肤过敏试验 备皮、药物灌肠 禁食、禁水	□ 送手术 摘除患者各种活动物品 核对患者资料及带药 填写手术交接单，签字确认 □ 接手术 核对患者及资料，签字确认
基础护理	□ 二级护理 晨晚间护理 患者安全管理	□ 二级护理 晨晚间护理 患者安全管理	□ 一级护理 卧位护理：协助翻身、床上移动、预防压疮 排泄护理 患者安全管理
专科护理	□ 护理查体 □ 入院护理评估 □ 观察心肺功能、劳动耐力	□ 观察患者病情变化 □ 防止皮肤压疮护理 □ 心理和生活护理 □ 协助医生完成术前检查化验 □ 术前禁食、禁水、备皮	□ 病情观察，写一级护理记录 q2h评估生命体征、意识、肢体活动、皮肤情况、伤口敷料、各种引流管情况、出入量，重点记录四肢神经功能情况 □ 遵医嘱予脱水、抗感染、止血、抑酸、激素、控制血糖等治疗
重点医嘱	□ 详见医嘱执行单	□ 详见医嘱执行单	□ 详见医嘱执行单
病情变异记录	□ 无　□ 有，原因： 1. 2.	□ 无　□ 有，原因： 1. 2.	□ 无　□ 有，原因： 1. 2.
护士签名			

时间	住院第 5~10 天 （术后第 1~6 天）	住院第 11~12 天 （术后第 7~8 天）
健康 宣 教	□ 术后宣教 　药物作用及频率 　饮食、活动指导 　复查患者对术前宣教内容的掌握程度 　疾病恢复期注意事项（重点是神经受损后的宣教） 　拔尿管后注意事项 　下床活动注意事项	□ 出院宣教 　复查时间 　服药方法 　活动休息 　指导饮食 　康复训练方法 　指导办理出院手续
护理 处 置	□ 遵医嘱完成相关检查 □ 夹闭尿管，锻炼膀胱功能	□ 办理出院手续 □ 书写出院小结
基 础 护 理	□ 一级护理 — 二级护理 　晨晚间护理 　协助进食、进水（饮水呛咳者鼻饲） 　协助翻身、床上移动、预防压疮 　排泄护理 　床上温水擦浴 　协助更衣 　患者安全管理	□ 二级护理 　晨晚间护理 　协助或指导进食、进水 　协助或指导床旁活动 　康复训练 　患者安全管理
专 科 护 理	□ 病情观察，写特护记录 　评估生命体征、肢体活动、皮肤情况、伤口敷料、各种引流管情况、出入量、有无神经功能障碍（必要时尽早行康复训练） □ 遵医嘱予抗感染、止血、抑酸、激素、控制血糖等治疗 □ 腰椎穿刺的护理 　腰椎穿刺后，嘱患者去枕平卧 4~6 小时，观察病情和主诉，根据医嘱调整脱水药的用量 □ 需要时，联系主管医生给予相关治疗及用药	□ 病情观察 　评估生命体征、伤口愈合、肢体活动、神经功能障碍恢复情况
重点 医嘱	□ 详见医嘱执行单	□ 详见医嘱执行单
病情 变异 记录	□ 无　□ 有，原因： 1. 2.	□ 无　□ 有，原因： 1. 2.
护士 签名		

（三）患者表单

退变性腰椎管狭窄症临床路径表单

适用对象：第一诊断为退变性腰椎管狭窄症（ICD-10：M48.03）

行椎管减压或加用内固定、植骨融合（ICD-9-CM-3：81.04-81.08）

患者姓名：_____ 性别：_____ 年龄：_____ 门诊号：_____ 住院号：_____

住院日期：____年__月__日 出院日期：____年__月__日 标准住院日 ≤12 天

时间	住院第 1 天	住院第 2~3 天	住院第 4 天（手术日）
监测	□ 测量生命体征、体重	□ 每日测量生命体征、询问排便，手术前一天晚测量生命体征	□ 手术清晨测量生命体征、血压 1 次
医患配合	□ 护士行入院护理评估（简单询问病史） □ 接受入院宣教 □ 医生询问病史、既往病史、用药情况，收集资料 □ 进行体格检查	□ 配合完善术前相关化验、检查 □ 术前宣教 脊柱疾病知识、临床表现、治疗方法 术前用物准备：吸管、湿巾等 手术室接患者，配合核对 医生与患者及家属介绍病情及手术谈话 手术时家属在等候区等候 探视及陪伴制度	□ 术后宣教 术后体位：麻醉未醒时平卧，清醒后，4~6 小时无不适反应可垫枕或根据医嘱予监护设备、吸氧 配合护士定时监测生命体征、瞳孔、肢体活动、伤口敷料等 不要随意动引流管 疼痛的注意事项及处理 告知医护不适及异常感受 配合评估手术效果
重点诊疗及检查	重点诊疗： □ 二级护理 □ 既往基础用药	重点诊疗： □ 术前准备： 备皮 配血 药物灌肠 术前签字 □ 重要检查： 心电图、胸部 X 线片 MRI、CT 神经功能检查	重点诊疗： □ 特级护理 □ 予监护设备、吸氧 □ 注意留置管路安全与通畅 □ 用药：抗菌药物、止血药、抑酸、激素、补液药物的应用 □ 护士协助记录出入量
饮食及活动	□ 正常普食 □ 正常活动	□ 术前 12 小时禁食、禁水 □ 正常活动	□ 根据病情半流食或鼻饲 □ 卧床休息，自主体位

时间	住院第 5~10 天 （术后第 1~6 天）	住院第 11~12 日 （术后 7~8 天）
监测	□ 定时监测生命体征，每日询问排便	□ 定时监测生命体征、每日询问排便
医患配合	□ 医生巡视，了解病情 □ 配合意识、肢体活动、神经功能的观察及必要的检查 □ 护士行晨晚间护理 □ 护士协助进食、进水、排泄等生活护理 □ 配合监测出入量 □ 膀胱功能锻炼，成功后可将尿管拔除，配合功能恢复训练（必要时） □ 注意探视及陪伴时间	□ 护士行晨晚间护理 □ 医生拆线 □ 伤口注意事项 □ 配合功能恢复训练（必要时） □ 出院宣教 　接受出院前康复宣教 　学习出院注意事项 　了解复查程序 　办理出院手续，取出院带药
重点诊疗及检查	重点诊疗： □ 一级护理—二级护理 □ 静脉用药逐渐过渡至口服药 □ 医生定时予伤口换药 重要检查： □ 定期抽血化验 □ 复查 CT 及 MRI	重点诊疗： □ 二级护理 □ 普食 □ 医生行腰椎穿刺（必要时） 重要检查： □ 定期抽血化验（必要时）
饮食及活动	□ 根据病情逐渐由半流食过渡至普食，营养均衡，高蛋白、低脂肪、易消化，避免产气食物（牛奶、豆浆）及油腻食物。鼓励多食汤类食物，必要时鼻饲饮食 □ 卧床休息时可头高位，渐坐起，合理佩戴支具保护 □ 术后第 3~4 天可视体力情况渐下床活动，循序渐进，注意安全 □ 行功能恢复锻炼（必要时）	□ 普食，营养均衡 □ 勿吸烟、饮酒 □ 正常活动 □ 行功能恢复训练（必要时）

附：原表单（2011 年版）

退变性腰椎管狭窄症临床路径表单

适用对象：第一诊断为退变性腰椎管狭窄症（ICD-10：M48.03）

行椎管减压或加用内固定、植骨融合（ICD-9-CM-3：81.04-81.08）

患者姓名：_____ 性别：_____ 年龄：_____ 门诊号：_____ 住院号：_____

住院日期：____年__月__日 出院日期：____年__月__日 标准住院日 ≤12 天

时间	住院第 1 天	住院第 2 天	住院第 3~5 天 （术前日）
主要诊疗工作	□ 询问病史及体格检查 □ 医师查房 □ 初步的诊断和治疗方案 □ 完成住院志、首次病程、上级医师查房等病历书写 □ 开检查检验单	□ 上级医师查房与术前评估 □ 确定诊断和手术方案 □ 完成上级医师查房记录 □ 实施所有需要检查的项目 □ 收集检查检验结果并评估病情 □ 请相关科室会诊	□ 上级医师查房，术前评估和决定手术方案 □ 完成上级医师查房记录等 □ 向患者和（或）家属交代围术期注意事项并签署手术知情同意书、输血同意书、委托书（患者本人不能签字时）、自费用品协议书 □ 麻醉医师查房并与患者和（或）家属交代麻醉注意事项并签署麻醉知情同意书 □ 完成各项术前准备
重点医嘱	**长期医嘱：** □ 骨科护理常规 □ 二级护理 □ 饮食 □ 患者既往内科基础疾病用药 **临时医嘱：** □ 血常规、血型、尿常规 □ 凝血功能 □ 电解质、肝肾功能 □ 传染性疾病筛查 □ 胸部 X 线平片、心电图 □ 卧位或站立位腰椎正侧位、斜位、前屈后伸动力像，腰椎 CT 检查 □ 根据病情：下肢血管超声、血气分析、肌电图 □ 必要时行腰椎 MRI、脊髓造影、造影后腰椎 CT、肺功能、超声心动图	**长期医嘱：** □ 骨科护理常规 □ 二级护理 □ 饮食 □ 患者既往内科基础疾病用药 **临时医嘱：** □ 根据会诊科室要求安排检查检验 □ 神经营养治疗，对症治疗	**长期医嘱：** 同前 **临时医嘱：** □ 术前医嘱 □ 明日在全身麻醉或椎管内麻醉下行腰椎管减压、内固定、植骨融合 □ 术前禁食、禁水 □ 术前用抗菌药物皮试 □ 手术抗菌药物带药 □ 一次性导尿包术中用 □ 术区备皮 □ 药物灌肠 □ 配血 □ 其他特殊医嘱
主要护理工作	□ 入院介绍（病房环境、设施等） □ 入院护理评估 □ 观察心肺功能、劳动耐力	□ 观察患者病情变化 □ 防止皮肤压疮护理 □ 心理和生活护理 □ 指导呼吸功能锻炼 □ 指导卧床下肢功能锻炼	□ 做好备皮等术前准备 □ 提醒患者术前禁食水 □ 术前心理护理
病情变异记录	□ 无 □ 有，原因： 1. 2.	□ 无 □ 有，原因： 1. 2.	□ 无 □ 有，原因： 1. 2.
护士签名			
医师签名			

时间	住院第 2~5 天 （手术日）	住院第 6 天 （术后第 1 日）	住院第 7 天 （术后第 2 日）
主要诊疗工作	□ 手术 □ 向患者及（或）家属交代手术过程概况及术后注意事项 □ 术者完成手术记录 □ 完成术后病程 □ 上级医师查房 □ 麻醉医师查房 □ 观察有无术后并发症并做相应处理，观察下肢运动、感觉	□ 上级医师查房 □ 完成常规病程记录 □ 观察伤口、引流量、体温、生命体征情况等并作出相应处理 □ 观察下肢运动、感觉	□ 上级医师查房 □ 完成病程记录 □ 根据情况可拔除引流管，伤口换药 □ 指导患者功能锻炼 □ 指导患者坐起（根据病情）
重点医嘱	长期医嘱： □ 骨科术后护理常规 □ 一级护理 □ 饮食 □ 轴线翻身 □ 留置引流管并记引流量 □ 抗菌药物 □ 其他特殊医嘱 □ 必要时术后激素预防脊髓水肿 临时医嘱： □ 今日在全麻下行腰椎管减压、内固定、植骨融合 □ 心电监护、吸氧（根据病情需要） □ 补液 □ 胃黏膜保护剂（酌情） □ 止吐、镇痛等对症处理（酌情） □ 急查血常规 □ 输血（根据病情需要）	长期医嘱： □ 骨科术后护理常规 □ 一级护理 □ 饮食 □ 轴线翻身 □ 留置引流管并记引流量 □ 抗菌药物 □ 其他特殊医嘱 □ 必要时术后激素预防脊髓水肿 □ 必要时神经营养药物 临时医嘱： □ 复查血常规 □ 输血和（或）补晶体、胶体液（根据病情需要） □ 镇痛等对症处理（酌情）	长期医嘱： □ 骨科术后护理常规 □ 一级护理 □ 饮食 □ 轴线翻身 □ 抗菌药物 □ 其他特殊医嘱 □ 必要时术后激素预防脊髓水肿 □ 必要时神经营养药物 临时医嘱： □ 复查血常规（必要时） □ 输血及或补晶体、胶体液（必要时） □ 换药，拔引流管 □ 拔尿管（根据病情） □ 镇痛等对症处理（酌情）
主要护理工作	□ 观察患者病情变化并及时报告医师 □ 术后心理与生活护理 □ 指导术后患者功能锻炼	□ 观察患者病情并做好引流量等相关记录 □ 术后心理与生活护理 □ 指导术后患者功能锻炼	□ 观察患者病情变化 □ 术后心理与生活护理 □ 指导术后患者功能锻炼 □ 指导正确的翻身及坐起方法
病情变异记录	□ 无　□ 有，原因： 1. 2.	□ 无　□ 有，原因： 1. 2.	□ 无　□ 有，原因： 1. 2.
护士签名			
医师签名			

时间	住院第 8 天（术后第 3 日）	住院第 9 天（术后第 4 日）	住院第 10~12 天（术后第 5~7 日）
主要诊疗工作	□ 上级医师查房 □ 住院医师完成病程记录 □ 伤口换药（必要时） □ 指导患者功能锻炼 □ 复查术后腰椎正侧位（根据患者情况） □ 定做术后支具（必要时）	□ 上级医师查房 □ 住院医师完成病程记录 □ 伤口换药（必要时） □ 指导患者功能锻炼 □ 指导正确使用支具	□ 上级医师查房，进行手术及伤口评估，确定有无手术并发症和切口愈合不良情况，确定畸形矫正情况，明确是否出院 □ 完成出院志、病案首页、出院诊断证明书等病历 □ 向患者交代出院后的康复锻炼及注意事项，如复诊的时间、地点，发生紧急情况时的处理等
重点医嘱	长期医嘱： □ 骨科术后护理常规 □ 二级护理 □ 饮食 □ 抗菌药物：如体温正常，伤口情况良好，无明显红肿时可以停止抗菌药物治疗 　其他特殊医嘱 □ 必要时神经营养药物 临时医嘱： □ 复查血尿常规、生化（必要时） □ 补液（必要时） □ 换药（必要时） □ 镇痛等对症处理（酌情）	长期医嘱： □ 骨科术后护理常规 □ 二级护理 □ 饮食 □ 抗菌药物：如体温正常，伤口情况良好，无明显红肿时可以停止抗菌药物治疗 □ 其他特殊医嘱 □ 必要时神经营养药物 临时医嘱： □ 复查血尿常规、生化（必要时） □ 补液（必要时） □ 换药（必要时） □ 镇痛等对症处理（酌情）	出院医嘱： □ 出院带药 □ ____ 日后拆线换药（根据伤口愈合情况，预约伤口换药及必要时拆线时间） □ 3 个月后门诊复查 □ 不适随诊
主要护理工作	□ 观察患者病情变化 □ 术后心理与生活护理 □ 指导患者功能锻炼	□ 观察患者病情变化 □ 指导患者功能锻炼 □ 术后心理和生活护理	□ 指导患者办理出院手续 □ 出院宣教
病情变异记录	□ 无　□ 有，原因： 1. 2.	□ 无　□ 有，原因： 1. 2.	□ 无　□ 有，原因： 1. 2.
护士签名			
医师签名			

第五章　锁骨骨折临床路径释义

一、锁骨髁骨折编码

疾病名称及编码：锁骨闭合性骨折（ICD-10：S72.30）

手术操作及编码：锁骨骨折内固定术（ICD-9-CM-3：79.35）

二、临床路径检索方法

S72.30伴（79.35）并且年龄>16岁

三、锁骨骨折临床路径标准住院流程

（一）适用对象

第一诊断为锁骨骨折（ICD-10：S72.30）

行锁骨骨折内固定术（ICD-9-CM-3：79.35）。

> **释义**
>
> ■ 本临床路径适用对象是第一诊断为闭合性锁骨骨折的患者。
> ■ 适用对象中不包括肿瘤等病因造成的病理性骨折、包括有锁骨骨折的多发损伤患者、儿童患者、陈旧性骨折或骨折不愈合、开放性骨折。

（二）诊断依据

根据《临床诊疗指南——骨科学分册》（中华医学会编著，人民卫生出版社）等。

1. 病史：外伤史。

2. 体格检查：患肩肿胀、疼痛、活动受限、畸形、反常活动。

3. 辅助检查：X线检查发现锁骨骨折。

（三）治疗方案选择的依据

根据《临床技术操作规范——骨科学分册》（中华医学会编著，人民军医出版社）等。

1. 年龄在16岁以上。

2. 伤前生活质量及活动水平。

3. 全身状况允许手术。

4. 首选钢板固定，也可根据具体情况选择其他固定方式。

（四）标准住院日为≤16天

> **释义**
>
> ■骨折常造成明显肿胀，严重肿胀者需要等待肿胀消退后方可进行手术。必要时术前可进行吊带制动。

（五）进入路径标准

1. 第一诊断必须符合 ICD-10：S72.30 锁骨骨折疾病编码。
2. 外伤引起的单纯性、闭合性、新鲜锁骨骨折。
3. 除外病理性骨折。
4. 除外合并锁骨下血管、神经损伤或合并其他部位的骨折和损伤。
5. 当患者合并其他疾病，但住院期间不需要特殊处理也不影响第一诊断的临床路径流程实施时，可以进入路径。

> **释义**
>
> ■本路径不适用于合并其他骨折的多发损伤患者，开放性骨折也需退出本径。
> ■合并疾病的院内会诊以及常规处理不影响临床路径流程。

（六）术前准备（术前评估）3~7天

1. 必需的检查项目
（1）血常规、尿常规+镜检。
（2）肝功能、肾功能、电解质、凝血功能、感染性疾病筛查（乙肝、丙肝、梅毒、艾滋病等）。
（3）胸部X线平片、心电图。
（4）骨科X线检查。
2. 根据患者病情可选择检查项目：如骨科CT检查、上肢血管彩色超声等。
3. 根据患者病情，使用预防下肢深静脉血栓形成的药物（术前24~48小时停止用药）。

> **释义**
>
> ■以上项目属术前必须完成的检查项目。部分患者需要进行CT检查进一步了解骨折情况。老年、既往有心肺疾病等内科基础疾病患者需有针对性选择血气分析、肺功能检查、超声心动图等检查。
> ■根据术前检查的结果，安排进一步检查项目，如果住院期间需要特殊处理，可以出径。

（七）预防性抗菌药物选择与使用时机

1. 抗菌药物：按照《抗菌药物临床应用指导原则》（卫医发〔2004〕285号）执行。可考虑使用第一、第二代头孢菌素，头孢曲松。

（1）推荐使用头孢唑林钠肌内或静脉注射。①成人：0.5～1克/次，一日2～3次。②对本药或其他头孢菌素类药过敏者，对青霉素类药有过敏性休克史者禁用；肝肾功能不全者、有胃肠道疾病史者慎用。③使用本药前需进行皮肤过敏试验。

（2）推荐头孢呋辛钠肌内或静脉注射。①成人：0.75～1.5克/次，一日3次。②肾功能不全患者按照肌酐清除率制订给药方案：肌酐清除率>20ml/min者，每日3次，每次0.75～1.5g；肌酐清除率10～20ml/min患者，每次0.75g，一日2次；肌酐清除率<10ml/min患者，每次0.75g，一日1次。③对本药或其他头孢菌素类药过敏者，对青霉素类药有过敏性休克史者禁用；肝肾功能不全者、有胃肠道疾病史者慎用。④使用本药前需进行皮肤过敏试验。

（3）推荐头孢曲松钠肌内注射、静脉注射或静脉滴注。①成人：1克/次，一次肌内注射或静脉滴注。②对本药或其他头孢菌素类药过敏者，对青霉素类药有过敏性休克史者禁用；肝肾功能不全者、有胃肠道疾病史者慎用。

2. 预防性使用抗菌药物，时间为术前0.5小时，手术超过3小时加用1次抗菌药物；总预防性用药时间一般不超过24小时，个别情况可延长至48小时。

> **释义**
>
> ■ 骨与关节手术感染多为革兰阳性球菌，故首选第一、第二代头孢菌素作为预防用药，不需联合用药。
>
> ■ 抗生素应在术前30分钟输注完毕，使手术切口暴露时局部组织中已达到足以杀灭手术过程中入侵切口细菌的药物浓度。出血量过多时，也考虑加用抗生素。

（八）手术日为入院第3～7天

1. 麻醉方式：臂丛麻醉或全身麻醉。
2. 手术方式：锁骨骨折内固定术，必要时植骨。
3. 手术内固定物：钢板螺钉或髓内针固定。
4. 术中用药：麻醉用药、抗菌药物。

> **释义**
>
> ■ 应根据患者具体情况选择麻醉方式，和麻醉师沟通，说明手术入路，尽可能选择全身影响小的麻醉方式。
>
> ■ 根据患者骨折情况，选择合适的手术入路。

（九）术后住院恢复9～13天

1. 必须复查的项目：血常规、X线检查。
2. 必要时复查的项目：电解质、凝血功能、肝功能、肾功能、CT。
3. 术后用药

（1）抗菌药物：按《抗菌药物临床应用指导原则》（卫医发〔2004〕285号）执行。

（2）其他对症药物：消肿、镇痛、预防应激性溃疡等。

4. 保护下功能锻炼。

释义

■ 术后可根据恢复情况适当缩短住院天数。

■ 至少在术后第一天或第二天复查1次血常规，以了解有无明显贫血、白细胞增多等异常情况。

■ 如患者既往有肝脏或肾脏疾病病史，或术后出现少尿、下肢或眼睑水肿等情况，应复查肝肾功能。

■ 术后必须复查X线检查判断骨折复位及内固定位置是否良好，必要时用CT检查骨折复位情况及内固定位置。

■ 选择抗菌药物时要根据手术部位的常见病原菌、患者病理生理状况、抗菌药物的抗菌谱、抗菌药物的药动学特点、抗菌药物的不良反应等综合考虑。原则上应选择相对广谱、效果肯定、安全及价格相对低廉的抗菌药物。

■ 如术后肿胀明显，首先给予抬高患肢，冰敷，可口服或者静脉使用消肿药物，必要时可以给予制动。

■ 如固定良好，应鼓励患者早期非负重活动，包括肌肉收缩、屈伸关节，早期禁止持重。

（十）出院标准

1. 体温正常、常规化验无明显异常。
2. 术后行X线检查证实复位固定满意。
3. 切口无异常。
4. 没有需要住院处理的并发症和（或）合并症。

释义

■ 患者出院前应一般情况良好，骨折固定符合相关标准，切口无异常情况，临床允许出院继续观察休养。如果发生相关并发症，可能会延长住院时间。

■ 体温高首先应考虑有无感染可能，可结合血常规、局部伤口情况及患者主诉综合分析。应当注意明显贫血、伤口局部血肿吸收也是发热的原因，但一般不高于39℃。

■ 出院前应仔细观察伤口情况，确定伤口无明显红肿、持续渗液方可出院。

（十一）变异及原因分析

1. 术前可伴有其他损伤，应严格掌握入选标准。部分患者因骨折本身的合并症而延期治疗，如肩部淤血肿胀严重需延期手术等。

2. 老年患者易有合并症，如骨质疏松、糖尿病、心脑血管疾病等，骨折后合并症可能加重，需同时治疗，住院时间延长。

3. 内固定物选择：根据骨折类型选择适当的内固定物，可能导致住院费用存在差异。

释义

■ 按标准治疗方案如发生严重的并发症，不要转入相应路径。

■ 医师认可的变异原因主要是指患者入选路径后，医师在检查及治疗过程中发现患者合并存在一些事前未预知的对本路径治疗可能产生影响的情况，需要中止执行路径或者是延长治疗时间、增加治疗费用，医师需在表单中明确说明。

■ 因患者方面的主观原因导致执行路径出现变异，也需要医师在表单中予以说明。

(十二) 参考费用标准

3000~7000 元。

四、锁骨骨折临床路径用药方案

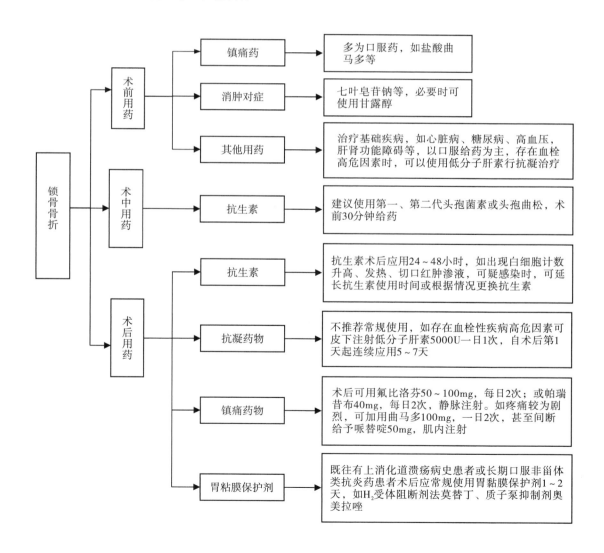

【用药选择】

1. 术前治疗基础疾病的药物应继续规律应用。

2. 术中抗生素应于术前 30 分钟静脉滴注，骨关节感染以革兰阳性球菌为主，故首选第一、第二代头孢菌素，若皮试阳性可选用头孢曲松。

3. 无血栓类疾病高危因素患者不建议术后药物抗凝。

【药学提示】

已知对磺胺类药物过敏患者禁用帕瑞昔布。

【注意事项】

术后应避免注射用非甾体类镇痛药与口服非甾体类镇痛药合用，以免增加胃肠道不良反应发生概率。

五、推荐表单

（一）医师表单

锁骨骨折临床路径医师表单

适用对象：**第一诊断为**锁骨骨折（ICD-10：S72.30）

　　　　　行锁骨骨折内固定术（ICD-9-CM-3：79.35）

患者姓名：_____性别：_____年龄：_____门诊号：_____住院号：_____

住院日期：____年___月___日　出院日期：____年___月___日　标准住院日：≤16天

时间	住院第1天	住院第2~4天	住院第3~5天
主要诊疗工作	□ 询问病史与体格检查 □ 完成首次病程记录 □ 上级医师查房 □ 完成病历书写 □ 开具检查、化验单 □ 确定诊断 □ 行患肢固定或制动	□ 上级医师查房与手术前评估 □ 确定诊断和手术方案 □ 完成上级医师查房记录 □ 完善术前检查项目 □ 收集检查检验结果并评估病情 □ 请相关科室会诊	□ 完成所需检查 □ 对影响手术进行的异常检查结果进行复查 □ 上级医师查房与术前评估 □ 有并发症时请相关科室会诊
重点医嘱	**长期医嘱：** □ 骨科常规护理 □ 一级护理 □ 饮食医嘱（普食/流食/糖尿病饮食） □ 患肢固定、制动 **临时医嘱：** □ 血常规、尿常规+镜检 □ 凝血功能 □ 电解质、肝肾功能 □ 感染性疾病筛查 □ 胸部X线检查 □ 心电图 □ 血气分析（必要时） □ 肢体拍片（必要时）	**长期医嘱：** □ 骨科护理常规 □ 二级护理 □ 饮食 □ 患者既往内科基础疾病用药 **临时医嘱：** □ 根据会诊科科室要求安排检查和化验 □ 镇痛等对症处理 □ 上肢血管彩色超声（必要时）	**临时医嘱：** □ 对影响手术进行的异常检查结果进行复查
病情变异记录	□ 无　□ 有，原因： 1. 2.	□ 无　□ 有，原因： 1. 2.	□ 无　□ 有，原因： 1. 2.
医师签名			

时间	住院第 4~6 日 （术前日）	住院第 5~7 日 （手术日）	住院第 6~8 日 （术后第 1 日）
主要诊疗工作	□ 向患者及其家属交代术前注意事项 □ 签署手术知情同意书 □ 麻醉师术前访视并签署知情同意书 □ 签署自费项目协议书 □ 完成手术前各项准备	□ 实施手术 □ 完成术后病程记录 □ 24 小时内完成手术记录 □ 向患者及其家属交代手术后注意事项 □ 检查有无手术并发症 □ 麻醉科医师随访，检查麻醉并发症	□ 查看患者 □ 上级医师查房 □ 完成术后病程记录 □ 向患者及其家属交代手术后注意事项 □ 复查血常规 □ 复查电解质（必要时） □ 指导患肢功能锻炼
重点医嘱	临时医嘱： □ 明日在臂丛麻醉或全麻下行锁骨骨折切开复位内固定术 □ 术晨禁食、禁水 □ 术区备皮 □ 抗菌药物皮试	长期医嘱： □ 骨科常规护理 □ 一级护理 □ 普食或流食（术后 6 小时后） □ 切口引流 □ 心电监护或生命体征监测 □ 补液+抗菌药物应用 临时医嘱： □ 急查血常规（必要时） □ 输血（必要时）	长期医嘱： □ 骨科常规护理 □ 一级护理 □ 普食或流食 □ 切口引流 □ 补液+抗菌药物应用 临时医嘱： □ 复查血常规及生化检查
病情变异记录	□ 无　□ 有，原因： 1. 2.	□ 无　□ 有，原因： 1. 2.	□ 无　□ 有，原因： 1. 2.
医师签名			

时间	住院第 7~9 日 （术后第 2 日）	住院第 8~12 日 （术后第 3~7 日）	住院第 13~14 日 （术后第 8~9 日）	住院第 15~16 日 （出院日）
主要诊疗工作	□ 上级医师查房 □ 切口换药，拔除引流 □ 术后病程记录 □ 必要的化验项目进行复查 □ 指导患肢功能锻炼 □ 根据病情决定停用静脉抗菌药物	□ 上级医师查房 □ 术后行 X 线检查 □ 术后病程记录 □ 指导并检查患肢功能锻炼情况	□ 上级医师查房 □ 切口换药 □ 查看术后 X 线片 □ 确定患者是否可以出院	□ 向患者交代出院注意事项 □ 复查日期和拆线日期 □ 开出院诊断书 □ 完成出院记录
重点医嘱	长期医嘱： □ 骨科常规护理 □ 一级护理 □ 普食 □ 抗凝治疗	长期医嘱： □ 骨科常规护理 □ 二级护理 □ 普食	长期医嘱： □ 骨科常规护理 □ 二级护理 □ 普食 临时医嘱： □ 通知出院	临时医嘱： □ 通知出院 □ 必要的出院带药
病情变异记录	□ 无　□ 有，原因： 1. 2.	□ 无　□ 有，原因： 1. 2.	□ 无　□ 有，原因： 1. 2.	□ 无　□ 有，原因： 1. 2.
医师签名				

（二）护士表单

锁骨骨折临床路径护士表单

适用对象：**第一诊断为**锁骨骨折（ICD-10：S72.30）

行锁骨骨折内固定术（ICD-9-CM-3：79.35）

患者姓名：_____ 性别：_____ 年龄：_____ 门诊号：_____ 住院号：_____

住院日期：____年__月__日 出院日期：____年__月__日 标准住院日≤16天

时间	住院第1天	住院第1~6天（术前日）	住院第1~7天（手术日）
健康宣教	□ 入院宣教 　介绍主管医师、护士 　介绍病室环境、设施、设备 　介绍规章制度及注意事项 　介绍疾病相关注意事项	□ 术前宣教 　宣教疾病知识、术前准备、手术过程 　告知准备物品 　告知术后饮食、活动及探视规定 　告知术后可能出现的情况及应对方式 　告知家属等候区位置	□ 手术当日宣教 　告知监护设备、管路功能及注意事项 　饮食指导 　告知术后可能出现的情况及应对方式 　再次明确探视陪伴须知
护理处置	□ 核对患者，佩戴腕带 □ 建立入院病历 □ 评估患者并书写护理评估单 □ 卫生处置：剪指（趾）甲、沐浴，更换病号服 □ 用软枕抬高患肢	□ 协助医师完成术前检查、化验 □ 术前准备 　禁食、禁水 　备皮 　配血 　抗菌药物皮肤过敏试验 　肠道准备	□ 送手术 　摘除患者各种活动物品 　核对患者信息 　核对带药 　填写手术交接单，签字确认 □ 接手术 　核对患者及资料，签字确认
基础护理	□ 二级护理或一级护理 　晨晚间护理 　饮食指导 　排泄护理 　患者安全管理	□ 二级护理或一级护理 　晨晚间护理 　饮食指导 　排泄护理 　患者安全管理	□ 特级护理或一级护理 　晨晚间护理 　卧位护理：协助床上移动、保持功能体位 　饮食指导、排便情况 　患者安全管理
专科护理	□ 护理查体 □ 评估患肢感觉活动，末梢血运 □ 评估患肢肿胀及皮肤情况并遵医嘱抬高患肢 □ 需要时，填写跌倒及皮肤压疮防范表，床头悬挂防跌倒提示牌 □ 保持制动固定牢固、有效 □ 遵医嘱予以消肿、镇痛治疗 □ 给予患者及家属心理支持	□ 遵医嘱完成相关检查 □ 训练床上排尿便、助行器使用 □ 评估患肢肿胀及皮肤情况并遵医嘱抬高患肢 □ 保持石膏固定牢固、有效 □ 遵医嘱予消肿、镇痛治疗 □ 遵医嘱予功能锻炼指导 □ 遵医嘱予预防深静脉血栓治疗 □ 给予患者及家属心理支持	□ 病情观察，书写特护记录或一般护理记录 　日间q2h、夜间q4h评估生命体征、意识、患肢感觉活动及血运情况、皮肤及肿胀情况、伤口敷料、引流管、尿管情况、出入量，如有病情变化随时记录 □ 遵医嘱予患肢抬高 □ 遵医嘱予预防深静脉血栓治疗 □ 遵医嘱予抗菌药物、消肿、镇痛、止吐、补液、抗血栓药物治疗 □ 给予患者及家属心理支持
重点医嘱	□ 详见医嘱执行单	□ 详见医嘱执行单	□ 详见医嘱执行单
病情变异记录	□ 无 □ 有，原因： 1. 2.	□ 无 □ 有，原因： 1. 2.	□ 无 □ 有，原因： 1. 2.
护士签名			

时间	住院第 2~11 天 （术后 1~4 天）	住院第 12~16 天 （术后第 5~9 日）
健康宣教	□ 术后宣教 　药物作用时间及频率 　饮食、活动指导 　复查患者对术前宣教内容的掌握程度 　功能锻炼指导 　佩戴支具注意事项 　安全宣教 　镇痛治疗及注意事项	□ 出院宣教 　复查时间 　用药方法 　饮食指导 　活动休息 　支具佩戴 　办理出院手续程序及时间
护理处置	□ 遵医嘱完成相关治疗	□ 办理出院手续 □ 书写出院小结
基础护理	□ 一级护理或二级护理 　晨晚间护理 　饮食指导 　排泄护理 　患者安全管理	□ 二级护理 　晨晚间护理 　饮食指导 　排泄护理 　患者安全管理
专科护理	□ 病情观察，写护理记录 　评估生命体征、意识、患肢感觉活动及血运、皮肤及肿胀情况、伤口敷料、引流管、尿管情况、出入量、如有病情变化随时记录 □ 遵医嘱予患肢抬高 □ 遵医嘱予康复锻炼指导 □ 遵医嘱予预防深静脉血栓治疗 □ 遵医嘱予抗菌药物、消肿、镇痛、抗血栓药物治疗 □ 给予患者及家属心理支持	□ 病情观察、书写护理记录 　评估生命体征、意识、患肢感觉活动及血运情况 □ 遵医嘱指导出院后康复锻炼 □ 给予患者及家属心理指导
重点医嘱	□ 详见医嘱执行单	□ 详见医嘱执行单
病情变异记录	□ 无　□ 有，原因： 1. 2.	□ 无　□ 有，原因： 1. 2.
护士签名		

（三）患者表单

锁骨骨折临床路径患者表单

适用对象：第一诊断为锁骨骨折（ICD-10：S72.30）

行锁骨骨折内固定术（ICD-9-CM-3：79.35）

患者姓名：_____ 性别：_____ 年龄：_____ 门诊号：_____ 住院号：_____

住院日期：____年___月___日 出院日期：____年___月___日 标准住院日≤16天

时间	入 院	手术前	手术当天
医患配合	□ 配合询问病史、收集资料，请务必详细告知既往史、用药史、过敏史 □ 如服用抗凝剂，请明确告知 □ 配合医师进行体格检查 □ 如有任何不适请告知医师 □ 请配合医师完成患肢石膏或牵引固定	□ 配合完善术前相关检查、化验，如采血、留尿、心电图、胸部X线片、患肢X线检查、CT、MRI、肺功能 □ 医生与患者及家属介绍病情及手术方案、时间；手术谈话、术前签字 □ 麻醉师对您进行术前访视	□ 配合评估手术效果 □ 配合检查肢体感觉活动情况 □ 有任何不适请告知医师
护患配合	□ 配合测量体温、脉搏、呼吸、血压、（体重） □ 配合佩戴腕带 □ 配合护士完成入院评估（简单询问病史、过敏史、用药史） □ 接受入院宣教（环境介绍、病室规定、订餐制度、贵重物品保管、探视制度等） □ 有任何不适请告知护士	□ 配合测量体温、脉搏、呼吸、询问排便次数，1次/天 □ 接受术前宣教 □ 配合手术范围备皮 □ 准备好必要用物，弯头吸管、尿壶、便盆等 □ 取下义齿、饰品等，贵重物品交家属保管	□ 清晨配合测量体温、脉搏、呼吸1次 □ 送手术前，协助完成核对，脱去衣物，上手术车 □ 返病房后，协助完成核对，配合过病床 □ 配合检查意识、肢体感觉活动 □ 配合术后吸氧、心电监护、输液、床上排尿或留置尿管，患肢伤口处可能有引流管 □ 遵医嘱采取正确体位 □ 有任何不适请告知护士
饮食	□ 正常普食 □ 糖尿病饮食 □ 低盐低脂饮食	□ 术前12小时禁食、禁水	□ 返病室后禁食禁水6小时 □ 6小时后无恶心、呕吐可适量饮水 □ 禁食、禁水
排泄	□ 正常排尿便	□ 正常排尿便	□ 床上排尿便 □ 保留尿管
活动	□ 患肢抬高	□ 患肢抬高	□ 卧床休息，保护管路 □ 患肢抬高 □ 患肢活动

时间	手术后	出 院
医患配合	□ 配合检查肢体感觉活动 □ 需要时，伤口换药 □ 配合佩戴支具 □ 配合拔除伤口引流管、尿管 □ 配合伤口拆线	□ 接受出院前指导 □ 知道复查程序
护患配合	□ 配合定时测量生命体征、每日询问排便次数 □ 配合检查肢体感觉活动 □ 配合夹闭尿管，锻炼膀胱功能 □ 接受进食、进水、排便等生活护理 □ 注意安全，避免坠床或跌倒 □ 配合采取正确体位 □ 如需要，配合正确佩戴支具 □ 如需要，配合使用双拐 □ 配合执行探视及陪伴制度	□ 接受出院宣教 □ 准备齐就诊卡、押金条 □ 指导用药方法、作用、注意事项 □ 指导护理伤口方法 □ 指导正确佩戴支具 □ 指导复印病历的方法和时间 □ 办理出院手续 □ 获取出院证明书 □ 获取出院带药
饮食	□ 正常饮食 □ 糖尿病饮食 □ 低盐低脂饮食	□ 根据医嘱饮食
排泄	□ 正常排尿便 □ 防治便秘	□ 正常排尿便 □ 防治便秘
活动	□ 注意保护管路，勿牵拉、打折 □ 根据医嘱，使用助行器下床活动	□ 根据医嘱，适量活动，避免疲劳

附：原表单（2012 年版）

锁骨骨折临床路径表单

适用对象：**第一诊断为**锁骨骨折（ICD-10：S72.30）

　　　　　行锁骨骨折内固定术（ICD-9-CM-3：79.35）

患者姓名：_____　性别：_____　年龄：_____　门诊号：_____　住院号：_____

住院日期：____年___月___日　出院日期：____年___月___日　标准住院日：≤16 天

时间	住院第 1 天	住院第 2~4 天	住院第 3~5 天
主要诊疗工作	□ 询问病史与体格检查 □ 完成首次病程记录 □ 上级医师查房 □ 完成病历书写 □ 开具检查、化验单 □ 确定诊断 □ 行患肢固定或制动	□ 上级医师查房与手术前评估 □ 确定诊断和手术方案 □ 完成上级医师查房记录 □ 完善术前检查项目 □ 收集检查检验结果并评估病情 □ 请相关科室会诊	□ 完成所需检查 □ 对影响手术进行的异常检查结果进行复查 □ 上级医师查房与术前评估 □ 有并发症时请相关科室会诊
重点医嘱	**长期医嘱：** □ 骨科常规护理 □ 一级护理 □ 饮食医嘱（普食/流食/糖尿病饮食） □ 患肢固定、制动 **临时医嘱：** □ 血常规、尿常规+镜检 □ 凝血功能 □ 电解质、肝肾功能 □ 感染性疾病筛查 □ 胸部 X 线检查 □ 心电图 □ 血气分析（必要时） □ 肢体拍片（必要时）	**长期医嘱：** □ 骨科护理常规 □ 二级护理 □ 饮食 □ 患者既往内科基础疾病用药 **临时医嘱：** □ 根据会诊科科室要求安排检查和化验 □ 镇痛等对症处理 □ 上肢血管彩色超声（必要时）	**临时医嘱：** □ 对影响手术进行的异常检查结果进行复查
主要护理工作	□ 入院介绍（病房环境、设施等） □ 入院护理评估 □ 观察患肢固定、制动情况及护理 □ 指导功能锻炼	□ 观察患者情况 □ 心理与生活护理 □ 指导功能锻炼 □ 术前宣教 □ 夜间巡视	□ 观察患者情况 □ 心理与生活护理 □ 指导功能锻炼 □ 术前宣教 □ 夜间巡视
病情变异记录	□ 无　□ 有，原因： 1. 2.	□ 无　□ 有，原因： 1. 2.	□ 无　□ 有，原因： 1. 2.
护士签名			
医师签名			

时间	住院第 4~6 日 （术前日）	住院第 5~7 日 （手术日）	住院第 6~8 日 （术后第 1 日）
主要诊疗工作	□ 向患者及其家属交代术前注意事项 □ 签署手术知情同意书 □ 麻醉师术前访视并签署知情同意书 □ 签署自费项目协议书 □ 完成手术前各项准备	□ 实施手术 □ 完成术后病程记录 □ 24 小时内完成手术记录 □ 向患者及其家属交代手术后注意事项 □ 检查有无手术并发症 □ 麻醉科医师随访，检查麻醉并发症	□ 查看患者 □ 上级医师查房 □ 完成术后病程记录 □ 向患者及其家属交代手术后注意事项 □ 复查血常规 □ 复查电解质（必要时） □ 指导患肢功能锻炼
重点医嘱	临时医嘱： □ 明日在臂丛麻醉或全麻下行锁骨骨折内固定术 □ 术晨禁食、禁水 □ 术区备皮 □ 抗菌药物皮试	长期医嘱： □ 骨科常规护理 □ 一级护理 □ 普食或流食（术后 6 小时后） □ 切口引流 □ 心电监护或生命体征监测 □ 补液+抗菌药物应用 临时医嘱： □ 急查血常规（必要时） □ 输血（必要时）	长期医嘱： □ 骨科常规护理 □ 一级护理 □ 普食或流食 □ 切口引流 □ 补液+抗菌药物应用 临时医嘱： □ 复查血常规及生化检查
主要护理工作	□ 术前患者准备（手术前沐浴、更衣备皮） □ 手术前物品准备 □ 手术前心理护理 □ 提醒患者术晨禁食、禁水	□ 术前给予麻醉前用药 □ 观察患者情况 □ 手术后心理与生活护理 □ 指导功能锻炼 □ 观察并记录引流情况 □ 夜间巡视	□ 观察患者情况 □ 手术后心理与生活护理 □ 指导并监督患者活动 □ 观察并记录引流情况（必要时） □ 夜间巡视
病情变异记录	□ 无 □ 有，原因： 1. 2.	□ 无 □ 有，原因： 1. 2.	□ 无 □ 有，原因： 1. 2.
护士签名			
医师签名			

时间	住院第 7~9 日 （术后第 2 日）	住院第 8~12 日 （术后第 3~7 日）	住院第 13~14 日 （术后第 8~9 日）	住院第 15~16 日 （出院日）
主要诊疗工作	□ 上级医师查房 □ 切口换药，拔除引流 □ 术后病程记录 □ 必要的化验项目进行复查 □ 指导患肢功能锻炼 □ 根据病情决定停用静脉抗菌药物	□ 上级医师查房 □ 术后行 X 线检查 □ 术后病程记录 □ 指导并检查患肢功能锻炼情况	□ 上级医师查房 □ 切口换药 □ 查看术后 X 线片 □ 确定患者是否可以出院	□ 向患者交待出院注意事项复 □ 查日期和拆线日期 □ 开出院诊断书 □ 完成出院记录
重点医嘱	长期医嘱： □ 骨科常规护理 □ 一级护理 □ 普食 □ 抗凝治疗	长期医嘱： □ 骨科常规护理 □ 二级护理 □ 普食	长期医嘱： □ 骨科常规护理 □ 二级护理 □ 普食 临时医嘱： □ 通知出院	临时医嘱： □ 通知出院 □ 必要的出院带药
主要护理工作	□ 观察患者情况 □ 手术后心理与生活护理 □ 指导并监督患者活动 □ 夜间巡视	□ 观察患者情况 □ 手术后心理与生活护理 □ 指导并监督患者活动 □ 夜间巡视	□ 手术后心理与生活护理 □ 指导并监督患者活动 □ 夜间巡视	□ 协助患者办理出院手续 □ 出院宣教
病情变异记录	□ 无　□ 有，原因： 1. 2.	□ 无　□ 有，原因： 1. 2.	□ 无　□ 有，原因： 1. 2.	□ 无　□ 有，原因： 1. 2.
护士签名				
医师签名				

第六章　肱骨干骨折临床路径释义

一、肱骨干骨折编码

1. 肱骨干骨折编码

疾病名称及编码：肱骨干骨折闭合性骨折（ICD-10：S42.301）

手术操作及编码：肱骨干骨折内固定术（ICD-9-CM-3：78.52/79.11/79.31）

2. 修改编码

疾病名称及编码：肱骨干骨折闭合性骨折（ICD-10：S42.300）

手术操作及编码：肱骨干骨折内固定术（ICD-9-CM-3：78.52/79.11/79.31）

二、临床路径检索方法

S42.300 伴 78.52/79.11/79.31 并且年龄>16 岁

三、肱骨干骨折临床路径标准住院流程

（一）适用对象

第一诊断为闭合性肱骨干骨折（ICD-10：S42.301）

行肱骨干骨折内固定术（ICD-9-CM-3：78.52/79.11/79.31）。

> **释义**
>
> ■ 本临床路径适用对象是第一诊断为闭合性肱骨干骨折的患者。
> ■ 适用对象中不包括肿瘤等病因造成的病理性骨折、包括有肱骨干骨折的多发损伤患者、儿童患者、陈旧性骨折或骨折不愈合、开放性骨折。

（二）诊断依据

根据《临床诊疗指南——骨科学分册》（中华医学会编著，人民卫生出版社）等。

1. 病史：外伤史。

2. 体格检查：患肢肿胀、疼痛、活动受限、畸形、反常活动等。

3. 辅助检查：X 线检查发现肱骨干骨折。

> **释义**
>
> ■ 注意有无桡神经症状。
> ■ 正确的诊断与分类需依靠肱骨干正侧位 X 线片。

（三）选择治疗方案的依据

根据《临床技术操作规范——骨科学分册》（中华医学会编著，人民军医出版社）等。

1. 骨折断端间有肌、肌腱等软组织嵌入。

2. 手法复位与外固定难以维持骨折复位，达不到功能复位标准。

3. 出现继发性神经、血管损伤者，需急诊手术。

4. 患肢肿胀持续性加重，有形成骨筋膜室综合征或局部张力水疱形成者，需急诊手术。

（四）标准住院日为≤16天

> **释义**
>
> ■ 骨折常造成明显肿胀，严重肿胀者需要等待肿胀消退后方可进行手术。必要时术前可进行石膏制动。

（五）进入路径标准

1. 第一诊断必须符合 ICD-10：S42.301 闭合性肱骨干骨折疾病编码。

2. 外伤引起的单纯性、新鲜肱骨干骨折。

3. 除外病理性骨折。

4. 除外合并其他部位的骨折和损伤。

5. 当患者合并其他疾病，但住院期间不需要特殊处理也不影响第一诊断的临床路径流程实施时，可以进入路径。

> **释义**
>
> ■ 本路径不适用于合并其他骨折的多发损伤患者，开放性骨折也需退出本径。
>
> ■ 合并疾病的院内会诊以及常规处理不影响临床路径流程。

（六）术前准备（术前评估）3~5天

1. 必需的检查项目

（1）血常规、尿常规+镜检。

（2）电解质、肝功能、肾功能、凝血功能、感染性疾病筛查（乙肝，丙肝，梅毒，艾滋病）。

（3）胸部 X 线平片、心电图。

（4）骨科 X 线检查。

2. 根据患者病情可选择的检查项目：骨科 CT 检查、血气分析、肺功能检查、超声心动图等。

3. 消肿药物的应用：甘露醇等。

> **释义**
>
> ■ 以上项目属术前必须完成的检查项目。部分患者需要进行 CT 检查进一步了解骨折情况。老年、既往有心肺疾病等内科基础疾病患者需有针对性选择血气分析、肺功能检查、超声心动图等检查。
>
> ■ 根据术前检查的结果，安排进一步检查项目，如果住院期间需要特殊处理，可以出径。

（七）抗菌药物选择

1. 抗菌药物：按照《抗菌药物临床应用指导原则》（卫医发〔2004〕285 号）执行。建议使用第一、第二代头孢菌素，头孢曲松。

（1）推荐使用头孢唑林钠肌内或静脉注射。①成人：0.5~1 克/次，一日 2~3 次。②儿童：一日量为 20~30mg/kg 体重，分 3~4 次给药。③对本药或其他头孢菌素类药过敏者，对青霉素类药有过敏性休克史者禁用；肝肾功能不全者、有胃肠道疾病史者慎用。④使用本药前需进行皮肤过敏试验。

（2）推荐头孢呋辛钠肌内或静脉注射。①成人：0.75~1.5 克/次，一日 3 次。②儿童：平均一日剂量为 60mg/kg，严重感染可用到 100mg/kg，分 3~4 次给予。③肾功能不全患者按照肌酐清除率制订给药方案：肌酐清除率>20ml/min 者，每日 3 次，每次 0.75~1.5g；肌酐清除率 10~20ml/min 患者，每次 0.75g，一日 2 次；肌酐清除率<10ml/min 患者，每次 0.75g，一日 1 次。④对本药或其他头孢菌素类药过敏者，对青霉素类药有过敏性休克史者禁用；肝肾功能不全者、有胃肠道疾病史者慎用。⑤使用本药前需进行皮肤过敏试验。

（3）推荐头孢曲松钠肌内注射、静脉注射或静脉滴注。①成人：1 克/次，一次肌内注射或静脉滴注。②儿童：儿童用量一般按成人量的 1/2 给予。③对本药或其他头孢菌素类药过敏者，对青霉素类药有过敏性休克史者禁用；肝肾功能不全者、有胃肠道疾病史者慎用。

2. 预防性使用抗菌药物，时间为术前 0.5 小时，手术超过 3 小时加用 1 次抗菌药物，术中出血量大于 1500ml 时加用 1 次；总预防性用药时间一般不超过 24 小时，个别情况可延长至 48 小时。

> **释义**
>
> ■ 骨与关节手术感染多为革兰阳性球菌，故首选第一、第二代头孢菌素作为预防用药，不需联合用药。
>
> ■ 抗生素应在术前 30 分钟、上止血带之前输注完毕，使手术切口暴露时局部组织中已达到足以杀灭手术过程中入侵切口细菌的药物浓度。出血量过多时，也考虑加用抗生素。

（八）手术日为入院第 4~6 天

1. 麻醉方式：全身麻醉。
2. 手术方式：肱骨干骨折内固定术。
3. 手术内固定物：根据患者病情选择锁定钢板，或动力加压钢板或带锁髓内针内固定。
4. 术中用药：麻醉用药、抗菌药物。
5. 输血：视术中具体情况而定。

6. 粉碎性骨折建议行植骨术。

7. 不能单独使用螺钉内固定。

8. 除粉碎性骨折及植骨患者，不建议术后辅助外固定治疗。

> **释义**
>
> ■ 应根据患者具体情况选择麻醉方式，和麻醉师沟通，说明手术入路，尽可能选择全身影响小的麻醉方式。
>
> ■ 根据患者骨折情况，选择合适的手术入路。

（九）术后住院恢复≤12天

1. 必须复查的检查项目：血常规，X线检查。

2. 可选择的检查项目：电解质、肝功能、肾功能。

3. 术后用药

（1）抗菌药物使用：抗菌药物使用按照《抗菌药物临床应用指导原则》（卫医发〔2004〕285号）执行，并根据患者的病情决定抗菌药物的选择与使用时间。

（2）术后镇痛：参照《骨科常见疼痛的处理专家建议》。

（3）其他药物：根据患者病情可考虑使用。①消肿药物：静脉滴注甘露醇。②预防血栓形成药物：低分子肝素钙皮下注射或口服拜阿司匹林。③必要时营养神经等。

4. 保护下功能锻炼。

> **释义**
>
> ■ 术后可根据恢复情况适当缩短住院天数。
>
> ■ 至少在术后第一天或第二天复查1次血常规，以了解有无明显贫血、白细胞计数升高等异常情况。
>
> ■ 如患者既往有肝脏或肾脏疾病史，或术后出现少尿、下肢或眼睑水肿等情况，应复查肝肾功能。
>
> ■ 术后必须复查正侧位X线片判断骨折复位及内固定位置是否良好，必要时用CT检查骨折复位情况及内固定位置。
>
> ■ 选择抗菌药物时要根据手术部位的常见病原菌、患者病理生理状况、抗菌药物的抗菌谱、抗菌药物的药代动力学特点、抗菌药物的不良反应等综合考虑。原则上应选择相对广谱、效果肯定、安全及价格相对低廉的抗菌药物。
>
> ■ 如术后肿胀明显，首先给予抬高患肢，冰敷，可口服或者静脉使用消肿药物，必要时可以给予制动。
>
> ■ 如固定良好，应鼓励患者早期非负重活动，包括肌肉收缩、屈伸关节，早期禁止持重。

（十）出院标准

1. 体温正常，常规化验检查无明显异常。

2. 伤口愈合良好：引流管拔除，伤口无感染征象（或可在门诊处理的伤口情况）。

3. 术后 X 线片证实复位固定满意。

4. 没有需要住院处理的并发症和（或）合并症。

> 释义
>
> ■ 患者出院前应一般情况良好，骨折固定符合相关标准，切口无异常情况，临床允许出院继续观察休养。如果发生相关并发症，可能会延长住院时间。
>
> ■ 体温高首先应考虑有无感染可能，可结合血常规、局部伤口情况及患者主诉综合分析。应当注意明显贫血、伤口局部血肿吸收也是发热的原因，但一般不高于39℃。
>
> ■ 出院前应仔细观察伤口情况，确定伤口无明显红肿、持续渗液方可出院。

（十一）变异及原因分析

1. 可伴有其他损伤，应当严格掌握入选标准。部分患者因骨折本身的合并症而延期治疗，如合并桡神经损伤需要一期探查或二期治疗，骨折本身对骨的血循环破坏较重，术后易出现骨折延迟愈合、不愈合等。

2. 老年患者易有合并症，如骨质疏松、糖尿病、心脑血管疾病等，骨折后合并症可能加重，需同时治疗，住院时间延长。

3. 内固定物选择：根据骨折类型选择适当的内固定物，可能导致住院费用存在差异。

4. 开放性骨折不进入本路径。

> 释义
>
> ■ 按标准治疗方案如发生严重的并发症，需要转入相应路径。
>
> ■ 医师认可的变异原因主要是指患者入选路径后，医师在检查及治疗过程中发现患者合并存在一些事前未预知的对本路径治疗可能产生影响的情况，需要中止执行路径或者是延长治疗时间、增加治疗费用。医师需在表单中明确说明。
>
> ■ 因患者方面的主观原因导致执行路径出现变异，也需要医师在表单中予以说明。

（十二）参考费用标准

12000~20000 元（根据使用内固定耗材的不同，费用存在差异）。

四、肱骨干骨折临床路径给药方案

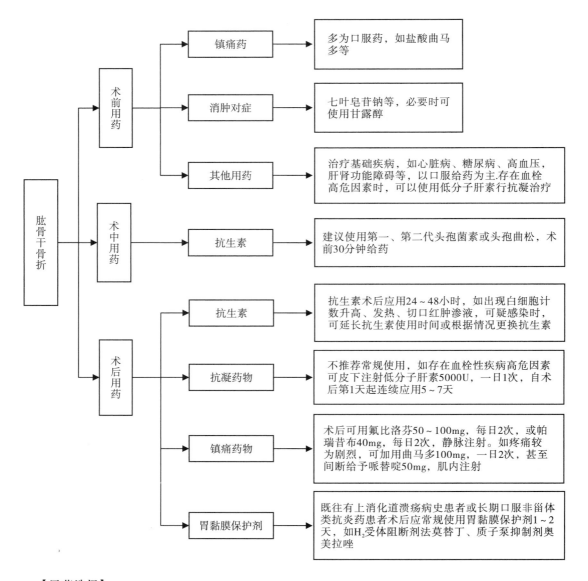

【用药选择】

1. 术前治疗基础疾病的药物应继续规律应用。

2. 术中抗生素应于术前 30 分钟静脉滴注，骨关节感染以革兰阳性球菌为主，故首选第一、第二代头孢菌素，若皮试阳性可选用头孢曲松。

3. 无血栓类疾病高危因素患者不建议术后药物抗凝。

【药学提示】

已知对磺胺类药物过敏患者禁用帕瑞昔布。

【注意事项】

术后应避免注射用非甾体类镇痛药与口服非甾体类镇痛药合用，以免增加胃肠道不良事件风险。

五、推荐表单

（一）医师表单

肱骨干骨折临床路径医师表单

适用对象：**第一诊断为**肱骨干骨折（ICD-10：S42.301）

　　　　　行肱骨干骨折切开复位内固定术（ICD-9-CM-3：78.52/79.11/79.31）

患者姓名：_____　性别：_____　年龄：_____　门诊号：_____　住院号：_____

住院日期：____年___月___日　出院日期：____年___月___日　标准住院日≤16天

时间	住院第1天	住院第2天	住院第3~4天（术前日）
主要诊疗工作	□ 询问病史及体格检查 □ 上级医师查房 □ 初步的诊断和治疗方案 □ 完成住院志、首次病程 □ 上级医师查房等病历书写 □ 开检查检验单 □ 完成必要的相关科室会诊 □ 行患肢牵引或制动	□ 上级医师查房与手术前评估 □ 明确诊断和手术方案 □ 完成上级医师查房记录 □ 完善术前检查项目 □ 收集检查检验结果并评估病情 □ 请相关科室会诊	□ 上级医师查房，术前评估和决定手术方案 □ 完成上级医师查房记录等 □ 向患者和（或）家属交代围术期注意事项并签署手术知情同意书、输血同意书、委托书（患者本人不能签字时）、自费用品协议书 □ 麻醉医师查房并与患者和（或）家属交代麻醉注意事项并签署麻醉知情同意书 □ 完成各项术前准备
重点医嘱	**长期医嘱：** □ 骨科常规护理 □ 二级护理 □ 饮食 □ 患肢牵引、制动 **临时医嘱：** □ 血常规、血型、尿常规凝血功能 □ 电解质、肝肾功能 □ 传染性疾病筛查 □ 胸部X线平片、心电图 □ 根据病情：肌电图、肺功能、超声心动图、血气分析、CT □ 肱骨全长正侧位（包括邻近关节）	**长期医嘱：** □ 骨科护理常规 □ 二级护理 □ 饮食 □ 患者既往内科基础疾病用药 **临时医嘱：** □ 根据会诊科室要求安排检查检验 □ 镇痛等对症处理	**长期医嘱：** 同前 **临时医嘱：** □ 术前医嘱 □ 明日在臂丛神经阻滞或全麻下行肱骨干骨折内固定术 □ 术前禁食、禁水 □ 术前用抗菌药物皮肤过敏试验 □ 术前留置导尿管（全麻） □ 术区备皮 □ 配血 □ 其他特殊医嘱
病情变异记录	□ 无 □ 有，原因： 1. 2.	□ 无 □ 有，原因： 1. 2.	□ 无 □ 有，原因： 1. 2.
医师签名			

时间	住院第 5 天 （手术日）	住院第 6 天 （术后第 1 日）	住院第 7 天 （术后第 2 日）
主要诊疗工作	□ 手术 □ 向患者及（或）家属交代手术过程概况及术后注意事项 □ 术者完成手术记录 □ 完成术后病程 □ 上级医师查房 □ 麻醉医师查房 □ 观察有无术后并发症并做相应处理	□ 上级医师查房 □ 完成常规病程记录 □ 观察伤口、引流量、体温、生命体征、患肢远端感觉运动情况等并作出相应处理	□ 上级医师查房 □ 完成病程记录 □ 拔除引流管，伤口换药 □ 指导患者功能锻炼
重点医嘱	长期医嘱： □ 骨科术后护理常规 □ 一级护理 □ 饮食 □ 患肢抬高 □ 留置引流管并记引流量 □ 抗菌药物 □ 其他特殊医嘱 临时医嘱： □ 今日在臂丛神经阻滞和（或）全身麻醉下行肱骨干骨折内固定术 □ 心电监护、吸氧（根据病情需要） □ 补液 □ 胃黏膜保护剂（酌情） □ 止吐、镇痛等对症处理 □ 急查血常规 □ 输血（根据病情需要）	长期医嘱： □ 骨科术后护理常规 □ 一级护理 □ 饮食 □ 患肢抬高 □ 留置引流管并记引流量 □ 抗菌药物 □ 其他特殊医嘱 临时医嘱： □ 复查血常规 □ 输血和（或）补晶体、胶体液（根据病情需要） □ 换药 □ 镇痛等对症处理（根据病情需要）	长期医嘱： □ 骨科术后护理常规 □ 一级护理 □ 饮食 □ 患肢抬高 □ 抗菌药物 □ 其他特殊医嘱 临时医嘱： □ 输血及或补晶体、胶体液（必要时） □ 换药，拔引流管 □ 镇痛等对症处理（根据病情需要）
病情变异记录	□ 无 □ 有，原因： 1. 2.	□ 无 □ 有，原因： 1. 2.	□ 无 □ 有，原因： 1. 2.
医师签名			

时间	住院第 8 天 （术后第 3 日）	住院第 9 天 （术后第 4 日）	住院第 10~16 天 （术后第 5~11 日）
主要诊疗工作	□ 上级医师查房 □ 住院医师完成病程记录 □ 伤口换药（必要时） □ 指导患者功能锻炼	□ 上级医师查房 □ 住院医师完成病程记录 □ 伤口换药（必要时） □ 指导患者功能锻炼 □ 摄患侧肱骨全长正侧位片	□ 上级医师查房，进行手术及伤口评估，确定有无手术并发症和切口愈合不良情况，明确是否出院 □ 完成出院志、病案首页、出院诊断证明书等病历 □ 向患者交代出院后的康复锻炼及注意事项，如复诊的时间、地点，发生紧急情况时的处理等
重要医嘱	长期医嘱： □ 骨科术后护理常规 □ 二级护理 □ 饮食 □ 抗菌药物：如体温正常，伤口情况良好，无明显红肿时可以停止抗菌药物治疗 □ 其他特殊医嘱 □ 术后功能锻炼 临时医嘱： □ 复查血尿常规、生化（必要时） □ 补液（必要时） □ 换药（必要时） □ 镇痛等对症处理	长期医嘱： □ 骨科术后护理常规 □ 二级护理 □ 饮食 □ 抗菌药物：如体温正常，伤口情况良好，无明显红肿时可以停止抗菌药物治疗 □ 其他特殊医嘱 □ 术后功能锻炼 临时医嘱： □ 复查血尿常规、生化（必要时） □ 补液（必要时） □ 换药（必要时） □ 镇痛等对症处理	出院医嘱： □ 出院带药 □ ___ 日后拆线换药（根据伤口愈合情况，预约拆线时间） 出院后骨科和（或）康复科门诊复查 □ 不适随诊
病情变异记录	□ 无 □ 有，原因： 1. 2.	□ 无 □ 有，原因： 1. 2.	□ 无 □ 有，原因： 1. 2.
医师签名			

（二）护士表单

肱骨干骨折临床路径护士表单

适用对象：**第一诊断为肱骨干骨折**（ICD-10：S42.301）

行肱骨干内固定术（ICD-9-CM-3：78.52/79.11/79.31）

患者姓名：_____ 性别：_____ 年龄：_____ 门诊号：_____ 住院号：_____

住院日期：____年___月___日 出院日期：____年___月___日 标准住院日≤16天

时间	住院第1天	住院第1~4天（术前日）	住院第1~5天（手术日）
健康宣教	□ 入院宣教 介绍主管医师、护士 介绍病室环境、设施、设备 介绍规章制度及注意事项 介绍疾病相关注意事项	□ 术前宣教 宣教疾病知识、术前准备、手术过程 告知准备物品 告知术后饮食、活动及探视规定 告知术后可能出现的情况及应对方式 告知家属等候区位置	□ 手术当日宣教 告知监护设备、管路功能及注意事项 饮食指导 告知术后可能出现的情况及应对方式 再次明确探视陪伴须知
护理处置	□ 核对患者，佩戴腕带 □ 建立入院病历 □ 评估患者并书写护理评估单 □ 卫生处置：剪指（趾）甲、沐浴，更换病号服 □ 用软枕抬高患肢	□ 协助医师完成术前检查、化验 □ 术前准备 禁食、禁水 备皮 配血 抗菌药物皮肤过敏试验 肠道准备	□ 送手术 摘除患者各种活动物品 核对患者信息 核对带药 填写手术交接单，签字确认 □ 接手术 核对患者及资料，签字确认
基础护理	□ 二级护理或一级护理 晨晚间护理 饮食指导 排泄护理 患者安全管理	□ 二级护理或一级护理 晨晚间护理 饮食指导 排泄护理 患者安全管理	□ 特级护理或一级护理 晨晚间护理 卧位护理：协助床上移动、保持功能体位 饮食指导、排便情况 患者安全管理
专科护理	□ 护理查体 □ 评估患肢感觉活动，末梢血运 □ 评估患肢肿胀及皮肤情况并遵医嘱抬高患肢 □ 需要时，填写跌倒及皮肤压疮防范表，床头悬挂防跌倒提示牌 □ 保持石膏固定牢固、有效 □ 遵医嘱予以消肿、镇痛治疗 □ 给予患者及家属心理支持	□ 遵医嘱完成相关检查 □ 评估患肢肿胀及皮肤情况并遵医嘱抬高患肢 □ 保持石膏固定牢固、有效 □ 遵医嘱予消肿、镇痛治疗 □ 遵医嘱予功能锻炼指导 □ 遵医嘱予预防深静脉血栓治疗 □ 给予患者及家属心理支持	□ 病情观察，书写特护记录或一般护理记录 日间q2h、夜间q4h评估生命体征、意识、患肢感觉活动及血运情况、皮肤及肿胀情况、伤口敷料、引流管、尿管情况、出入量，如有病情变化随时记录 □ 遵医嘱予患肢抬高 □ 遵医嘱予预防深静脉血栓治疗 □ 遵医嘱予抗菌药物、消肿、镇痛、镇吐、补液药物治疗 □ 给予患者及家属心理支持
重点医嘱	□ 详见医嘱执行单	□ 详见医嘱执行单	□ 详见医嘱执行单
病情变异记录	□ 无 □ 有，原因： 1. 2.	□ 无 □ 有，原因： 1. 2.	□ 无 □ 有，原因： 1. 2.
护士签名			

时间	住院第 2~9 天 (术后 1~4 天)	住院第 10~16 天 (术后第 5~9 日)
健康宣教	□ 术后宣教 　药物作用时间及频率 　饮食、活动指导 　复查患者对术前宣教内容的掌握程度 　功能锻炼指导 　佩戴支具注意事项 　安全宣教 　镇痛治疗及注意事项	□ 出院宣教 　复查时间 　用药方法 　饮食指导 　活动休息 　支具佩戴 　办理出院手续程序及时间
护理处置	□ 遵医嘱完成相关治疗	□ 办理出院手续 □ 书写出院小结
基础护理	□ 一级护理或二级护理 　晨晚间护理 　饮食指导 　排泄护理 　患者安全管理	□ 二级护理 　晨晚间护理 　饮食指导 　排泄护理 　患者安全管理
专科护理	□ 病情观察，写护理记录 　评估生命体征、意识、患肢感觉活动及血运、皮肤及肿胀情况、伤口敷料、引流管、尿管情况、出入量、如有病情变化随时记录 □ 遵医嘱予患肢抬高 □ 遵医嘱予康复锻炼指导 □ 遵医嘱予抗菌药物、消肿、镇痛、抗血栓药物治疗 □ 给予患者及家属心理支持	□ 病情观察、书写护理记录 　评估生命体征、意识、患肢感觉活动及血运情况 □ 遵医嘱指导出院后康复锻炼 □ 给予患者及家属心理指导
重点医嘱	□ 详见医嘱执行单	□ 详见医嘱执行单
病情变异记录	□ 无　□ 有，原因： 1. 2.	□ 无　□ 有，原因： 1. 2.
护士签名		

（三）患者表单

肱骨干骨折临床路径患者表单

适用对象：**第一诊断为**肱骨干骨折（ICD-10：S42.301）

行肱骨干内固定术（ICD-9-CM-3：78.52/79.11/79.31）

患者姓名：_____ 性别：_____ 年龄：_____ 门诊号：_____ 住院号：_____

住院日期：___年__月__日　出院日期：___年__月__日　标准住院日≤16天

时间	入　院	手术前	手术当天
医患配合	□ 配合询问病史、收集资料，请务必详细告知既往史、用药史、过敏史 □ 如服用抗凝剂，请明确告知 □ 配合医师进行体格检查 □ 如有任何不适请告知医师 □ 请配合医师完成患肢石膏固定	□ 配合完善术前相关检查、化验，如采血、留尿、心电图、胸部X线片、患肢X线检查、CT、MRI、肺功能 □ 医生与患者及家属介绍病情及手术方案、时间；手术谈话、术前签字 □ 麻醉师对患者进行术前访视	□ 配合评估手术效果 □ 配合检查肢体感觉活动情况 □ 有任何不适请告知医师
护理配合	□ 配合测量体温、脉搏、呼吸、血压、(体重) □ 配合佩戴腕带 □ 配合护士完成入院评估（简单询问病史、过敏史、用药史） □ 接受入院宣教（环境介绍、病室规定、订餐制度、贵重物品保管、探视制度等） □ 有任何不适请告知护士	□ 配合测量体温、脉搏、呼吸、询问排便次数，1次/天 □ 接受术前宣教 □ 配合手术范围备皮 □ 准备好必要用物，弯头吸管、尿壶、便盆等 □ 取下义齿、饰品等，贵重物品交家属保管	□ 清晨配合测量体温、脉搏、呼吸1次 □ 送手术前，协助完成核对，脱去衣物，上手术车 □ 返病房后，协助完成核对，配合过病床 □ 配合检查意识、肢体感觉活动 □ 配合术后吸氧、心电监护、输液、床上排尿或留置尿管，患肢伤口处可能有引流管 □ 遵医嘱采取正确体位 □ 有任何不适请告知护士
饮食	□ 正常普食 □ 糖尿病饮食 □ 低盐低脂饮食	□ 术前12小时禁食、禁水	□ 返病室后禁食、禁水6小时 □ 6小时后无恶心、呕吐可适量饮水 □ 禁食、禁水
排泄	□ 正常排尿便	□ 正常排尿便	□ 床上排尿便 □ 保留尿管
活动	□ 患肢抬高	□ 患肢抬高	□ 卧床休息，保护管路 □ 患肢抬高 □ 患肢活动

时间	手术后	出　院
医患配合	□ 配合检查肢体感觉活动 □ 需要时，伤口换药 □ 配合佩戴支具 □ 配合拔除伤口引流管、尿管 □ 配合伤口拆线	□ 接受出院前指导 □ 知道复查程序
护患配合	□ 配合定时测量生命体征、每日询问排便次数 □ 配合检查肢体感觉活动 □ 配合夹闭尿管，锻炼膀胱功能 □ 接受进食、进水、排便等生活护理 □ 注意安全，避免坠床或跌倒 □ 配合采取正确体位 □ 如需要，配合正确佩戴支具 □ 配合执行探视及陪伴制度	□ 接受出院宣教 □ 准备齐就诊卡、押金条 □ 指导用药方法、作用、注意事项 □ 指导护理伤口方法 □ 指导正确佩戴支具 □ 指导复印病历的方法和时间 □ 办理出院手续 □ 获取出院证明书 □ 获取出院带药
饮食	□ 正常饮食 □ 糖尿病饮食 □ 低盐低脂饮食	□ 根据医嘱饮食
排泄	□ 正常排尿便 □ 防治便秘	□ 正常排尿便 □ 防治便秘
活动	□ 注意保护管路，勿牵拉、打折 □ 根据医嘱活动	□ 根据医嘱，适量活动，避免疲劳

附：原表单（2012 年版）

肱骨干骨折临床路径表单

适用对象：**第一诊断为**闭合性肱骨干骨折（ICD-10：S42.301）

行肱骨干骨折内固定术（ICD-9-CM-3：78.52/79.11/79.31）

患者姓名：_____ 性别：_____ 年龄：_____ 门诊号：_____ 住院号：_____

住院日期：____年___月___日 出院日期：____年___月___日 标准住院日：≤16 天

时间	住院第 1 天	住院第 2 天	住院第 3~5 天（术前日）
主要诊疗工作	□ 询问病史及体格检查 □ 上级医师查房 □ 初步的诊断和治疗方案 □ 完成住院志、首次病程、上级医师查房等病历书写 □ 开具检查检验单 □ 完成必要的相关科室会诊 □ 行患肢牵引或制动	□ 上级医师查房与手术前评估 □ 明确诊断和手术方案 □ 完成上级医师查房记录 □ 完善术前检查项目 □ 收集检查检验结果并评估病情 □ 必要时请相关科室会诊 □ 行患肢牵引或制动	□ 上级医师查房，术前评估和决定手术方案 □ 完成上级医师查房记录等 □ 向患者和（或）家属交代围术期注意事项并签署手术知情同意书、输血同意书、委托书（患者本人不能签字时）、自费用品协议书 □ 麻醉医师访视，向患者和（或）家属交代麻醉注意事项并签署麻醉知情同意书 □ 完成各项术前准备
重点医嘱	长期医嘱： □ 骨科常规护理 □ 二级护理 □ 饮食 □ 患肢牵引、制动 □ 消肿治疗 □ 患者既往内科基础疾病用药 临时医嘱： □ 血常规、尿常规 □ 凝血功能 □ 电解质、肝肾功能 □ 感染性疾病筛查 □ 胸部 X 线平片、心电图 □ 骨科 X 线检查 □ 根据病情：肺功能、超声心动图、血气分析、CT	长期医嘱： □ 骨科常规护理 □ 二级护理 □ 饮食 □ 患肢牵引、制动 □ 消肿治疗 □ 患者既往内科基础疾病用药 临时医嘱： □ 根据会诊科室要求安排检查检验 □ 镇痛等对症处理	长期医嘱：同前 临时医嘱： □ 术前医嘱 □ 明日在全身麻醉下行肱骨干骨折内固定术 □ 术前禁食、禁水 □ 术前用抗菌药物皮试 □ 术前留置导尿管 □ 术区备皮 □ 配血 □ 其他特殊医嘱
主要护理工作	□ 入院介绍（病房环境、设施等） □ 入院护理评估 □ 观察患肢牵引、制动情况及护理	□ 观察患者病情变化 □ 防止皮肤压疮护理 □ 心理和生活护理	□ 做好备皮等术前准备 □ 提醒患者术前禁食水 □ 术前心理护理
病情变异记录	□ 无 □ 有，原因： 1. 2.	□ 无 □ 有，原因： 1. 2.	□ 无 □ 有，原因： 1. 2.
护士签名			
医师签名			

时间	住院第4~6天 （手术日）	住院第5~7天 （术后第1日）	住院第6~8天 （术后第2日）
主要诊疗工作	□ 手术 □ 向患者和（或）家属交代手术过程概况及术后注意事项 □ 术者完成手术记录 □ 完成术后病程 □ 上级医师查房 □ 麻醉医师访视 □ 观察有无术后并发症并做相应处理	□ 上级医师查房 □ 完成常规病程记录 □ 观察伤口、引流量、体温、生命体征、患肢远端感觉运动情况等并作出相应处理	□ 上级医师查房 □ 完成病程记录 □ 拔除引流管，伤口换药指导患者功能锻炼
重点医嘱	**长期医嘱：** □ 骨科术后护理常规 □ 一级护理 □ 饮食 □ 患肢抬高 □ 留置引流管并记引流量 □ 抗菌药物、消肿药物 □ 其他特殊医嘱 **临时医嘱：** □ 今日在全麻下行肱骨干骨折内固定术 □ 心电监护、吸氧（根据病情需要） 补液 □ 胃黏膜保护剂（酌情） □ 止吐、镇痛等对症处理 □ 急查血常规（必要时） □ 输血（根据病情需要）	**长期医嘱：** □ 骨科术后护理常规 □ 一级护理 □ 饮食 □ 患肢抬高 □ 留置引流管并记引流量 □ 抗菌药物、消肿药物 □ 其他特殊医嘱 **临时医嘱：** □ 复查血常规 □ 输血和（或）补晶体、胶体液（根据病情需要） □ 胃黏膜保护剂（酌情） □ 镇痛等对症处理（根据病情需要） □ 换药（必要时）	**长期医嘱：** □ 骨科术后护理常规 □ 二级护理 □ 饮食 □ 患肢抬高 □ 抗菌药物、消肿药物 □ 其他特殊医嘱 **临时医嘱：** □ 输血及或补晶体、胶体液（必要时） □ 胃黏膜保护剂（酌情） □ 换药，拔引流管 □ 镇痛等对症处理（根据病情需要）
主要护理工作	□ 观察患者病情变化并及时报告医师 □ 术后心理与生活护理 □ 指导术后患者功能锻炼	□ 观察患者病情并做好引流量等相关记录。 □ 术后心理与生活护理 □ 指导术后患者功能锻炼	□ 观察患者病情变化 □ 术后心理与生活护理 □ 指导术后患者功能锻炼
病情变异记录	□ 无　□ 有，原因： 1. 2.	□ 无　□ 有，原因： 1. 2.	□ 无　□ 有，原因： 1. 2.
护士签名			
医师签名			

时间	住院第 7~9 天 （术后第 3 日）	住院第 8~11 天 （术后第 4 日）	住院第 9~16 天 （术后第 5~12 日）
主要诊疗工作	□ 上级医师查房 □ 住院医师完成病程记录 □ 伤口换药（必要时） □ 指导患者功能锻炼	□ 上级医师查房 □ 住院医师完成病程记录 □ 伤口换药（必要时） □ 指导患者功能锻炼 □ 摄患侧肱骨正侧位片	□ 上级医师查房，进行手术及伤口评估，确定有无手术并发症和切口愈合不良情况，明确是否出院 □ 完成出院志、病案首页、出院诊断证明书等病历 □ 向患者交代出院后的康复锻炼及注意事项，如复诊的时间、地点，发生紧急情况时的处理等
重要医嘱	**长期医嘱：** □ 骨科术后护理常规 □ 二级护理 □ 饮食 □ 抗菌药物：如体温正常，伤口情况良好，无明显红肿时可以停止抗菌药物治疗 □ 其他特殊医嘱 □ 术后功能锻炼 **临时医嘱：** □ 复查血尿常规、生化（必要时） □ 补液（必要时） □ 换药（必要时） □ 镇痛等对症处理	**长期医嘱：** □ 骨科术后护理常规 □ 二级护理 □ 饮食 □ 其他特殊医嘱 □ 术后功能锻炼 **临时医嘱：** □ 复查血尿常规、生化（必要时） □ 补液（必要时） □ 换药（必要时） □ 镇痛等对症处理	**出院医嘱：** □ 出院带药 □ ＿＿日后拆线换药（根据伤口愈合情况，预约拆线时间） □ 出院后骨科和（或）康复科门诊复查 □ 不适随诊
主要护理工作	□ 观察患者病情变化 □ 术后心理与生活护理 □ 指导患者功能锻炼	□ 观察患者病情变化 □ 指导患者功能锻炼 □ 术后心理和生活护理	□ 指导患者办理出院手续 □ 出院宣教
病情变异记录	□ 无　□ 有，原因： 1. 2.	□ 无　□ 有，原因： 1. 2.	□ 无　□ 有，原因： 1. 2.
护士签名			
医师签名			

第七章　肱骨髁骨折临床路径释义

一、肱骨髁部骨折编码

1. 原肱骨髁部骨折编码

疾病名称及编码：肱骨髁上骨折（ICD-10：S42.401）

肱骨外髁骨折（ICD-10：S42.402）

肱骨髁间骨折（ICD-10：S42.403）

肱骨内髁骨折（ICD-10：S42.404）

手术操作及编码：肱骨髁骨折内固定术（ICD-9-CM-3：78.52/79.11/79.31）

2. 修改编码

疾病名称及编码：肱骨髁闭合性骨折（ICD-10：S42.401-S42.404）

手术操作及编码：肱骨髁骨折内固定术（ICD-9-CM-3：78.52/79.11/79.31）

二、临床路径检索方法

S42.401-S42.404 伴（78.52/79.11/79.31）并且年龄>16 岁

三、肱骨髁骨折临床路径标准住院流程

（一）适用对象

第一诊断为闭合性肱骨髁骨折（ICD-10：S42.401）

行肱骨髁骨折内固定术（ICD-9-CM-3：78.52/79.11/79.31）。

> **释义**
>
> ■ 本临床路径适用对象是第一诊断为闭合性肱骨髁骨折的患者。
>
> ■ 适用对象中不包括肿瘤等病因造成的病理性骨折、包括有肱骨髁骨折的多发损伤患者、儿童患者、陈旧性骨折或骨折不愈合、开放性骨折。

（二）诊断依据

根据《临床诊疗指南——骨科学分册》（中华医学会编著，人民卫生出版社）等。

1. 病史：外伤史。

2. 体格检查：患肢肿胀、疼痛、活动受限、畸形，反常活动。

3. 辅助检查：X 线检查发现肱骨髁骨折。

> **释义**
>
> ■ 肱骨髁骨折的临床表现无特殊，正确的诊断与分类需依靠肘关节正侧位 X 线片。

（三）选择治疗方案的依据

根据《临床技术操作规范——骨科学分册》（中华医学会编著，人民军医出版社）等。

1. 年龄在 16 岁以上。
2. 伤前生活质量及活动水平。
3. 全身状况允许手术。
4. 首选钢板螺钉内固定，也可根据具体情况选择其他治疗方式。

> **释义**
>
> ■ 肱骨髁骨折为关节内骨折，分离移位以及关节面移位大者建议手术治疗，以期获得更好的功能恢复。

（四）标准住院日为 ≤16 天

> **释义**
>
> ■ 骨折常造成明显肿胀，严重肿胀者需要等待肿胀消退后方可进行手术。必要时术前可进行石膏制动或者颈腕吊带固定。

（五）进入路径标准

1. 第一诊断必须符合 ICD-10：S42.401 肱骨髁骨折疾病编码。
2. 外伤引起的单纯性、新鲜肱骨髁骨折。
3. 除外病理性骨折。
4. 除外合并其他部位的骨折和损伤。
5. 当患者合并其他疾病，但住院期间不需要特殊处理也不影响第一诊断的临床路径流程实施时，可以进入路径。

> **释义**
>
> ■ 本路径不适用于合并其他骨折的多发损伤病人，开放性骨折也需退出本径。
> ■ 合并疾病的院内会诊以及常规处理不影响临床路径流程。

（六）术前准备（术前评估）≤5 天

1. 必须的检查项目

（1）血常规、尿常规+镜检。

（2）电解质、肝功能、肾功能、凝血功能、感染性疾病筛查（乙肝，丙肝，梅毒，艾滋病）。

（3）胸部 X 线平片、心电图检查。

（4）骨科 X 线检查。

2. 根据患者病情可选择的检查项目：CT 检查、肌电图、血气分析、肺功能检查、超声心动图等。

> **释义**
>
> ■ 以上项目属术前必须完成的检查项目。部分病人需要进行 CT 检查进一步了解骨折情况。老年、既往有心肺疾病等内科基础疾病患者需有针对性选择血气分析、肺功能检查、超声心动图等检查。
>
> ■ 根据术前检查的结果，安排进一步检查项目，如果住院期间需要特殊处理，可以出径。

（七）预防性抗菌药物选择与使用时机

1. 抗菌药物：按照《抗菌药物临床应用指导原则》（卫医发〔2004〕285 号）执行。建议使用第一、第二代头孢菌素，头孢曲松。

（1）推荐使用头孢唑林钠肌内或静脉注射。①成人：0.5~1 克/次，一日 2~3 次。②对本药或其他头孢菌素类药过敏者，对青霉素类药有过敏性休克史者禁用；肝肾功能不全者、有胃肠道疾病史者慎用。③使用本药前需进行皮肤过敏试验。

（2）推荐头孢呋辛钠肌内或静脉注射。①成人：0.75~1.5 克/次，一日 3 次。②肾功能不全患者按照肌酐清除率制订给药方案：肌酐清除率>20ml/min 者，每日 3 次，每次 0.75~1.5g；肌酐清除率 10~20ml/min 患者，每次 0.75g，一日 2 次；肌酐清除率<10ml/min 患者，每次 0.75g，一日 1 次。③对本药或其他头孢菌素类药过敏者，对青霉素类药有过敏性休克史者禁用；肝肾功能不全者、有胃肠道疾病史者慎用。④使用本药前需进行皮肤过敏试验。

（3）推荐头孢曲松钠肌内注射、静脉注射或静脉滴注。①成人：1 克/次，一次肌内注射或静脉滴注。②对本药或其他头孢菌素类药过敏者，对青霉素类药有过敏性休克史者禁用；肝肾功能不全者、有胃肠道疾病史者慎用。

2. 预防性使用抗菌药物，时间为术前 0.5 小时，手术超过 3 小时加用 1 次抗菌药物；总预防性用药时间一般不超过 24 小时，个别情况可延长至 48 小时。

> **释义**
>
> ■ 骨与关节手术感染多为革兰阳性球菌，故首选第一、第二代头孢菌素作为预防用药，不需联合用药。

（八）手术日为入院第 1~5 天

1. 麻醉方式：臂丛神经阻滞或（和）全身麻醉。

2. 手术方式：肱骨髁骨折内固定术。

3. 手术内固定物：钢板螺钉。

4. 术中用药：麻醉用药、抗菌药物。

5. 输血：视术中具体情况而定。

释义

■ 应根据患者具体情况选择麻醉方式，尽可能选择全身影响小的麻醉方式。

■ 手术方式及内植物选择应根据骨折情况进行选择，最常选择的是钢板螺钉，视情况决定是否尺神经前移，是否需要进行尺骨鹰嘴截骨以及相应的内固定。一般情况下无需输血，但特殊必要的情况下也有输血可能。

（九）术后住院恢复 ≤11 天

1. 必须复查的项目：血常规、X 线检查。

2. 可选择的检查项目：电解质、凝血功能、肝功能、肾功能。

3. 术后用药

（1）抗菌药物选择与使用时机应当按照《抗菌药物临床应用指导原则》（卫医发〔2004〕285号）执行。如可疑感染，需做相应的微生物学检查，必要时做药敏试验。

（2）术后镇痛：参照《骨科常见疼痛的处理专家建议》。

（3）其他药物：消肿、促骨折愈合，必要时营养神经等。

4. 保护下功能锻炼。

释义

■ 术后必须复查正侧位 X 线片判断骨折复位及内固定位置是否良好，必要时用 CT 检查骨折复位情况及内固定位置。

■ 如术后肿胀明显，首先给予抬高患肢，冰敷，可口服或者静脉使用消肿药物，必要时可以给予制动。

■ 如固定良好，应鼓励患者早期非负重活动，包括肌肉收缩、屈伸关节，早期禁止持重。

（十）出院标准

1. 体温正常，常规化验检查无明显异常。

2. 伤口愈合良好：引流管拔除，伤口无感染征象（或可在门诊处理的伤口情况）。

3. 术后 X 线片证实复位固定满意。

4. 没有需要住院处理的并发症和（或）合并症。

> **释义**
>
> ■ 患者出院前应一般情况良好，骨折固定符合相关标准，切口无异常情况，临床允许出院继续观察休养。如果发生相关并发症，可能会延长住院时间。
> ■ 体温高首先应考虑有无感染可能，可结合血常规、局部伤口情况及患者主诉综合分析。应当注意明显贫血、伤口局部血肿吸收也是发热的原因，但一般不高于39℃。
> ■ 出院前应仔细观察伤口情况，确定伤口无明显红肿、持续渗液方可出院。

（十一）变异及原因分析

1. 可伴有其他损伤，应当严格掌握入选标准。部分患者因骨折本身的合并症而延期治疗，如合并神经血管损伤需要一期探查或二期治疗等。

2. 老年患者易有合并症，如骨质疏松、糖尿病、心脑血管疾病等，骨折后合并症可能加重，需同时治疗，住院时间延长。

3. 内固定物选择：根据骨折类型选择适当的内固定物，可能导致住院费用存在差异。

4. 开放性骨折不进入本路径。

> **释义**
>
> ■ 按标准治疗方案如发生严重的并发症，需要转入相应路径。
> ■ 医师认可的变异原因主要是指患者入选路径后，医师在检查及治疗过程中发现患者合并存在一些事前未预知的对本路径治疗可能产生影响的情况，需要中止执行路径或者是延长治疗时间、增加治疗费用，医师需在表单中明确说明。
> ■ 因患者方面的主观原因导致执行路径出现变异，也需要医师在表单中予以说明。

（十二）参考费用标准

4000~6000元。

四、肱骨髁骨折临床路径给药方案

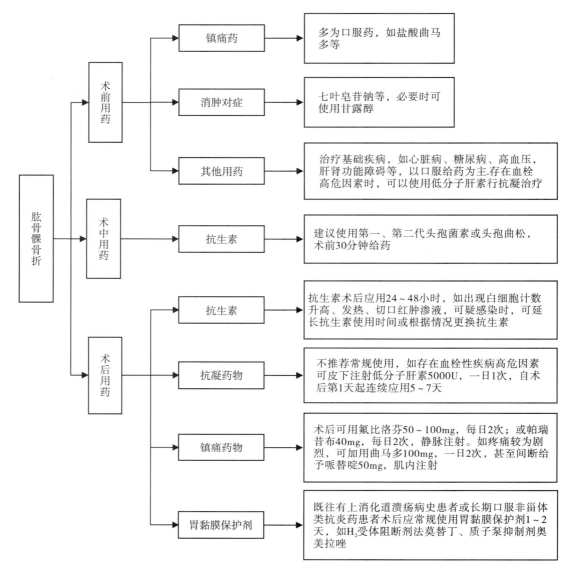

【用药选择】

1. 术前治疗基础疾病的药物应继续规律应用。

2. 术中抗生素应于术前 30 分钟静脉滴注，骨关节感染以革兰阳性球菌为主，故首选第一、第二代头孢菌素，若皮试阳性可选用头孢曲松。

3. 无血栓类疾病高危因素患者不建议术后药物抗凝。

【药学提示】

已知对磺胺类药物过敏患者禁用帕瑞昔布。

【注意事项】

术后应避免注射用非甾体类镇痛药与口服非甾体类镇痛药合用，以免增加胃肠道不良事件风险。

五、推荐表单

（一）医师表单

肱骨髁骨折临床路径医师表单

适用对象：**第一诊断为**肱骨髁骨折（ICD-10：S42.401）

　　　　　　行肱骨髁切开复位内固定术（ICD-9-CM-3：78.52/79.11/79.31）

患者姓名：_____ 性别：_____ 年龄：_____ 门诊号：_____ 住院号：_____

住院日期：____年___月___日　出院日期：____年___月___日　标准住院日≤16天

时间	住院第 1 天	住院第 2 天	住院第 3～4 天 （术前日）
主要诊疗工作	□ 询问病史及体格检查 □ 上级医师查房 □ 初步的诊断和治疗方案 □ 完成住院志、首次病程、上级医师查房等病历书写 □ 开检查检验单 □ 完成必要的相关科室会诊 □ 行患肢牵引或制动	□ 上级医师查房与手术前评估 □ 确定诊断和手术方案 □ 完成上级医师查房记录 □ 完善术前检查项目 □ 收集检查检验结果并评估病情 □ 请相关科室会诊	□ 上级医师查房，术前评估和决定手术方案 □ 完成上级医师查房记录等 □ 向患者和（或）家属交代围术期注意事项并签署手术知情同意书、输血同意书、委托书（患者本人不能签字时）、自费用品协议书 □ 麻醉医师查房并与患者和（或）家属交代麻醉注意事项并签署麻醉知情同意书 □ 完成各项术前准备
重点医嘱	**长期医嘱：** □ 骨科常规护理 □ 二级护理 □ 饮食 □ 患肢牵引、制动 **临时医嘱：** □ 血常规、血型、尿常规 □ 凝血功能 □ 电解质、肝肾功能 □ 传染性疾病筛查 □ 胸部 X 线平片、心电图 □ 根据病情：肌电图、肺功能 □ 超声心动图、血气分析、CT 肱骨全长正侧位（必要时）	**长期医嘱：** □ 骨科护理常规 □ 二级护理 □ 饮食 □ 患者既往内科基础疾病用药 **临时医嘱：** □ 根据会诊科室要求安排检查检验 □ 镇痛等对症处理	**长期医嘱：**同前 **临时医嘱：** □ 术前医嘱 □ 明日在臂丛神经阻滞或全麻下行肱骨髁骨折内固定术 □ 术前禁食、禁水 □ 术前用抗菌药物皮肤过敏试验 □ 术前留置导尿管（全身麻醉） □ 术区备皮 □ 配血 □ 其他特殊医嘱
病情变异记录	□ 无　□ 有，原因： 1. 2.	□ 无　□ 有，原因： 1. 2.	□ 无　□ 有，原因： 1. 2.
医师签名			

时间	住院第 4~5 天 （手术日）	住院第 6 天 （术后第 1 日）	住院第 7 天 （术后第 2 日）
主要诊疗工作	□ 手术 □ 向患者和（或）家属交代手术过程概况及术后注意事项 □ 术者完成手术记录 □ 完成术后病程 □ 上级医师查房 □ 麻醉医师查房 □ 观察有无术后并发症并做相应处理	□ 上级医师查房 □ 完成常规病程记录 □ 观察伤口、引流量、体温、生命体征、患肢远端感觉运动情况等并作出相应处理	□ 上级医师查房 □ 完成病程记录 □ 拔除引流管，伤口换药 □ 指导患者功能锻炼
重点医嘱	长期医嘱： □ 骨科术后护理常规 □ 一级护理 □ 饮食 □ 患肢抬高 □ 留置引流管并记引流量 □ 抗菌药物 □ 其他特殊医嘱 临时医嘱： □ 今日在臂丛神经阻滞和（或）全身麻醉下行肱骨髁骨折内固定术 □ 心电监护、吸氧（根据病情需要） □ 补液 □ 胃黏膜保护剂（酌情） □ 止吐、镇痛等对症处理 　急查血常规 □ 输血（根据病情需要）	长期医嘱： □ 骨科术后护理常规 □ 一级护理 □ 饮食 □ 患肢抬高 □ 留置引流管并记引流量 □ 抗菌药物 □ 其他特殊医嘱 临时医嘱： □ 复查血常规 □ 输血和（或）补晶体、胶体液（根据病情需要） □ 换药 □ 镇痛等对症处理	长期医嘱： □ 骨科术后护理常规 □ 一级护理 □ 饮食 □ 患肢抬高 □ 留置引流管并记引流量 □ 抗菌药物 □ 其他特殊医嘱 临时医嘱： □ 复查血常规（必要时） □ 输血及或补晶体、胶体液（必要时） □ 换药，拔引流管 □ 镇痛等对症处理
病情变异记录	□ 无　□ 有，原因： 1. 2.	□ 无　□ 有，原因： 1. 2.	□ 无　□ 有，原因： 1. 2.
医师签名			

时间	住院第 8 天 （术后第 3 日）	住院第 9 天 （术后第 4 日）	住院第 10~16 天 （术后第 5~11 日）
主要诊疗工作	□ 上级医师查房 □ 住院医师完成病程记录 □ 伤口换药（必要时） □ 指导患者功能锻炼	□ 上级医师查房 □ 住院医师完成病程记录 □ 伤口换药（必要时） □ 指导患者功能锻炼 □ 摄患侧肘关节正侧位片（必要时肱骨全长正侧位片）	□ 上级医师查房，进行手术及伤口评估，确定有无手术并发症和切口愈合不良情况，明确是否出院 □ 完成出院志、病案首页、出院诊断证明书等病历 □ 向患者交代出院后的康复锻炼及注意事项，如复诊的时间、地点，发生紧急情况时的处理等
重要医嘱	**长期医嘱：** □ 骨科术后护理常规 □ 二级护理 □ 饮食 □ 抗菌药物：如体温正常，伤口情况良好，无明显红肿时可以停止抗菌药物治疗 □ 其他特殊医嘱 □ 术后功能锻炼 **临时医嘱：** □ 复查血尿常规、生化（必要时） □ 补液（必要时） □ 换药（必要时） □ 镇痛等对症处理	**长期医嘱：** □ 骨科术后护理常规 □ 二级护理 □ 饮食 □ 抗菌药物：如体温正常，伤口情况良好，无明显红肿时可以停止抗菌药物治疗 □ 其他特殊医嘱 □ 术后功能锻炼 **临时医嘱：** □ 复查血尿常规、生化（必要时） □ 补液（必要时） □ 换药（必要时） □ 镇痛等对症处理	**出院医嘱：** □ 出院带药 □ ＿＿ 日后拆线换药（根据伤口愈合情况，预约拆线时间） 　出院后骨科和（或）康复科门诊复查 □ 不适随诊
病情变异记录	□ 无　□ 有，原因： 1. 2.	□ 无　□ 有，原因： 1. 2.	□ 无　□ 有，原因： 1. 2.
医师签名			

（二）护士表单

肱骨髁骨折临床路径护士表单

适用对象：**第一诊断为**肱骨髁骨折（ICD-10：S42.401）

行肱骨髁复位内固定术（ICD-9-CM-3：78.52/79.11/79.31）

患者姓名：_____ 性别：_____ 年龄：_____ 门诊号：_____ 住院号：_____

住院日期：____年___月___日 出院日期：____年___月___日 标准住院日≤16天

时间	住院第 1 天	住院第 1~4 天（术前日）	住院第 1~5 天（手术日）
健康宣教	□ 入院宣教 　介绍主管医师、护士 　介绍病室环境、设施、设备 　介绍规章制度及注意事项 　介绍疾病相关注意事项	□ 术前宣教 　宣教疾病知识、术前准备、手术过程 　告知准备物品 　告知术后饮食、活动及探视规定 　告知术后可能出现的情况及应对方式 　告知家属等候区位置	□ 手术当日宣教 　告知监护设备、管路功能及注意事项 　饮食指导 　告知术后可能出现的情况及应对方式 　再次明确探视陪伴须知
护理处置	□ 核对患者，佩戴腕带 □ 建立入院病历 □ 评估患者并书写护理评估单 □ 卫生处置：剪指（趾）甲、沐浴，更换病号服 □ 用软枕抬高患肢	□ 协助医师完成术前检查、化验 □ 术前准备 　禁食、禁水 　备皮 　配血 　抗菌药物皮肤过敏试验 　肠道准备	□ 送手术 　摘除患者各种活动物品 　核对患者信息 　核对带药 　填写手术交接单，签字确认 □ 接手术 　核对患者及资料，签字确认
基础护理	□ 二级护理或一级护理 　晨晚间护理 　饮食指导 　排泄护理 　患者安全管理	□ 二级护理或一级护理 　晨晚间护理 　饮食指导 　排泄护理 　患者安全管理	□ 特级护理或一级护理 　晨晚间护理 　卧位护理：协助床上移动、保持功能体位 　饮食指导、排便情况 　患者安全管理
专科护理	□ 护理查体 □ 评估患肢感觉活动，末梢血运 □ 评估患肢肿胀及皮肤情况并遵医嘱抬高患肢 □ 需要时，填写跌倒及皮肤压疮防范表，床头悬挂防跌倒提示牌 □ 保持石膏固定牢固、有效 □ 遵医嘱予以消肿、镇痛治疗 □ 给予患者及家属心理支持	□ 遵医嘱完成相关检查 □ 评估患肢肿胀及皮肤情况并遵医嘱抬高患肢 □ 保持石膏固定牢固、有效 □ 遵医嘱予消肿、镇痛治疗 □ 遵医嘱予功能锻炼指导 □ 遵医嘱予预防深静脉血栓治疗 □ 给予患者及家属心理支持	□ 病情观察，书写特护记录或一般护理记录 　日间 q2h、夜间 q4h 评估生命体征、意识、患肢感觉活动及血运情况、皮肤及肿胀情况、伤口敷料、引流管、尿管情况、出入量，如有病情变化随时记录 □ 遵医嘱予患肢抬高 □ 遵医嘱予预防深静脉血栓治疗 □ 遵医嘱予抗菌药物、消肿、镇痛、镇吐、补液药物治疗 □ 给予患者及家属心理支持
重点医嘱	□ 详见医嘱执行单	□ 详见医嘱执行单	□ 详见医嘱执行单
病情变异记录	□ 无　□ 有，原因： 1. 2.	□ 无　□ 有，原因： 1. 2.	□ 无　□ 有，原因： 1. 2.
护士签名			

时间	住院第 2~9 天 （术后 1~4 天）	住院第 10~16 天 （术后第 5~9 日）
健康宣教	□ 术后宣教 　药物作用时间及频率 　饮食、活动指导 　复查患者对术前宣教内容的掌握程度 　功能锻炼指导 　佩戴支具注意事项 　安全宣教 　镇痛治疗及注意事项	□ 出院宣教 　复查时间 　用药方法 　饮食指导 　活动休息 　支具佩戴 　办理出院手续程序及时间
护理处置	□ 遵医嘱完成相关治疗	□ 办理出院手续 □ 书写出院小结
基础护理	□ 一级护理或二级护理 　晨晚间护理 　饮食指导 　排泄护理 　患者安全管理	□ 二级护理 　晨晚间护理 　饮食指导 　排泄护理 　患者安全管理
专科护理	□ 病情观察，写护理记录 　评估生命体征、意识、患肢感觉活动及血运、皮肤及肿胀情况、伤口敷料、引流管、尿管情况、出入量、如有病情变化随时记录 □ 遵医嘱予患肢抬高 □ 遵医嘱予康复锻炼指导 □ 遵医嘱予抗菌药物、消肿、镇痛、抗血栓药物治疗 □ 给予患者及家属心理支持	□ 病情观察、书写护理记录 　评估生命体征、意识、患肢感觉活动及血运情况 □ 遵医嘱指导出院后康复锻炼 □ 给予患者及家属心理指导
重点医嘱	□ 详见医嘱执行单	□ 详见医嘱执行单
病情变异记录	□ 无　□ 有，原因： 1. 2.	□ 无　□ 有，原因： 1. 2.
护士签名		

（三）患者表单

肱骨髁骨折临床路径患者表单

适用对象：第一诊断为肱骨髁骨折（ICD-10：S42.401）

行肱骨髁复位内固定术（ICD-9-CM-3：78.52/79.11/79.31）

患者姓名：_____ 性别：_____ 年龄：_____ 门诊号：_____ 住院号：_____

住院日期：____年___月___日 出院日期：____年___月___日 标准住院日≤16天

时间	入 院	手术前	手术当天
医患配合	□ 配合询问病史、收集资料，请务必详细告知既往史、用药史、过敏史 □ 如服用抗凝剂，请明确告知 □ 配合医师进行体格检查 □ 如有任何不适请告知医师 □ 请配合医师完成患肢石膏固定	□ 配合完善术前相关检查、化验，如采血、留尿、心电图、胸部X线片、患肢X线检查、CT、MRI、肺功能 □ 医生对患者及家属介绍病情及手术方案、时间；手术谈话、术前签字 □ 麻醉师对患者进行术前访视	□ 配合评估手术效果 □ 配合检查肢体感觉活动情况 □ 有任何不适请告知医师
护患配合	□ 配合测量体温、脉搏、呼吸、血压、体重 □ 配合佩戴腕带 □ 配合护士完成入院评估（简单询问病史、过敏史、用药史）接受入院宣教（环境介绍、病室规定、订餐制度、贵重物品保管、探视制度等） □ 有任何不适请告知护士	□ 配合测量体温、脉搏、呼吸、询问排便次数，1次/天 □ 接受术前宣教 □ 配合手术范围备皮 □ 准备好必要用物，弯头吸管、尿壶、便盆等 □ 取下义齿、饰品等，贵重物品交家属保管	□ 清晨配合测量体温、脉搏、呼吸1次 □ 送手术前，协助完成核对，脱去衣物，上手术车 □ 返病房后，协助完成核对，配合过病床 □ 配合检查意识、肢体感觉活动 □ 配合术后吸氧、心电监护、输液、床上排尿或留置尿管，患肢伤口处可能有引流管 □ 遵医嘱采取正确体位 □ 有任何不适请告知护士
饮食	□ 正常普食 □ 糖尿病饮食 □ 低盐低脂饮食	□ 术前12小时禁食、禁水	□ 返病室后禁食、禁水6小时 □ 6小时后无恶心、呕吐可适量饮水 □ 禁食、禁水
排泄	□ 正常排尿便	□ 正常排尿便	□ 床上排尿便 □ 保留尿管
活动	□ 患肢抬高	□ 患肢抬高	□ 卧床休息，保护管路 □ 患肢抬高 □ 患肢活动

时间	手术后	出　院
医患配合	□ 配合检查肢体感觉活动 □ 需要时，伤口换药 □ 配合佩戴支具 □ 配合拔除伤口引流管、尿管 □ 配合伤口拆线	□ 接受出院前指导 □ 知道复查程序
护患配合	□ 配合定时测量生命体征、每日询问排便次数 □ 配合检查肢体感觉活动 □ 配合夹闭尿管，锻炼膀胱功能 □ 接受进食、进水、排便等生活护理 □ 注意安全，避免坠床或跌倒 □ 配合采取正确体位 □ 如需要，配合正确佩戴支具 □ 配合执行探视及陪伴制度	□ 接受出院宣教 □ 准备齐就诊卡、押金条 □ 指导用药方法、作用、注意事项 □ 指导护理伤口方法 □ 指导正确佩戴支具 □ 指导复印病历的方法和时间 □ 办理出院手续 □ 获取出院证明书 □ 获取出院带药
饮食	□ 正常饮食 □ 糖尿病饮食 □ 低盐低脂饮食	□ 根据医嘱饮食
排泄	□ 正常排尿便 □ 防治便秘	□ 正常排尿便 □ 防治便秘
活动	□ 注意保护管路，勿牵拉、打折 □ 根据医嘱活动	□ 根据医嘱，适量活动，避免疲劳

附：原表单（2012年版）

肱骨髁骨折临床路径表单

适用对象：第一诊断为肱骨髁骨折（ICD-10：S42.401）

行肱骨髁骨折内固定术（ICD-9-CM-3：78.52/79.11/79.31）

患者姓名：_____ 性别：_____ 年龄：_____ 门诊号：_____ 住院号：_____

住院日期：____年___月___日 出院日期：____年___月___日 标准住院日：≤16天

时间	住院第1天	住院第2天	住院第3~4天（术前日）
主要诊疗工作	□ 询问病史及体格检查 □ 上级医师查房 □ 初步的诊断和治疗方案 □ 完成住院志、首次病程、上级医师查房等病历书写 □ 开具检查检验单 □ 完成必要的相关科室会诊 □ 行患肢牵引或制动	□ 上级医师查房与手术前评估 □ 明确诊断和手术方案 □ 完成上级医师查房记录 □ 完善术前检查项目 □ 收集检查检验结果并评估病情 □ 请相关科室会诊	□ 上级医师查房，术前评估和决定手术方案 □ 完成上级医师查房记录等 □ 向患者和（或）家属交代围术期注意事项并签署手术知情同意书、输血同意书、委托书（患者本人不能签字时）、自费用品协议书 □ 麻醉医师查房并与患者和（或）家属交待麻醉注意事项并签署麻醉知情同意书 □ 完成各项术前准备
重点医嘱	**长期医嘱：** □ 骨科常规护理 □ 二级护理 □ 饮食 □ 患肢牵引、制动 **临时医嘱：** □ 血常规、尿常规 □ 凝血功能 □ 电解质、肝功能、肾功能 □ 感染性疾病筛查 □ 胸部X线平片、心电图 □ 根据病情：肌电图、肺功能、超声心动图、血气分析、CT □ 肱骨全长正侧位（必要时）	**长期医嘱：** □ 骨科护理常规 □ 二级护理 □ 饮食 □ 患者既往内科基础疾病用药 **临时医嘱：** □ 根据会诊科室要求安排检查检验 □ 镇痛等对症处理	**长期医嘱：**同前 **临时医嘱：** □ 术前医嘱 □ 明日在臂丛神经阻滞或全麻下行肱骨髁骨折内固定术 □ 术前禁食、禁水 □ 术前用抗菌药物皮试 □ 术前留置导尿管（全麻） □ 术区备皮 □ 配血 □ 其他特殊医嘱
主要护理工作	□ 入院介绍（病房环境、设施等） □ 入院护理评估 □ 观察患肢牵引、制动情况及护理	□ 观察患者病情变化 □ 防止皮肤压疮护理 □ 心理和生活护理	□ 做好备皮等术前准备 □ 提醒患者术前禁食、禁水 □ 术前心理护理
病情变异记录	□ 无 □ 有，原因： 1. 2.	□ 无 □ 有，原因： 1. 2.	□ 无 □ 有，原因： 1. 2.
护士签名			
医师签名			

时间	住院第 4~5 天 （手术日）	住院第 6 天 （术后第 1 日）	住院第 7 天 （术后第 2 日）
主要诊疗工作	□ 手术 □ 向患者和（或）家属交代手术过程概况及术后注意事项 □ 术者完成手术记录 □ 完成术后病程 □ 上级医师查房 □ 麻醉医师查房 □ 观察有无术后并发症并做相应处理	□ 上级医师查房 □ 完成常规病程记录 □ 观察伤口、引流量、体温、生命体征、患肢远端感觉运动情况等并作出相应处理	□ 上级医师查房 □ 完成病程记录 □ 拔除引流管，伤口换药 □ 指导患者功能锻炼
重点医嘱	长期医嘱： □ 骨科术后护理常规 □ 一级护理 □ 饮食 □ 患肢抬高 □ 留置引流管并记引流量 □ 抗菌药物 □ 其他特殊医嘱 临时医嘱： □ 今日在臂丛神经阻滞和（或）全身麻醉下行肱骨髁骨折内固定术 □ 心电监护、吸氧（根据病情需要） 补液 □ 胃黏膜保护剂（酌情） 止吐、镇痛等对症处理 □ 急查血常规 □ 输血（根据病情需要）	长期医嘱： □ 骨科术后护理常规 □ 一级护理 □ 饮食 □ 患肢抬高 □ 留置引流管并记引流量 □ 抗菌药物 □ 其他特殊医嘱 临时医嘱： □ 复查血常规 □ 输血和（或）补晶体、胶体液（根据病情需要） □ 换药 □ 镇痛等对症处理	长期医嘱： □ 骨科术后护理常规 □ 一级或二级护理 □ 饮食 □ 患肢抬高 □ 留置引流管并记引流量 □ 抗菌药物 □ 其他特殊医嘱 临时医嘱： □ 复查血常规（必要时） □ 输血及或补晶体、胶体液（必要时） □ 换药，拔引流管 □ 镇痛等对症处理
主要护理工作	□ 观察患者病情变化并及时报告医师 □ 术后心理与生活护理 □ 指导术后患者功能锻炼	□ 观察患者病情并做好引流量等相关记录 □ 术后心理与生活护理 □ 指导术后患者功能锻炼	□ 观察患者病情变化 □ 术后心理与生活护理 □ 指导术后患者功能锻炼
病情变异记录	□ 无　□ 有，原因： 1. 2.	□ 无　□ 有，原因： 1. 2.	□ 无　□ 有，原因： 1. 2.
护士签名			
医师签名			

时间	住院第 8 天 （术后第 3 日）	住院第 9 天 （术后第 4 日）	住院第 10~16 天 （术后第 5~11 日，出院日）
主要诊疗工作	□ 上级医师查房 □ 住院医师完成病程记录 □ 伤口换药（必要时） □ 指导患者功能锻炼	□ 上级医师查房 □ 住院医师完成病程记录 □ 伤口换药（必要时） □ 指导患者功能锻炼 □ 摄患侧肘关节正侧位片（必要时肱骨全长正侧位片）	□ 上级医师查房，进行手术及伤口评估，确定有无手术并发症和切口愈合不良情况，明确是否出院 □ 完成出院志、病案首页、出院诊断证明书等病历 □ 向患者交代出院后的康复锻炼及注意事项，如复诊的时间、地点，发生紧急情况时的处理等
重要医嘱	长期医嘱： □ 骨科术后护理常规 □ 二级护理 □ 饮食 □ 抗菌药物：如体温正常，伤口情况良好，无明显红肿时可以停止抗菌药物治疗 □ 其他特殊医嘱 □ 术后功能锻炼 临时医嘱： □ 复查血尿常规、生化（必要时） □ 补液（必要时） □ 换药（必要时） □ 镇痛等对症处理	长期医嘱： □ 骨科术后护理常规 □ 二级护理 □ 饮食 □ 其他特殊医嘱 □ 术后功能锻炼 临时医嘱： □ 复查血尿常规、生化（必要时） □ 补液（必要时） □ 换药（必要时） □ 镇痛等对症处理	出院医嘱： □ 出院带药 □ ___ 日后拆线换药（根据伤口愈合情况，预约拆线时间） 出院后骨科和（或）康复科门诊复查 □ 不适随诊
主要护理工作	□ 观察患者病情变化 □ 术后心理与生活护理 □ 指导患者功能锻炼	□ 观察患者病情变化 □ 指导患者功能锻炼 □ 术后心理和生活护理	□ 指导患者办理出院手续 □ 出院宣教
病情变异记录	□ 无 □ 有，原因： 1. 2.	□ 无 □ 有，原因： 1. 2.	□ 无 □ 有，原因： 1. 2.
护士签名			
医师签名			

第八章 尺骨鹰嘴骨折临床路径释义

一、尺骨鹰嘴骨折编码

疾病名称及编码：尺骨鹰嘴骨折（ICD-10：S52.001）

手术操作及编码：尺骨鹰嘴骨折内固定术（ICD-9-CM-3：78.53/79.12/79.32）

二、临床路径检索方法

S52.001 伴（79.12 或 79.32 或 78.53）并且年龄>16 岁

三、尺骨鹰嘴骨折临床路径标准住院流程

（一）适用对象

第一诊断为闭合性尺骨鹰嘴骨折（ICD-10：S52.001）

行尺骨鹰嘴骨折内固定术（ICD-9-CM-3：78.53/79.12/79.32）。

> **释义**
>
> ■ 本临床路径适用对象是第一诊断为闭合性尺骨鹰嘴骨折的患者。
> ■ 适用对象中不包括肿瘤等病因造成的病理性骨折，包括有尺骨鹰嘴骨折的多发损伤患者、儿童患者、陈旧性骨折或骨折不愈合、开放性骨折。

（二）诊断依据

根据《临床诊疗指南——骨科学分册》（中华医学会编著，人民卫生出版社）等。

1. 病史：外伤史。
2. 体格检查：患肢肿胀、疼痛、活动受限、畸形，反常活动，可触及骨擦感。
3. 辅助检查：X线检查发现尺骨鹰嘴骨折。

> **释义**
>
> ■ 尺骨鹰嘴骨折的临床表现无特殊，正确的诊断与分类需依靠肘关节正侧位 X 线片。

（三）选择治疗方案的依据

根据《临床技术操作规范——骨科学分册》（中华医学会编著，人民军医出版社）等。

1. 年龄在 16 岁以上，尺骨鹰嘴骨折诊断明确。

2. 无手术禁忌证。

3. 首选克氏针张力带固定（适应于冠突近端非粉碎性尺骨鹰嘴骨折），也可根据具体情况选择其他治疗方式。

> **释义**
>
> ■尺骨鹰嘴骨折为关节内骨折，分离移位以及关节面移位大者建议手术治疗，以期获得更好的功能恢复。

（四）标准住院日为≤16天

> **释义**
>
> ■尺骨鹰嘴附近软组织覆盖有限，骨折常造成明显肿胀，严重肿胀者需要等待肿胀消退后方可进行手术。必要时术前可进行石膏制动。

（五）进入路径标准

1. 第一诊断必须符合 ICD-10：S52.001 闭合性尺骨鹰嘴骨折疾病编码。

2. 外伤引起的单纯性、非粉碎性、新鲜尺骨鹰嘴骨折。

3. 除外病理性骨折。

4. 除外合并其他部位的骨折和损伤。

5. 当患者合并其他疾病，但住院期间不需要特殊处理也不影响第一诊断的临床路径流程实施时，可以进入路径。

> **释义**
>
> ■本路径不适用于合并其他骨折的多发损伤患者，开放性骨折也需退出本径。
>
> ■合并疾病的院内会诊以及常规处理不影响临床路径流程。

（六）术前准备（术前评估）3天

1. 必需的检查项目

（1）血常规、尿常规+镜检。

（2）电解质、肝功能、肾功能、凝血功能、感染性疾病筛查（乙肝，丙肝，梅毒，艾滋病）。

（3）胸部 X 线平片、心电图。

（4）骨科 X 线检查。

2. 根据患者病情可选择的检查项目：骨科 CT 检查、血气分析、肺功能检查、超声心动图等。

> ### 释义
>
> ■ 以上项目属术前必须完成的检查项目。部分病人需要进行CT检查进一步了解骨折情况。老年、既往有心肺疾病等内科基础疾病患者需有针对性选择血气分析、肺功能检查、超声心动图等检查。
>
> ■ 根据术前检查的结果，安排进一步检查项目，如果住院期间需要特殊处理，可以退出本路径。

（七）预防性抗菌药物选择与使用时机

1. 抗菌药物：按照《抗菌药物临床应用指导原则》（卫医发〔2004〕285号）执行，并根据患者的病情决定抗菌药物的选择与使用时间。建议使用第一、第二代头孢菌素，头孢曲松。

（1）推荐使用头孢唑林钠肌内或静脉注射。①成人：0.5~1克/次，一日2~3次。②对本药或其他头孢菌素类药过敏者，对青霉素类药有过敏性休克史者禁用；肝肾功能不全者、有胃肠道疾病史者慎用。③使用本药前需进行皮肤过敏试验。

（2）推荐头孢呋辛钠肌内或静脉注射。①成人：0.75~1.5克/次，一日3次。②肾功能不全患者按照肌酐清除率制订给药方案：肌酐清除率>20ml/min者，每日3次，每次0.75~1.5g；肌酐清除率10~20ml/min患者，每次0.75g，一日2次；肌酐清除率<10ml/min患者，每次0.75g，一日1次。③对本药或其他头孢菌素类药过敏者，对青霉素类药有过敏性休克史者禁用；肝肾功能不全者、有胃肠道疾病史者慎用。④使用本药前需进行皮肤过敏试验。

（3）推荐头孢曲松钠肌内注射、静脉注射或静脉滴注。①成人：1克/次，一次肌内注射或静脉滴注。②对本药或其他头孢菌素类药过敏者，对青霉素类药有过敏性休克史者禁用；肝肾功能不全者、有胃肠道疾病史者慎用。

2. 预防性使用抗菌药物，时间为术前0.5小时，手术超过3小时加用1次抗菌药物；总预防性用药时间一般不超过24小时，个别情况可延长至48小时。

> ### 释义
>
> ■ 骨与关节手术感染多为革兰阳性球菌，故首选第一、第二代头孢菌素作为预防用药，不需联合用药。
>
> ■ 抗生素应在术前30分钟、上止血带之前输注完毕，使手术切口暴露时局部组织中已达到足以杀灭手术过程中入侵切口细菌的药物浓度。

（八）手术日为入院第4天

1. 麻醉方式：臂丛神经阻滞。
2. 手术方式：尺骨鹰嘴骨折内固定术。
3. 手术内固定物：克氏针、张力带。
4. 术中用药：麻醉用药、抗菌药物。
5. 输血：视术中具体情况而定。

> **释义**
>
> ■ 应根据患者具体情况选择麻醉方式，尽可能选择全身影响小的麻醉方式。
> ■ 手术方式及内植物选择应根据骨折情况进行选择，最常选择的是克氏针张力带、钢板螺钉等。一般情况下无需输血，但特殊必要的情况下也有输血可能。

（九）术后住院恢复≤14 天

1. 必须复查的项目：血常规、X 线检查。
2. 可选择的检查项目：电解质、肝功能、肾功能。
3. 术后用药：

（1）抗菌药物使用：抗菌药物使用按照《抗菌药物临床应用指导原则》（卫医发〔2004〕285 号）执行，并根据患者的病情决定抗菌药物的选择与使用时间。

（2）术后镇痛：参照《骨科常见疼痛的处理专家建议》。

（3）其他药物：消肿、促骨折愈合，必要时营养神经等。

4. 保护下功能锻炼。

> **释义**
>
> ■ 术后可根据恢复情况适当缩短住院天数。
> ■ 至少在术后第一天或第二天复查一次血常规，以了解有无明显贫血、白细胞增多等异常情况。
> ■ 如患者既往有肝脏或肾脏疾病史，或术后出现少尿、下肢或眼睑水肿等情况，应复查肝肾功能。
> ■ 术后必须复查正侧位 X 线片判断骨折复位及内固定位置是否良好，必要时用 CT 检查骨折复位情况及内固定位置。
> ■ 选择抗菌药物时要根据手术部位的常见病原菌、患者病理生理状况、抗菌药物的抗菌谱、抗菌药物的药动学特点、抗菌药物的不良反应等综合考虑。原则上应选择相对广谱、效果肯定、安全及价格相对低廉的抗菌药物。
> ■ 如术后肿胀明显，首先给予抬高患肢，冰敷，可口服或者静脉使用消肿药物，必要时可以给予制动。
> ■ 如固定良好，应鼓励患者早期非负重活动，包括肌肉收缩、屈伸关节，早期禁止持重。

（十）出院标准

1. 体温正常，常规化验检查无明显异常。
2. 伤口愈合好（或可在门诊处理的伤口情况），伤口无感染征象。
3. 术后 X 线片证实复位固定满意。
4. 没有需要住院处理的并发症和（或）合并症。

> **释义**
>
> ■ 患者出院前应一般情况良好，骨折固定符合相关标准，切口无异常情况，临床允许出院继续观察休养。如果发生相关并发症，可能会延长住院时间。
>
> ■ 体温高首先应考虑有无感染可能，可结合血常规、局部伤口情况及患者主诉综合分析。应当注意明显贫血、伤口局部血肿吸收也是发热的原因，但一般不高于39℃。
>
> ■ 出院前应仔细观察伤口情况，确定伤口无明显红肿、持续渗液方可出院。

（十一）变异及原因分析

1. 可伴有其他损伤，应当严格掌握入选标准。部分患者因骨折本身的合并症而延期治疗，如大量出血需术前输血、血栓形成、血肿引起体温增高等。

2. 老年患者易有合并症，如骨质疏松、糖尿病、心脑血管疾病等，骨折后合并症可能加重，需同时治疗，住院时间延长。

3. 开放性骨折不进入本路径。

> **释义**
>
> ■ 按标准治疗方案如发生严重的并发症，需要转入相应路径。
>
> ■ 医师认可的变异原因主要是指患者入选路径后，医师在检查及治疗过程中发现患者合并存在一些事前未预知的对本路径治疗可能产生影响的情况，需要中止执行路径或者是延长治疗时间、增加治疗费用，医师需在表单中明确说明。
>
> ■ 因患者方面的主观原因导致执行路径出现变异，也需要医师在表单中予以说明。

（十二）参考费用标准

3000～5000元。

四、尺骨鹰嘴骨折临床路径给药方案

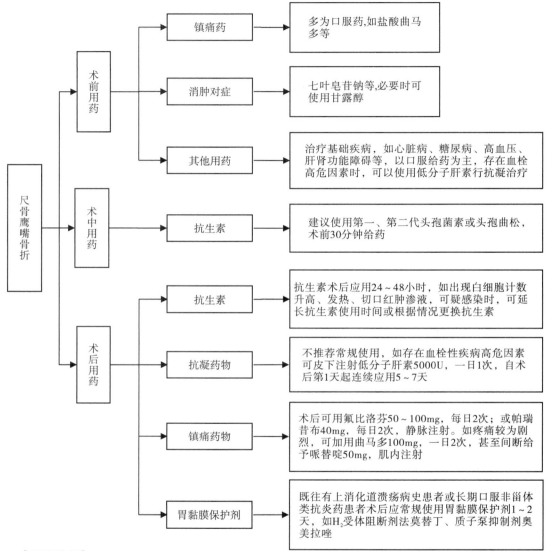

【用药选择】

1. 术前治疗基础疾病的药物应继续规律应用。

2. 术中抗生素应于术前 30 分钟静脉滴注，骨关节感染以革兰阳性球菌为主，故首选第一、第二代头孢菌素，若皮试阳性可选用头孢曲松。

3. 无血栓类疾病高危因素患者不建议术后药物抗凝。

【药学提示】

已知对磺胺类药物过敏患者禁用帕瑞昔布。

【注意事项】

术后应避免注射用非甾类镇痛药与口服非甾体类镇痛药合用，以免增加胃肠道不良事件风险。

五、推荐表单

（一）医师表单

尺骨鹰嘴骨折临床路径医师表单

适用对象：**第一诊断为**闭合性尺骨鹰嘴骨折（ICD-10：S52.001）
　　　　　行尺骨鹰嘴骨折内固定术（ICD-9-CM-3：78.53/79.12/79.32）

患者姓名：_____ 性别：_____ 年龄：_____ 门诊号：_____ 住院号：_____

住院日期：____年___月___日　出院日期：____年___月___日　标准住院日≤16天

时间	住院第1天	住院第2天	住院第3~4天（术前日）
主要诊疗工作	□ 询问病史及体格检查 □ 上级医师查房 □ 初步的诊断和治疗方案 □ 完成住院志、首次病程、上级医师查房等病历书写 □ 开检查检验单 □ 完成必要的相关科室会诊 □ 行患肢制动	□ 上级医师查房与手术前评估 □ 确定诊断和手术方案 □ 完成上级医师查房记录 □ 完善术前检查项目 □ 收集检查检验结果并评估病情 □ 请相关科室会诊	□ 上级医师查房，术前评估和决定手术方案 □ 完成上级医师查房记录等 □ 向患者和（或）家属交代围术期注意事项并签署手术知情同意书、输血同意书、委托书（患者本人不能签字时）、自费用品协议书 □ 麻醉医师查房并与患者和（或）家属交代麻醉注意事项并签署麻醉知情同意书 □ 完成各项术前准备
重点医嘱	**长期医嘱：** □ 骨科常规护理 □ 二级护理 □ 饮食 □ 患肢制动 **临时医嘱：** □ 血常规、血型、尿常规 □ 凝血功能 □ 电解质、肝肾功能 □ 传染性疾病筛查 □ 胸部X线平片、心电图 □ 根据病情：肌电图、肺功能、超声心动图、血气分析、CT（必要时） □ 肘关节正侧位	**长期医嘱：** □ 骨科护理常规 □ 二级护理 □ 饮食 □ 患者既往内科基础疾病用药 **临时医嘱：** □ 根据会诊科室要求安排检查检验 □ 镇痛等对症处理	**长期医嘱：**同前 **临时医嘱：** □ 术前医嘱 □ 明日在臂丛神经阻滞或全身麻醉下行尺骨鹰嘴骨折内固定术 □ 术前禁食、禁水 □ 术前用抗菌药物皮试 □ 术前留置导尿管（全身麻醉） □ 术区备皮 □ 配血（必要时） □ 其他特殊医嘱
病情变异记录	□无 □有，原因： 1. 2.	□无 □有，原因： 1. 2.	□无 □有，原因： 1. 2.
医师签名			

时间	住院第4~5天 （手术日）	住院第6天 （术后第1日）	住院第7天 （术后第2日）
主要诊疗工作	□ 手术 □ 向患者和（或）家属交代手术过程概况及术后注意事项 □ 术者完成手术记录 □ 完成术后病程 □ 上级医师查房 □ 麻醉医师查房 □ 观察有无术后并发症并做相应处理	□ 上级医师查房 □ 完成常规病程记录 □ 观察伤口、引流量、体温、生命体征、患肢远端感觉运动情况等并作出相应处理	□ 上级医师查房 □ 完成病程记录 □ 拔除引流管，伤口换药 □ 指导患者功能锻炼
重点医嘱	**长期医嘱：** □ 骨科术后护理常规 □ 一级护理 □ 饮食 □ 患肢抬高 □ 留置引流管并记引流量（必要时） □ 抗菌药物 □ 其他特殊医嘱 **临时医嘱：** □ 今日在臂丛神经阻滞和（或）全身麻醉下行尺骨鹰嘴骨折内固定术 □ 心电监护、吸氧（根据病情需要） □ 补液 □ 胃黏膜保护剂（酌情） □ 止吐、镇痛等对症处理 　急查血常规 □ 输血（根据病情需要）	**长期医嘱：** □ 骨科术后护理常规 □ 一级护理 □ 饮食 □ 患肢抬高 □ 留置引流管并记引流量 □ 抗菌药物 □ 其他特殊医嘱 **临时医嘱：** □ 复查血常规 □ 输血和（或）补晶体、胶体液（根据病情需要） □ 换药 □ 镇痛等对症处理	**长期医嘱：** □ 骨科术后护理常规 □ 一级护理 □ 饮食 □ 患肢抬高 □ 留置引流管并记引流量 □ 抗菌药物 □ 其他特殊医嘱 **临时医嘱：** □ 复查血常规（必要时） □ 输血及或补晶体、胶体液（必要时） □ 换药，拔引流管 □ 镇痛等对症处理
病情变异记录	□ 无　□ 有，原因： 1. 2.	□ 无　□ 有，原因： 1. 2.	□ 无　□ 有，原因： 1. 2.
医师签名			

时间	住院第 8 天 （术后第 3 日）	住院第 9 天 （术后第 4 日）	住院第 10~16 天 （术后第 5~11 日）
主要诊疗工作	□ 上级医师查房 □ 住院医师完成病程记录 □ 伤口换药（必要时） □ 指导患者功能锻炼	□ 上级医师查房 □ 住院医师完成病程记录 □ 伤口换药（必要时） □ 指导患者功能锻炼 □ 摄患侧肘关节正侧位片	□ 上级医师查房，进行手术及伤口评估，确定有无手术并发症和切口愈合不良情况，明确是否出院 □ 完成出院志、病案首页、出院诊断证明书等病历 □ 向患者交代出院后的康复锻炼及注意事项，如复诊的时间、地点，发生紧急情况时的处理等
重要医嘱	长期医嘱： □ 骨科术后护理常规 □ 二级护理 □ 饮食 □ 抗菌药物：如体温正常，伤口情况良好，无明显红肿时可以停止抗菌药物治疗 □ 其他特殊医嘱 □ 术后功能锻炼 临时医嘱： □ 复查血尿常规、生化（必要时） □ 补液（必要时） □ 换药（必要时） □ 镇痛等对症处理	长期医嘱： □ 骨科术后护理常规 □ 二级护理 □ 饮食 □ 抗菌药物：如体温正常，伤口情况良好，无明显红肿时可以停止抗菌药物治疗 □ 其他特殊医嘱 □ 术后功能锻炼 临时医嘱： □ 复查血尿常规、生化（必要时） □ 补液（必要时） □ 换药（必要时） □ 镇痛等对症处理	出院医嘱： □ 出院带药 □ ＿＿日后拆线换药（根据伤口愈合情况，预约拆线时间） 出院后骨科和（或）康复科 □ 门诊复查 □ 不适随诊
病情变异记录	□ 无 □ 有，原因： 1. 2.	□ 无 □ 有，原因： 1. 2.	□ 无 □ 有，原因： 1. 2.
医师签名			

（二）护士表单

尺骨鹰嘴骨折临床路径护士表单

适用对象：**第一诊断为**闭合性尺骨鹰嘴骨折（ICD-10：S52.001）

行尺骨鹰嘴骨折内固定术（ICD-9-CM-3：78.53/79.12/79.32）

患者姓名：_____ 性别：_____ 年龄：_____ 门诊号：_____ 住院号：_____

住院日期：____年__月__日 出院日期：____年__月__日 标准住院日≤16天

时间	住院第1天	住院第1~4天（术前日）	住院第1~5天（手术日）
健康宣教	□ 入院宣教 介绍主管医师、护士 介绍病室环境、设施、设备 介绍规章制度及注意事项 介绍疾病相关注意事项	□ 术前宣教 宣教疾病知识、术前准备、手术过程 告知准备物品 告知术后饮食、活动及探视规定 告知术后可能出现的情况及应对方式 告知家属等候区位置	□ 手术当日宣教 告知监护设备、管路功能及注意事项 饮食指导 告知术后可能出现的情况及应对方式 再次明确探视陪伴须知
护理处置	□ 核对患者，佩戴腕带 □ 建立入院病历 □ 评估患者并书写护理评估单 □ 卫生处置：剪指（趾）甲、沐浴，更换病号服 □ 用软枕抬高患肢	□ 协助医师完成术前检查、化验 □ 术前准备 禁食、禁水 备皮 配血 抗菌药物皮肤过敏试验 肠道准备	□ 送手术 摘除患者各种活动物品 核对患者信息 核对带药 填写手术交接单，签字确认 □ 接手术 核对患者及资料，签字确认
基础护理	□ 二级护理或一级护理 晨晚间护理 饮食指导 排泄护理 患者安全管理	□ 二级护理或一级护理 晨晚间护理 饮食指导 排泄护理 患者安全管理	□ 特级护理或一级护理 晨晚间护理 卧位护理：协助床上移动、保持功能体位 饮食指导、排便情况 患者安全管理
专科护理	□ 护理查体 □ 评估患肢感觉活动，末梢血运 □ 评估患肢肿胀及皮肤情况并遵医嘱抬高患肢 □ 需要时，填写跌倒及皮肤压疮防范表，床头悬挂防跌倒提示牌 □ 保持石膏固定牢固、有效 □ 遵医嘱予以消肿、镇痛治疗 □ 给予患者及家属心理支持	□ 遵医嘱完成相关检查 □ 评估患肢肿胀及皮肤情况并遵医嘱抬高患肢 □ 保持石膏固定牢固、有效 □ 遵医嘱予消肿、镇痛治疗 □ 遵医嘱予功能锻炼指导 □ 给予患者及家属心理支持	□ 病情观察，书写特护记录或一般护理记录 日间 q2h、夜间 q4h 评估生命体征、意识、患肢感觉活动及血运情况、皮肤及肿胀情况、伤口敷料、引流管、尿管情况、出入量，如有病情变化随时记录 □ 遵医嘱予患肢抬高 □ 遵医嘱予抗菌药物、消肿、镇痛、镇吐、补液药物治疗 □ 给予患者及家属心理支持
重点医嘱	□ 详见医嘱执行单	□ 详见医嘱执行单	□ 详见医嘱执行单
病情变异记录	□ 无 □ 有，原因： 1. 2.	□ 无 □ 有，原因： 1. 2.	□ 无 □ 有，原因： 1. 2.
护士签名			

时间	住院第 2~9 天 （术后 1~4 天）	住院第 10~16 天 （术后第 5~9 日）
健康宣教	□ 术后宣教 　药物作用时间及频率 　饮食、活动指导 　复查患者对术前宣教内容的掌握程度 　功能锻炼指导 　佩戴支具注意事项 　安全宣教 　镇痛治疗及注意事项	□ 出院宣教 　复查时间 　用药方法 　饮食指导 　活动休息 　支具佩戴 　办理出院手续程序及时间
护理处置	□ 遵医嘱完成相关治疗	□ 办理出院手续 □ 书写出院小结
基础护理	□ 一级护理或二级护理 　晨晚间护理 　饮食指导 　排泄护理 　患者安全管理	□ 二级护理 　晨晚间护理 　饮食指导 　排泄护理 　患者安全管理
专科护理	□ 病情观察，写护理记录 　评估生命体征、意识、患肢感觉活动及血运、皮肤及肿胀情况、伤口敷料、引流管、尿管情况、出入量、如有病情变化随时记录 □ 遵医嘱予患肢抬高 □ 遵医嘱予康复锻炼指导 □ 遵医嘱予抗菌药物、消肿、镇痛、抗血栓药物治疗 □ 给予患者及家属心理支持	□ 病情观察、书写护理记录 　评估生命体征、意识、患肢感觉活动及血运情况 □ 遵医嘱指导出院后康复锻炼 □ 给予患者及家属心理指导
重点医嘱	□ 详见医嘱执行单	□ 详见医嘱执行单
病情变异记录	□ 无　□ 有，原因： 1. 2.	□ 无　□ 有，原因： 1. 2.
护士签名		

（三）患者表单

尺骨鹰嘴骨折临床路径患者表单

适用对象：**第一诊断为**闭合性尺骨鹰嘴骨折（ICD-10：S52.001）

　　　　　行尺骨鹰嘴骨折内固定术（ICD-9-CM-3：78.53/79.12/79.32）

患者姓名：_____ 性别：_____ 年龄：_____ 门诊号：_____ 住院号：_____

住院日期：____年___月___日　出院日期：____年___月___日　标准住院日≤16天

时间	入　院	手术前	手术当天
医患配合	□ 配合询问病史、收集资料，请务必详细告知既往史、用药史、过敏史 □ 如服用抗凝剂，请明确告知 □ 配合医师进行体格检查 □ 如有任何不适请告知医师 □ 请配合医师完成患肢石膏固定	□ 配合完善术前相关检查、化验，如采血、留尿、心电图、胸部X线片、患肢X线检查、CT、MRI、肺功能 □ 医生与患者及家属介绍病情及手术方案、时间；手术谈话、术前签字 □ 麻醉师对患者进行术前访视	□ 配合评估手术效果 □ 配合检查肢体感觉活动情况 □ 有任何不适请告知医师
护患配合	□ 配合测量体温、脉搏、呼吸、血压、（体重） □ 配合佩戴腕带 □ 配合护士完成入院评估（简单询问病史、过敏史、用药史）接受入院宣教（环境介绍、病室规定、订餐制度、贵重物品保管、探视制度等） □ 有任何不适请告知护士	□ 配合测量体温、脉搏、呼吸、询问排便次数1次/天 □ 接受术前宣教 □ 配合手术范围备皮 □ 准备好必要用物，弯头吸管、尿壶、便盆等 □ 取下义齿、饰品等，贵重物品交家属保管	□ 清晨配合测量体温、脉搏、呼吸1次 □ 送手术前，协助完成核对，脱去衣物，上手术车 □ 返病房后，协助完成核对，配合过病床 □ 配合检查意识、肢体感觉活动 □ 配合术后吸氧、心电监护、输液、床上排尿或留置尿管，患肢伤口处可能有引流管 □ 遵医嘱采取正确体位 □ 有任何不适请告知护士
饮食	□ 正常普食 □ 糖尿病饮食 □ 低盐低脂饮食	□ 术前12小时禁食、禁水	□ 返病室后禁食、禁水6小时 □ 6小时后无恶心、呕吐可适量饮水 □ 禁食、禁水
排泄	□ 正常排尿便	□ 正常排尿便	□ 床上排尿便（必要时） □ 保留尿管
活动	□ 患肢抬高	□ 患肢抬高	□ 卧床休息，保护管路 □ 患肢抬高 □ 患肢活动

时间	手术后	出　院
医患配合	□ 配合检查肢体感觉活动 □ 需要时，伤口换药 □ 配合佩戴支具 □ 配合拔除伤口引流管、尿管 □ 配合伤口拆线	□ 接受出院前指导 □ 知道复查程序
护患配合	□ 配合定时测量生命体征、每日询问排便次数 □ 配合检查肢体感觉活动 □ 配合夹闭尿管，锻炼膀胱功能 □ 接受进食、进水、排便等生活护理 □ 注意安全，避免坠床或跌倒 □ 配合采取正确体位 □ 如需要，配合正确佩戴支具 □ 配合执行探视及陪伴制度	□ 接受出院宣教 □ 准备齐就诊卡、押金条 □ 指导用药方法、作用、注意事项 □ 指导护理伤口方法 □ 指导正确佩戴支具 □ 指导复印病历的方法和时间 □ 办理出院手续 □ 获取出院证明书 □ 获取出院带药
饮食	□ 正常饮食 □ 糖尿病饮食 □ 低盐低脂饮食	□ 根据医嘱饮食
排泄	□ 正常排尿便 □ 防治便秘	□ 正常排尿便 □ 防治便秘
活动	□ 注意保护管路，勿牵拉、打折 □ 根据医嘱活动	□ 根据医嘱，适量活动，避免疲劳

附：原表单（2012 年版）

尺骨鹰嘴骨折临床路径表单

适用对象：**第一诊断为**闭合性尺骨鹰嘴骨折（ICD-10：S52.001）

　　　　　行尺骨鹰嘴骨折内固定术（ICD-9-CM-3：78.53/79.12/79.32）

患者姓名：_____ 性别：_____ 年龄：_____ 门诊号：_____ 住院号：_____

住院日期：____年___月___日 出院日期：____年___月___日 标准住院日≤16 天

时间	住院第 1 天	住院第 2 天	住院第 3 天（术前日）
主要诊疗工作	□ 询问病史及体格检查 □ 完成病历书写 □ 开检查检验单 □ 行患肢石膏（支具）制动	□ 上级医师查房与手术前评估 □ 确定诊断和手术方案 □ 完成上级医师查房记录 □ 完善术前检查项目 □ 收集检查检验结果并评估病情 □ 请相关科室会诊	□ 上级医师查房，术前评估和决定手术方案 □ 完成上级医师查房记录等 □ 向患者及（或）家属交代围术期注意事项并签署手术知情同意书、输血同意书、委托书（患者本人不能签字时）、自费用品协议书 □ 麻醉医师查房并与患者及（或）家属交代麻醉注意事项并签署麻醉知情同意书 □ 完成各项术前准备
重点医嘱	**长期医嘱：** □ 骨科常规护理 □ 二级护理 □ 饮食 □ 患肢牵引、制动 **临时医嘱：** □ 血常规、尿常规 □ 凝血功能 □ 电解质、肝功能、肾功能 □ 感染性疾病筛查 □ 胸部 X 线平片、心电图 □ 骨科 X 线检查 □ 肘关节 CT 或 MRI（必要时）	**长期医嘱：** □ 骨科护理常规 □ 二级护理 □ 饮食 □ 患者既往内科基础疾病用药 **临时医嘱：** □ 根据会诊科室要求安排检查化验 □ 镇痛等对症处理	**长期医嘱：**同前 **临时医嘱：** □ 术前医嘱 □ 明日在臂丛神经阻滞下行尺骨鹰嘴骨折内固定术 □ 术前禁食、禁水 □ 术前用抗菌药物皮试 □ 术区备皮 □ 其他特殊医嘱
主要护理工作	□ 入院介绍（病房环境、设施等） □ 入院护理评估 □ 观察患肢牵引、制动情况及护理	□ 观察患者病情变化 □ 防止皮肤压疮护理 □ 心理和生活护理	□ 做好备皮等术前准备 □ 提醒患者术前禁食、禁水 □ 术前心理护理
病情变异记录	□ 无　□ 有，原因： 1. 2.	□ 无　□ 有，原因： 1. 2.	□ 无　□ 有，原因： 1. 2.
护士签名			
医师签名			

时间	住院第 4 天 （手术日）	住院第 5 天 （术后第 1 日）	住院第 6 天 （术后第 2 日）
主要诊疗工作	□ 手术 □ 向患者及（或）家属交代手术过程概况及术后注意事项 □ 术者完成手术记录 □ 完成术后病程 □ 上级医师查房 □ 观察有无术后并发症并做相应处理	□ 上级医师查房 □ 完成常规病程记录 □ 观察伤口、引流量、体温、生命体征、患肢远端感觉运动情况等并作出相应处理	□ 上级医师查房 □ 完成病程记录 □ 根据引流情况拔除引流管，伤口换药 □ 指导患者功能锻炼
重点医嘱	长期医嘱： □ 骨科术后护理常规 □ 一级护理 □ 饮食 □ 患肢抬高 □ 留置引流管并记引流量 □ 抗菌药物 □ 其他特殊医嘱 临时医嘱： □ 心电监护、吸氧（根据病情需要） □ 补液 □ 胃黏膜保护剂 □ 止吐、镇痛等对症处理 □ 急查血常规 □ 输血（根据病情需要）	长期医嘱： □ 骨科术后护理常规 □ 一级护理 □ 饮食 □ 患肢抬高 □ 留置引流管并记引流量 □ 抗菌药物 □ 其他特殊医嘱 临时医嘱： □ 复查血常规 □ 输血及（或）补晶体、胶体液（根据病情需要） □ 换药 □ 镇痛等对症处理（根据病情需要）	长期医嘱： □ 骨科术后护理常规 □ 二级护理 □ 饮食 □ 患肢抬高 □ 抗菌药物：如体温正常，伤口情况良好，无明显红肿时可以停止抗菌药物治疗 □ 其他特殊医嘱 临时医嘱： □ 复查血常规（必要时） □ 换药，拔引流管 □ 镇痛等对症处理
主要护理工作	□ 观察患者病情变化并及时报告医师 □ 术后心理与生活护理 □ 指导术后患者功能锻炼	□ 观察患者病情并做好引流量等相关记录 □ 术后心理与生活护理 □ 指导术后患者功能锻炼	□ 观察患者病情变化 □ 术后心理与生活护理 □ 指导术后患者功能锻炼
病情变异记录	□ 无　□ 有，原因： 1. 2.	□ 无　□ 有，原因： 1. 2.	□ 无　□ 有，原因： 1. 2.
护士签名			
医师签名			

时间	住院第 7 天 （术后第 3 日）	住院第 8 天 （术后第 4 日）	住院第 9~16 天 （术后第 5~12 日）
主要诊疗工作	□ 上级医师查房 □ 住院医师完成病程记录 □ 伤口换药（必要时） □ 指导患者功能锻炼	□ 上级医师查房 □ 住院医师完成病程记录 □ 伤口换药（必要时） □ 指导患者功能锻炼 □ 摄患侧肘关节正侧位片	□ 上级医师查房，进行手术及伤口评估，确定有无手术并发症和切口愈合不良情况，明确是否出院 □ 完成出院志、病案首页、出院诊断证明书等所有病历 □ 向患者交代出院后的康复锻炼及注意事项，如复诊的时间、地点，发生紧急情况时的处理等
重要医嘱	长期医嘱： □ 骨科术后护理常规 □ 二级护理 □ 饮食 □ 其他特殊医嘱 □ 术后功能锻炼 临时医嘱： □ 补液（必要时） □ 换药（必要时） □ 镇痛等对症处理	长期医嘱： □ 骨科术后护理常规 □ 二级护理 □ 饮食 □ 其他特殊医嘱 □ 术后功能锻炼 临时医嘱： □ 复查血尿常规、生化（必要时） □ 补液（必要时） □ 换药（必要时） □ 镇痛等对症处理	出院医嘱： □ 出院带药 □ ___日后拆线换药（根据伤口愈合情况，预约拆线时间） □ 出院后骨科和（或）康复科门诊复查 □ 不适随诊
主要护理工作	□ 观察患者病情变化 □ 术后心理与生活护理 □ 指导患者功能锻炼	□ 观察患者病情变化 □ 指导患者功能锻炼 □ 术后心理和生活护理	□ 指导患者办理出院手续 □ 出院宣教
病情变异记录	□ 无　□ 有，原因： 1. 2.	□ 无　□ 有，原因： 1. 2.	□ 无　□ 有，原因： 1. 2.
护士签名			
医师签名			

第九章　股骨干骨折临床路径释义

一、股骨干骨折编码

疾病名称及编码：股骨干骨折 ICD-10：S72.30

手术操作及编码：股骨干骨折内固定术（ICD-9-CM-3：79.35）

二、临床路径检索方法

S72.30 伴（79.35）

三、股骨干骨折临床路径标准住院流程

（一）适用对象

第一诊断为股骨干骨折（ICD-10：S72.30）

行股骨干骨折内固定术（ICD-9-CM-3：79.35）。

> **释义**
>
> ■ 适用对象编码参见第一部分。
>
> ■ 本临床路径适用对象是第一诊断为股骨干骨折的患者。
>
> ■ 适用对象中不包括肿瘤等病因造成的病理性骨折，包括有股骨干骨折的多发损伤患者、儿童患者以及陈旧性骨折或骨折不愈合。
>
> ■ 本路径的股骨干骨折不包括股骨近端骨折及股骨远端骨折。

（二）诊断依据

根据《临床诊疗指南——外科学分册》（中华医学会编著，人民卫生出版社）。

1. 病史：外伤史。
2. 体格检查：患肢肿胀、疼痛、活动受限、畸形，反常活动。
3. 辅助检查：X 线检查发现股骨干骨折。

> **释义**
>
> ■ 本路径的制定主要参考国内权威参考书籍和诊疗指南。
>
> ■ 典型的股骨干骨折诊断并不困难，局部剧烈疼痛、肿胀、肢体畸形、功能障碍，甚至有骨擦音。

> ■ 股骨正侧位 X 线片可作为最终诊断确立标准。
> ■ 有较严重损伤史的患者应全面检查，排除其他合并损伤，包括同侧髋关节脱位、股骨颈骨折等。
> ■ 应注意有无血管神经损伤，股骨干中下 1/3 骨折尤应注意。

（三）治疗方案选择的依据

根据《临床诊疗指南——外科学分册》（中华医学会编著，人民卫生出版社）。

1. 年龄在 16 岁以上。
2. 伤前生活质量及活动水平。
3. 全身状况允许手术。
4. 首选髓内针固定，也可根据具体情况选择其他固定方式。

> **释义**
>
> ■ 本路径针对 16 岁以上成人患者。
> ■ 应根据患者年龄、骨折部位、类型以及医疗条件、技术力量来决定治疗方案。
> ■ 一般选择内固定，交锁髓内钉和接骨板是最常选择的内固定物，应根据骨折的具体情况决定。

（四）标准住院日为 ≤16 天

> **释义**
>
> ■ 需根据病情决定具体的住院天数。术前准备 0~7 天，术后观察 6~9 天。

（五）进入路径标准

1. 第一诊断必须符合 ICD10：S72.30 股骨干骨折疾病编码。
2. 外伤引起的单纯性、闭合性、新鲜股骨干骨折。
3. 除外病理性骨折。
4. 除外合并其他部位的骨折和损伤。
5. 当患者合并其他疾病，但住院期间不需要特殊处理也不影响第一诊断的临床路径流程实施时，可以进入路径。

> **释义**
>
> ■ 本路径不包括病理性骨折、多发伤、陈旧骨折、儿童患者以及保守治疗患者。

■ 对于合并对手术有较大影响的内科疾病者，需请相关科室会诊，对病情进行评估和控制以保证手术安全，退出本路径。

（六）术前准备（术前评估）3~7 天

1. 必需的检查项目

（1）血常规、血型、尿常规+镜检。

（2）肝功能、肾功能、电解质检查、凝血功能、感染性疾病筛查（乙肝、丙肝、梅毒、艾滋病等）。

（3）胸部 X 线片、心电图。

（4）骨科 X 线检查（需包括骨折上、下关节）。

2. 根据患者病情可选择检查项目：如骨科 CT 检查、双下肢血管彩色超声等。

3. 根据患者病情，使用预防下肢深静脉血栓形成的药物（术前 24~48 小时停止用药）。

释义

■ 根据病情决定术前时间。

■ 股骨干骨折常因高能量损伤所致，出血多，常伴广泛软组织损伤以及内脏损伤，术前必须全面了解病情，保证手术安全。

■ 股骨干骨折造成患者卧床，增加深静脉血栓形成可能，在无明显出血的情况下可应用低分子肝素预防治疗。

■ 根据临床情况在术前考虑进行牵引治疗。

（七）预防性抗菌药物选择与使用时机。

1. 抗菌药物：按照《抗菌药物临床应用指导原则》（卫医发〔2004〕285 号）执行。建议使用第一、第二代头孢菌素，头孢曲松；明确感染患者，可根据药物敏感试验结果调整抗菌药物。

（1）推荐使用头孢唑林钠肌内或静脉注射。①成人：0.5~1 克/次，一日 2~3 次。②对本药或其他头孢菌素类药过敏者，对青霉素类药有过敏性休克史者禁用；肝肾功能不全者、有胃肠道疾病史者慎用。③使用本药前需进行皮肤过敏试验。

（2）推荐头孢呋辛钠肌内或静脉注射。①成人：0.75~1.5 克/次，一日 3 次。②肾功能不全患者按照肌酐清除率制订给药方案：肌酐清除率>20ml/min 者，每日 3 次，每次 0.75~1.5g；肌酐清除率 10~20ml/min 患者，每次 0.75g，一日 2 次；肌酐清除率<10ml/min 患者，每次 0.75g，一日 1 次。③对本药或其他头孢菌素类药过敏者，对青霉素类药有过敏性休克史者禁用；肝肾功能不全者、有胃肠道疾病史者慎用。④使用本药前需进行皮肤过敏试验。

（3）推荐头孢曲松钠肌内注射、静脉注射或静脉滴注。①成人：1 克/次，一次肌内注射或静脉滴注。②对本药或其他头孢菌素类药过敏者，对青霉素类药有过敏性休克史者禁用；肝肾功能不全者、有胃肠道疾病史者慎用。

2. 预防性用抗菌药物，时间为术前 0.5 小时，手术超过 3 小时加用 1 次抗菌药物；总预防性用药时间一般不超过 24 小时，个别情况可延长至 48 小时。

> **释义**
>
> ■ 闭合性骨折手术为清洁伤口手术，抗菌药物为预防性应用，应根据上述指导原则选择用药种类和时间。
> ■ 开放性骨折伤口为污染或沾染，在清创时即需应用抗菌药物，如果术后出现感染等情况应延长用药时间。

（八）手术日为入院第 3~7 天

1. 麻醉方式：椎管内麻醉或全麻。
2. 手术方式：股骨干骨折内固定术，必要时植骨。
3. 手术内固定物：带锁髓内针或钢板螺钉。
4. 术中用药：麻醉用药、抗菌药物。
5. 输血：根据出血情况决定。

> **释义**
>
> ■ 股骨干骨折一般考虑内固定，严重开放骨折可选择外固定。
> ■ 需要根据骨折部位和类型决定选择髓内钉或接骨板。
> ■ 新鲜股骨干骨折内固定治疗一般无需一期植骨，做出此决定需格外慎重。

（九）术后住院恢复 9~13 天

1. 必须复查的项目：血常规、凝血功能、X 线检查。
2. 必要时复查的项目：电解质、肝功能、肾功能、CT。
3. 术后用药
（1）抗菌药物：按《抗菌药物临床应用指导原则》（卫医发〔2004〕285 号）执行。
（2）预防下肢静脉血栓形成药物：参照《中国骨科大手术后静脉血栓栓塞症预防指南》，根据患者病情酌情使用。
（3）其他对症药物：消肿、镇痛、预防应激性溃疡等。
（4）保护下功能锻炼。

> **释义**
>
> ■ 术后必须复查血常规、凝血功能，并以正侧位 X 线片判断骨折复位及内固定位置是否良好，必要时用 CT 检查骨折复位情况及内固定位置。
> ■ 由于手术创伤可能较大，可考虑复查肝肾功能和电解质。
> ■ 可根据相关指导原则和指南决定术后用药，注意预防下肢深静脉血栓形成。
> ■ 必须指导患者进行股四头肌和膝关节功能锻炼。

（十）出院标准

1. 体温正常、常规化验无明显异常。

2. 术后 X 线片证实复位固定满意。

3. 切口无异常。

4. 没有需要住院处理的并发症和（或）合并症。

　　释义

　　■ 患者出院前应一般情况良好，骨折固定符合相关标准，切口无异常情况，临床允许出院继续观察休养。如果发生相关并发症，可能会延长住院时间。

（十一）变异及原因分析

1. 并发症：本病可伴有其他损伤，应严格掌握入选标准。部分患者因骨折本身的合并症而延期治疗，如大量出血需术前输血、血栓形成、血肿引起体温增高等。

2. 合并症：老年患者易有合并症，如骨质疏松、糖尿病、心脑血管疾病等，骨折后合并症可能加重，需同时治疗，住院时间延长。

3. 内固定物选择：根据骨折类型选择适当的内固定物。

　　释义

　　■ 股骨干骨折常为高能量损伤，必须详细检查是否有合并损伤，如果存在则不适用本路径；对于有严重的合并症者而影响标准的治疗方案者，也需要退出本路径；如果是关节置换术后假体周围骨折等特殊情况，可能需要更换关节假体，需要转入相应路径。

　　■ 医师认可的变异原因主要是指患者入选路径后，医师在检查及治疗过程中发现患者合并存在一些事前未预知的对本路径治疗可能产生影响的情况，需要中止执行路径或者是延长治疗时间、增加治疗费用，医师需在表单中明确说明。

　　■ 因患者方面的主观原因导致执行路径出现变异，也需要医师在表单中予以说明。

（十二）参考费用标准

5000~15000 元。

四、股骨干骨折临床路径给药方案

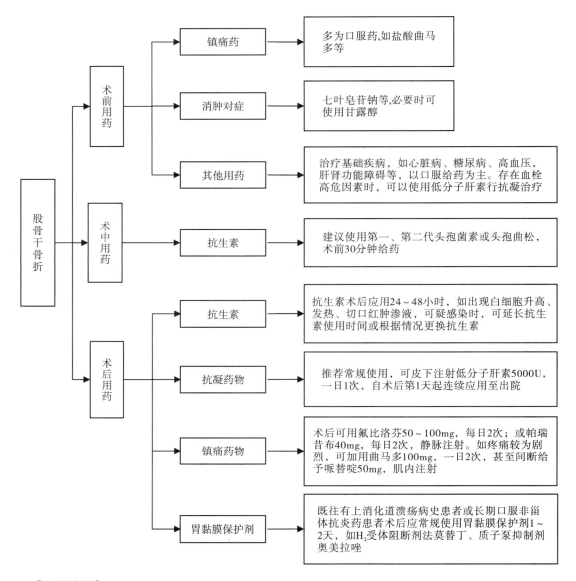

【用药选择】

1. 术前治疗基础疾病的药物应继续规律应用。

2. 术中抗生素应于术前 30 分钟滴注，骨关节感染以革兰阳性球菌为主，故首选第一、第二代头孢菌素，若皮试阳性可选用头孢曲松。

3. 无血栓类疾病高危因素患者不建议术后药物抗凝。

【药学提示】

已知对磺胺类药物过敏患者禁用帕瑞昔布。

【注意事项】

术后应避免注射用非甾类镇痛药与口服非甾类镇痛药合用，以免增加胃肠道不良事件风险。

五、推荐表单

（一）医师表单

股骨干骨折临床路径医师表单

适用对象：**第一诊断为**股骨干骨折（ICD-10：S72.30）

　　　　　行股骨干骨折内固定术（ICD-9-CM-3：79.35）

患者姓名：_____　性别：_____　年龄：_____　门诊号：_____　住院号：_____

住院日期：____年___月___日　出院日期：____年___月___日　标准住院日≤16天

时间	住院第 1 天	住院第 2~5 天	住院第 4~6 天（术前日）
主要诊疗工作	□ 询问病史及体格检查 □ 上级医师查房 □ 初步的诊断和治疗方案 □ 完成住院志、首次病程、上级医师查房等病历书写 □ 开检查检验单 □ 完成必要的相关科室会诊 □ 行患肢牵引或制动	□ 上级医师查房与手术前评估 □ 确定诊断和手术方案 □ 完成上级医师查房记录 □ 完善术前检查项目 □ 收集检查检验结果并评估病情 □ 请相关科室会诊	□ 上级医师查房，术前评估和决定手术方案 □ 完成上级医师查房记录等 □ 向患者及（或）家属交代围术期注意事项并签署手术知情同意书、输血同意书、委托书（患者本人不能签字时）、自费用品协议书 □ 麻醉医师查房并与患者及（或）家属交代麻醉注意事项并签署麻醉知情同意书 □ 完成各项术前准备
重点医嘱	**长期医嘱：** □ 骨科常规护理 □ 二级护理 □ 饮食 □ 患肢牵引、制动 **临时医嘱：** □ 血常规、血型、尿常规 □ 凝血功能 □ 电解质、肝肾功能 □ 传染性疾病筛查 □ 胸部 X 线平片、心电图 □ 根据病情：CT（必要时）、下肢血管超声、肺功能、超声心动图、血气分析 □ 股骨全长正侧位	**长期医嘱：** □ 骨科护理常规 □ 二级护理 □ 饮食 □ 患者既往内科基础疾病用药 **临时医嘱：** □ 根据会诊科室要求安排检查和化验单 □ 镇痛等对症处理	**长期医嘱：** 同前 **临时医嘱：** □ 术前医嘱 □ 明日在椎管内麻醉或全麻下行股骨干骨折内固定术 □ 术前禁食、禁水 □ 术前用抗菌药物皮试 □ 术前留置导尿管 □ 术区备皮 □ 配血 □ 其他特殊医嘱
病情变异记录	□ 无　□ 有，原因： 1. 2.	□ 无　□ 有，原因： 1. 2.	□ 无　□ 有，原因： 1. 2.
医师签名			

时间	住院第 5~7 天 （手术日）	住院第 6~8 天 （术后第 1 日）	住院第 7~9 天 （术后第 2 日）
主要诊疗工作	□ 手术 □ 向患者及（或）家属交代手术过程概况及术后注意事项 □ 术者完成手术记录 □ 完成术后病程 □ 上级医师查房 □ 麻醉医师查房 □ 观察有无术后并发症并做相应处理	□ 上级医师查房 □ 完成常规病程记录 □ 观察伤口、引流量、体温、生命体征、患肢远端感觉运动情况等并作出相应处理	□ 上级医师查房 □ 完成病程记录 □ 拔除引流管，伤口换药 □ 指导患者功能锻炼
重点医嘱	**长期医嘱：** □ 骨科术后护理常规 □ 一级护理 □ 饮食 □ 患肢抬高 □ 留置引流管并记引流量 □ 抗菌药物 □ 其他特殊医嘱 **临时医嘱：** □ 今日在椎管内麻醉和（或）全麻下行股骨干骨折内固定术 □ 心电监护、吸氧（根据病情需要） □ 补液 □ 胃黏膜保护剂（酌情） □ 止吐、镇痛等对症处理 □ 急查血常规 □ 输血（根据病情需要）	**长期医嘱：** □ 骨科术后护理常规 □ 一级护理 □ 饮食 □ 患肢抬高 □ 留置引流管并记引流量 □ 抗菌药物 □ 其他特殊医嘱 **临时医嘱：** □ 复查血常规 □ 输血及（或）补晶体、胶体液（根据病情需要） □ 换药 □ 镇痛等对症处理（酌情）	**长期医嘱：** □ 骨科术后护理常规 □ 一级护理 □ 饮食 □ 患肢抬高 □ 留置引流管并记引流量 □ 抗菌药物 □ 其他特殊医嘱 **临时医嘱：** □ 复查血常规（必要时） □ 输血及或补晶体、胶体液（必要时） □ 换药，拔引流管 □ 止痛等对症处理（酌情）
病情变异记录	□ 无 □ 有，原因： 1. 2.	□ 无 □ 有，原因： 1. 2.	□ 无 □ 有，原因： 1. 2.
医师签名			

时间	住院第 8~12 天 （术后第 3~7 日）	住院第 13~14 天 （术后第 8~9 日）	住院第 15~16 天 （术后第 10~12 日）
主要诊疗工作	□ 上级医师查房 □ 住院医师完成病程记录 □ 伤口换药（必要时） □ 指导患者功能锻炼	□ 上级医师查房 □ 住院医师完成病程记录 □ 伤口换药（必要时） □ 指导患者功能锻炼 □ 摄患侧股骨全长正侧位片	□ 上级医师查房，进行手术及伤口评估，确定有无手术并发症和切口愈合不良情况，明确是否出院 □ 完成出院志、病案首页、出院诊断证明书等病历 □ 向患者交代出院后的康复锻炼及注意事项，如复诊的时间、地点，发生紧急情况时的处理等
重要医嘱	长期医嘱： □ 骨科术后护理常规 □ 二级护理 □ 饮食 □ 抗菌药物：如体温正常，伤口情况良好，无明显红肿时可以停止抗菌药物治疗 □ 其他特殊医嘱 □ 术后功能锻炼 临时医嘱： □ 复查血尿常规、生化（必要时） □ 补液（必要时） □ 换药（必要时） □ 镇痛等对症处理	长期医嘱： □ 骨科术后护理常规 □ 二级护理 □ 饮食 □ 抗菌药物：如体温正常，伤口情况良好，无明显红肿时可以停止抗菌药物治疗 □ 其他特殊医嘱 □ 术后功能锻炼 临时医嘱： □ 复查血尿常规、生化（必要时） □ 补液（必要时） □ 换药（必要时） □ 镇痛等对症处理	出院医嘱： □ 出院带药 □ ___日后拆线换药（根据伤口愈合情况，预约拆线时间） 出院后骨科和（或）康复科门诊复查 □ 不适随诊
病情变异记录	□ 无 □ 有，原因： 1. 2.	□ 无 □ 有，原因： 1. 2.	□ 无 □ 有，原因： 1. 2.
医师签名			

（二）护士表单

股骨干骨折临床路径护士表单

适用对象：**第一诊断为**股骨干骨折（ICD-10：S72.30）

　　　　　行股骨干骨折内固定术（ICD-9-CM-3：79.35）

患者姓名：_____ 性别：_____ 年龄：_____ 门诊号：_____ 住院号：_____

住院日期：____年___月___日　出院日期：____年___月___日　标准住院日≤16天

时间	住院第1天	住院第1~6天（术前日）	住院第1~7天（手术日）
健康宣教	□ 入院宣教 　介绍主管医师、护士 　介绍病室环境、设施、设备 　介绍规章制度及注意事项 　介绍疾病相关注意事项	□ 术前宣教 　宣教疾病知识、术前准备、 　手术过程 　告知准备物品 　告知术后饮食、活动及探视 　规定 　告知术后可能出现的情况及 　应对方式 　告知家属等候区位置	□ 手术当日宣教 　告知监护设备、管路功能及注意事项 　饮食指导 　告知术后可能出现的情况及应对方式 　再次明确探视陪伴须知
护理处置	□ 核对患者，佩戴腕带 □ 建立入院病历 □ 评估患者并书写护理评估单 　卫生处置：剪指（趾）甲、 　沐浴，更换病号服 □ 用软枕抬高患肢	□ 协助医师完成术前检查、 　化验 □ 术前准备 　禁食、禁水 　备皮 　配血 　抗菌药物皮试 　肠道准备	□ 送手术 　摘除患者各种活动物品 　核对患者信息 　核对带药 　填写手术交接单，签字确认 □ 接手术 　核对患者及资料，签字确认
基础护理	□ 二级护理或一级护理 　晨晚间护理 　饮食指导 　排泄护理 　患者安全管理	□ 二级护理或一级护理 　晨晚间护理 　饮食指导 　排泄护理 　患者安全管理	□ 特级护理或一级护理 　晨晚间护理 　卧位护理：协助床上移动、保持功能体位 　饮食指导、排便情况 　患者安全管理
专科护理	□ 护理查体 □ 评估患肢感觉活动，末梢血运 　评估患肢肿胀及皮肤情况并遵 　医嘱抬高患肢 □ 需要时，填写跌倒及皮肤压疮 　防范表，床头悬挂防跌倒提 　示牌 　保持石膏/牵引固定牢固、 　有效 □ 遵医嘱予以消肿、镇痛治疗 □ 给予患者及家属心理支持	□ 遵医嘱完成相关检查 □ 训练床上排尿便、助行器 　使用 □ 评估患肢肿胀及皮肤情况并 　遵医嘱抬高患肢 □ 保持石膏固定牢固、有效 □ 遵医嘱予消肿、镇痛治疗 □ 遵医嘱予功能锻炼指导 □ 遵医嘱予预防深静脉血栓 　治疗 □ 给予患者及家属心理支持	□ 病情观察，书写特护记录或一般护理记录 　日间q2h、夜间q4h评估生命体征、意识、 　患肢感觉活动及血运情况、皮肤及肿胀情 　况、伤口敷料、引流管、尿管情况、出入 　量，如有病情变化随时记录 □ 遵医嘱予患肢抬高 □ 遵医嘱予预防深静脉血栓治疗 □ 遵医嘱予抗菌药物、消肿、镇痛、止吐、 　补液、抗血栓药物治疗 □ 给予患者及家属心理支持
重点医嘱	□ 详见医嘱执行单	□ 详见医嘱执行单	□ 详见医嘱执行单
病情变异记录	□ 无　□ 有，原因： 1. 2.	□ 无　□ 有，原因： 1. 2.	□ 无　□ 有，原因： 1. 2.
护士签名			

时间	住院第 2~14 天 （术后 1~4 天）	住院第 15~16 天 （术后第 10~12 天）
健康宣教	□ 术后宣教 　药物作用时间及频率 　饮食、活动指导 　复查患者对术前宣教内容的掌握程度 　功能锻炼指导 　佩戴支具注意事项 　安全宣教 　镇痛治疗及注意事项	□ 出院宣教 　复查时间 　用药方法 　饮食指导 　活动休息 　支具佩戴 　办理出院手续程序及时间
护理处置	□ 遵医嘱完成相关治疗	□ 办理出院手续 □ 书写出院小结
基础护理	□ 一级护理或二级护理 　晨晚间护理 　饮食指导 　排泄护理 　患者安全管理	□ 二级护理 　晨晚间护理 　饮食指导 　排泄护理 　患者安全管理
专科护理	□ 病情观察，写护理记录 　评估生命体征、意识、患肢感觉活动及血运、皮肤及肿胀情况、伤口敷料、引流管、尿管情况、出入量、如有病情变化随时记录 □ 遵医嘱予患肢抬高 □ 遵医嘱予康复锻炼指导 □ 遵医嘱予预防深静脉血栓治疗 □ 遵医嘱予抗菌药物、消肿、镇痛、抗血栓药物治疗 □ 给予患者及家属心理支持	□ 病情观察、书写护理记录 　评估生命体征、意识、患肢感觉活动及血运情况 □ 遵医嘱指导出院后康复锻炼 □ 给予患者及家属心理指导
重点医嘱	□ 详见医嘱执行单	□ 详见医嘱执行单
病情变异记录	□ 无　□ 有，原因： 1. 2.	□ 无　□ 有，原因： 1. 2.
护士签名		

（三）患者表单

股骨干骨折临床路径患者表单

适用对象：第一诊断为股骨干骨折（ICD-10：S72.30）

行股骨干骨折内固定术（ICD-9-CM-3：79.35）

患者姓名：_____ 性别：_____ 年龄：_____ 门诊号：_____ 住院号：_____

住院日期：___年__月__日 出院日期：___年__月__日 标准住院日≤16 天

时间	入 院	手术前	手术当天
医患配合	□ 配合询问病史、收集资料，请务必详细告知既往史、用药史、过敏史 □ 如服用抗凝剂，请明确告知 □ 配合医师进行体格检查 □ 如有任何不适请告知医师 □ 请配合医师完成患肢石膏或牵引固定	□ 配合完善术前相关检查、化验，如采血、留尿、心电图、X线胸片、患肢 X 线检查、CT、MRI、肺功能 □ 医生与患者及家属介绍病情及手术方案、时间；手术谈话、术前签字 □ 麻醉师对患者进行术前访视	□ 配合评估手术效果 □ 配合检查肢体感觉活动情况 □ 有任何不适请告知医师
护患配合	□ 配合测量体温、脉搏、呼吸、血压、（体重） □ 配合佩戴腕带 □ 配合护士完成入院评估（简单询问病史、过敏史、用药史） □ 接受入院宣教（环境介绍、病室规定、订餐制度、贵重物品保管、探视制度等） □ 有任何不适请告知护士	□ 配合测量体温、脉搏、呼吸、询问排便次数 1 次/天 □ 接受术前宣教 □ 配合手术范围备皮 □ 准备好必要用物，弯头吸管、尿壶、便盆等 □ 取下义齿、饰品等，贵重物品交家属保管	□ 清晨配合测量体温、脉搏、呼吸 1 次 □ 送手术前，协助完成核对，脱去衣物，上手术车 □ 返病房后，协助完成核对，配合过病床 □ 配合检查意识、肢体感觉活动 □ 配合术后吸氧、心电监护、输液、床上排尿或留置尿管，患肢伤口处可能有引流管 □ 遵医嘱采取正确体位 □ 有任何不适请告知护士
饮食	□ 正常普食 □ 糖尿病饮食 □ 低盐低脂饮食	□ 术前 12 小时禁食、禁水	□ 返病室后禁食、禁水 6 小时 □ 6 小时后无恶心、呕吐可适量饮水 □ 禁食、禁水
排泄	□ 正常排尿便	□ 正常排尿便	□ 床上排尿便 □ 保留尿管
活动	□ 患肢抬高	□ 患肢抬高	□ 卧床休息，保护管路 □ 患肢抬高 □ 患肢活动

时间	手术后	出　院
医患配合	□ 配合检查肢体感觉活动 □ 需要时，伤口换药 □ 配合佩戴支具 □ 配合拔除伤口引流管、尿管 □ 配合伤口拆线	□ 接受出院前指导 □ 知道复查程序
护患配合	□ 配合定时测量生命体征、每日询问排便次数 □ 配合检查肢体感觉活动 □ 配合夹闭尿管，锻炼膀胱功能 □ 接受进食、进水、排便等生活护理 □ 注意安全，避免坠床或跌倒 □ 配合采取正确体位 □ 如需要，配合正确佩戴支具 □ 如需要，配合使用双拐 □ 配合执行探视及陪伴制度	□ 接受出院宣教 □ 准备齐就诊卡、押金条 □ 指导用药方法、作用、注意事项 □ 指导护理伤口方法 □ 指导正确佩戴支具 □ 指导复印病历的方法和时间 □ 办理出院手续 □ 获取出院证明书 □ 获取出院带药
饮食	□ 正常饮食 □ 糖尿病饮食 □ 低盐低脂饮食	□ 根据医嘱饮食
排泄	□ 正常排尿便 □ 防治便秘	□ 正常排尿便 □ 防治便秘
活动	□ 注意保护管路，勿牵拉、打折 □ 根据医嘱，使用助行器下床活动	□ 根据医嘱，适量活动，避免疲劳

附：原表单（2011 年版）

股骨干骨折临床路径表单

适用对象：第一诊断为股骨干骨折（ICD10：S72.30）

　　　　　　行股骨干骨折内固定术（ICD-9-CM-3：79.35）

患者姓名：_____　性别：_____　年龄：_____　门诊号：_____　住院号：_____

住院日期：____年___月___日　出院日期：____年___月___日　标准住院日≤16 天

时间	住院第 1 天	住院第 2~4 天	住院第 3~5 天
主要诊疗工作	□ 询问病史与体格检查 □ 完成首次病程记录 □ 上级医师查房 □ 完成病历书写 □ 开具检查、化验单 □ 确定诊断 □ 行患肢牵引或制动	□ 上级医师查房与手术前评估 □ 确定诊断和手术方案 □ 完成上级医师查房记录 □ 完善术前检查项目 □ 收集检查检验结果并评估病情 □ 请相关科室会诊	□ 完成所需检查 □ 对影响手术进行的异常检查结果进行复查 □ 上级医师查房与术前评估 □ 有并发症时请相关科室会诊
重点医嘱	**长期医嘱：** □ 骨科常规护理 □ 一级护理 □ 饮食医嘱（普食/流食/糖尿病饮食） □ 患肢牵引、制动 **临时医嘱：** □ 血常规、血型 □ 尿常规+镜检 □ 凝血功能 □ 电解质、肝肾功能 □ 感染性疾病筛查 □ 胸部 X 线检查 □ 心电图 □ 血气分析（必要时） □ 肢体拍片（必要时）	**长期医嘱：** □ 骨科护理常规 □ 二级护理 □ 饮食 □ 患者既往内科基础疾病用药 **临时医嘱：** □ 根据会诊科室要求安排检查和化验单 □ 镇痛等对症处理 □ 双下肢血管彩色超声（必要时）	**临时医嘱：** □ 对影响手术进行的异常检查结果进行复查
主要护理工作	□ 入院介绍（病房环境、设施等） □ 入院护理评估 □ 观察患肢牵引、制动情况及护理 □ 指导功能锻炼	□ 观察患者情况 □ 心理与生活护理 □ 指导功能锻炼 □ 术前宣教 □ 夜间巡视	□ 观察患者情况 □ 心理与生活护理 □ 指导功能锻炼 □ 术前宣教 □ 夜间巡视
病情变异记录	□ 无　□ 有，原因： 1. 2.	□ 无　□ 有，原因： 1. 2.	□ 无　□ 有，原因： 1. 2.
护士签名			
医师签名			

时间	住院第4~6日	住院第5~7日（手术日）	住院第6~8日（术后第1日）
主要诊疗工作	□ 向患者及其家属交代术前注意事项 □ 签署手术知情同意书 □ 麻醉师术前访视并签署知情同意书 □ 签署自费项目协议书 □ 签署输血知情同意书 □ 完成手术前各项准备	□ 实施手术 □ 完成术后病程记录 □ 24小时内完成手术记录 □ 向患者及其家属交代手术后注意事项 □ 检查有无手术并发症 □ 麻醉科医师随访，检查麻醉并发症	□ 查看患者 □ 上级医师查房 □ 完成术后病程记录 □ 向患者及其家属交代手术后注意事项 □ 复查血常规 □ 复查电解质（必要时） □ 指导患肢功能锻炼
重点医嘱	临时医嘱： □ 明日在椎管内麻醉或全麻下行股骨干骨折内固定术 □ 术晨禁食、禁水 □ 术区备皮 □ 抗菌药物皮试 □ 配血（必要时）	长期医嘱： □ 骨科常规护理 □ 一级护理 □ 普食或流食（术后6小时后） □ 切口引流 □ 心电监护或生命体征监测 □ 补液+抗菌药物应用 临时医嘱： □ 急查血常规（必要时） □ 输血（必要时）	长期医嘱： □ 骨科常规护理 □ 一级护理 □ 普食或流食 □ 切口引流 □ 补液+抗菌药物应用 □ 抗凝治疗 临时医嘱： □ 复查血常规及生化检查 □ 输血（必要时）
主要护理工作	□ 术前患者准备（手术前沐浴更衣备皮） □ 手术前物品准备 □ 手术前心理护理 □ 提醒患者术晨禁食、禁水 □ 肠道准备（必要时）	□ 术前给予麻醉前用药 □ 观察患者情况 □ 手术后心理与生活护理 □ 指导功能锻炼 □ 观察并记录引流情况 □ 夜间巡视	□ 观察患者情况 □ 手术后心理与生活护理 □ 指导并监督患者活动 □ 观察并记录引流情况（必要时） □ 夜间巡视
病情变异记录	□ 无 □ 有，原因： 1. 2.	□ 无 □ 有，原因： 1. 2.	□ 无 □ 有，原因： 1. 2.
护士签名			
医师签名			

时间	住院第 7~9 日（术后第 2 日）	住院第 8~12 日（术后第 3~7 日）	住院第 13~14 日（术后第 8~9 日）	住院第 15~16 日（术后第 10~12 日）
主要诊疗工作	□ 上级医师查房 □ 切口换药，拔除引流 □ 术后病程记录 □ 必要的化验项目进行复查 □ 指导患肢功能锻炼 □ 根据病情决定停用静脉抗菌药物	□ 上级医师查房 □ 术后行 X 线检查 □ 术后病程记录 □ 指导并检查患肢功能锻炼情况	□ 上级医师查房 □ 切口换药 □ 查看术后 X 线片 □ 确定患者是否可以出院	□ 向患者交代出院注意事项复 □ 查日期和拆线日期 □ 开出院诊断书 □ 完成出院记录
重点医嘱	长期医嘱： □ 骨科常规护理 □ 一级护理 □ 普食 □ 抗凝治疗	长期医嘱： □ 骨科常规护理 □ 二级护理 □ 普食	长期医嘱： □ 骨科常规护理 □ 二级护理 □ 普食 临时医嘱： □ 通知出院	临时医嘱： □ 通知出院 □ 必要的出院带药
主要护理工作	□ 观察患者情况 □ 手术后心理与生活护理 □ 指导并监督患者活动 □ 夜间巡视	□ 观察患者情况 □ 手术后心理与生活护理 □ 指导并监督患者活动 □ 夜间巡视	□ 手术后心理与生活护理 □ 指导并监督患者活动 □ 夜间巡视	□ 协助患者办理出院手续 □ 出院宣教
病情变异记录	□ 无 □ 有，原因： 1. 2.	□ 无 □ 有，原因： 1. 2.	□ 无 □ 有，原因： 1. 2.	□ 无 □ 有，原因： 1. 2.
护士签名				
医师签名				

第十章　股骨髁骨折临床路径释义

一、股骨髁骨折编码

疾病名称及编码：股骨髁闭合性骨折（ICD-10：S72.401）

手术操作及编码：股骨髁骨折内固定术（ICD-9-CM-3：78.55/79.35/79.15）

二、临床路径检索方法

S72.401 伴（78.55/79.35/79.15）并且年龄>16 岁

三、股骨髁骨折临床路径标准住院流程

（一）适用对象

第一诊断为闭合性股骨髁骨折（ICD-10：S72.401）

行股骨髁骨折内固定术（ICD-9-CM-3：78.55/79.15/79.35）。

> **释义**
>
> ■ 本临床路径适用对象是第一诊断为闭合性股骨髁骨折的患者。
> ■ 适用对象中不包括肿瘤等病因造成的病理性骨折、有股骨髁骨折的多发损伤患者、儿童患者、陈旧性骨折或骨折不愈合、开放性骨折。

（二）诊断依据

根据《临床诊疗指南——骨科学分册》（中华医学会编著，人民卫生出版社）等。

1. 病史：外伤史。
2. 体格检查：患肢肿胀、疼痛、活动受限、畸形、反常活动。
3. 辅助检查：X 线检查发现股骨髁骨折。

> **释义**
>
> ■ 注意是否存在血管损伤，尤其是侧位上远侧骨折端移位明显的。
> ■ 股骨髁骨折的临床表现无特殊，正确的诊断与分类需依靠股骨（含膝关节）正侧位 X 线片。

（三）选择治疗方案的依据

根据《临床技术操作规范——骨科学分册》（中华医学会编著，人民军医出版社）等。

1. 骨折分离移位，非手术治疗无法达到解剖复位。

2. 首选松质骨螺钉或髁钢板内固定，也可根据具体情况选择其他治疗方式。

3. 出现继发性神经、血管损伤者，需急诊手术。

4. 患肢肿胀持续性加重，有形成骨筋膜室综合征或局部张力水泡形成者，需急诊手术。

> **释义**
>
> ■ 股骨髁骨折涉及关节面，可为部分或完全关节内骨折，关节面移位大者建议手术治疗，以期获得更好的功能恢复。

（四）标准住院日为≤16天

> **释义**
>
> ■ 股骨髁骨折常造成明显肿胀，严重肿胀者需要等待肿胀消退后方可进行手术。必要时术前可用石膏固定或者牵引制动。

（五）进入路径标准

1. 第一诊断必须符合 ICD-10：S72.401 股骨髁骨折疾病编码。

2. 外伤引起的单纯性、新鲜股骨髁骨折。

3. 除外病理性骨折。

4. 除外合并其他部位的骨折和损伤。

5. 当患者合并其他疾病，但住院期间不需要特殊处理也不影响第一诊断的临床路径流程实施时，可以进入路径。

> **释义**
>
> ■ 本路径不适用于合并其他骨折的多发损伤患者，开放性骨折也需退出本径。
> ■ 合并疾病的院内会诊以及常规处理不影响临床路径流程。

（六）术前准备（术前评估）0~6天

1. 必需的检查项目

（1）血常规、血型、尿常规+镜检。

（2）电解质、肝功能、肾功能、凝血功能、感染性疾病筛查（乙肝，丙肝，梅毒，艾滋病）。

（3）胸部 X 线平片、心电图。

（4）骨科 X 线检查。

2. 根据患者病情可选择的检查项目：骨科 CT 检查、血气分析、肺功能检查、超声心动图等。

3. 消肿药物的应用：甘露醇等。

> **释义**
>
> ■ 除术前必须完成的检查项目之外，部分病人需要进行 CT 检查进一步了解骨折移位累及关节面的情况，老年、既往有心肺疾病等内科基础疾病或血栓性疾病史患者需要针对性选择进行血气分析、肺功能检查、超声心动图、24 小时动态心电图、动态血压检测、双下肢深静脉彩色超声等检查。
>
> ■ 术前等待超过 3 天者，应检查 D 二聚体并行下肢深静脉彩超以发现高凝状态和可能发生的深静脉血栓形成。
>
> ■ 术前检查结果需要者，可以安排进一步检查项目，如果住院期间需要特殊处理，可以出径。

（七）预防性抗菌药物选择与使用时机。

1. 按照《抗菌药物临床应用指导原则》（卫医发〔2004〕285 号）执行，并根据患者的病情决定抗菌药物的选择与使用时间。建议使用第一、第二代头孢菌素，头孢曲松。

（1）推荐使用头孢唑林钠肌内或静脉注射。①成人：0.5~1 克/次，一日 2~3 次。②儿童：一日量为 20~30mg/kg 体重，分 3~4 次给药。③对本药或其他头孢菌素类药过敏者，对青霉素类药有过敏性休克史者禁用；肝肾功能不全者、有胃肠道疾病史者慎用。④使用本药前需进行皮肤过敏试验。

（2）推荐头孢呋辛钠肌内或静脉注射。①成人：0.75~1.5 克/次，一日 3 次。②儿童：平均一日剂量为 60mg/kg，严重感染可用到 100 mg/kg，分 3~4 次给予。③肾功能不全患者按照肌酐清除率制订给药方案：肌酐清除率>20ml/min 者，每日 3 次，每次 0.75~1.5g；肌酐清除率 10~20ml/min 患者，每次 0.75g，一日 2 次；肌酐清除率<10ml/min 患者，每次 0.75g，一日 1 次。④对本药或其他头孢菌素类药过敏者，对青霉素类药有过敏性休克史者禁用；肝肾功能不全者、有胃肠道疾病史者慎用。⑤使用本药前需进行皮肤过敏试验。

（3）推荐头孢曲松钠肌内注射、静脉注射或静脉滴注。①成人：1 克/次，一次肌内注射或静脉滴注。②儿童：儿童用量一般按成人量的 1/2 给予。③对本药或其他头孢菌素类药过敏者，对青霉素类药有过敏性休克史者禁用；肝肾功能不全者、有胃肠道疾病史者慎用。

2. 预防性使用抗菌药物，时间为术前 0.5 小时，手术超过 3 小时加用 1 次抗菌药物，术中出血量大于 1500ml 时加用 1 次；总预防性用药时间一般不超过 24 小时，个别情况可延长至 48 小时。

> **释义**
>
> ■ 骨与关节手术感染多为革兰阳性球菌，故首选第一、第二代头孢菌素作为预防用药，不需联合用药。
>
> ■ 抗生素应在术前 30 分钟、上止血带之前输注完毕，使手术切开和暴露时局部组织中的药物浓度足以杀灭细菌。术中出血过多、手术时间长的可以加用抗生素。

（八）手术日为入院第1~7天

1. 麻醉方式：椎管内麻醉和（或）全身麻醉。

2. 手术方式：股骨髁骨折内固定术。

3. 手术内固定物：松质骨螺钉或髁钢板或带锁髓内钉。

4. 术中用药：麻醉用药、抗菌药物。

5. 输血：视术中具体情况而定。

6. 粉碎性骨折或有骨压缩缺损者，可能需植骨。

7. 术后建议加用石膏或支具等辅助外固定治疗。

> **释义**
>
> ■ 应根据患者具体情况选择麻醉方式，尽可能选择全身影响小的麻醉方式。
>
> ■ 应根据骨折情况选择手术方式及内植物，最常用选的是拉力螺钉，或者拉力螺钉与钢板螺钉，干骺端粉碎骨折者也可考虑使用锁定钢板（LISS）。在软组织情况很差，使用内固定风险很高的时候，可以使用外固定架，情况稳定后根据具体情况确定是否改做内固定。若使用外固定支架作为最终治疗，则尽量不跨关节固定。一般情况下无需输血，特殊情况例外，必要时亦可输血。

（九）术后住院恢复6~9天

1. 必须复查的检查项目：血常规；X线检查。

2. 可选择的检查项目：电解质、肝功能、肾功能。

3. 术后用药

（1）抗菌药物使用：抗菌药物使用按照《抗菌药物临床应用指导原则》（卫医发〔2004〕285号）执行，并根据患者的病情决定抗菌药物的选择与使用时间。

（2）术后镇痛：参照《骨科常见疼痛的处理专家建议》。

（3）其他药物：①消肿药物：静滴甘露醇。②预防血栓形成药物：参照《中国骨科大手术静脉血栓栓塞症预防指南》，多采用低分子肝素钙或口服拜阿司匹林。③其他药物：消肿、补液、促骨折愈合等。

4. 保护下功能锻炼。

> **释义**
>
> ■ 术后可根据恢复情况适当缩短住院天数。
>
> ■ 至少在术后第一天或第二天复查一次血常规，以了解有无贫血、白细胞增多等异常情况。
>
> ■ 如患者既往有肝脏或肾脏疾病史，或术后出现少尿、下肢或眼睑水肿等情况，应复查肝肾功能。如术后患肢肿胀明显，应复查D-二聚体或下肢深静脉彩超以除外血栓形成。
>
> ■ 术后必须复查正侧位X线片，确定骨折复位及内固定位置，有条件者行CT扫描检查关节面骨折复位和固定情况。

■ 选择抗菌药物时要根据手术部位的常见病原菌、患者病理生理状况、抗菌药物的抗菌谱、抗菌药物的药动学特点、抗菌药物的不良反应等综合考虑。原则上应选择相对广谱、效果肯定、安全及价格相对低廉的抗菌药物。

■ 如术后肿胀明显，首先给予抬高患肢，冰敷，可口服或者静脉使用消肿药物，必要时可以给予制动。

■ 如固定良好，应鼓励患者早期非负重活动，包括肌肉收缩、屈伸关节。单侧手术如身体情况允许可拄双拐、患肢免负重行走，双侧同时手术建议至少6周后拄双拐行走。

（十）出院标准

1. 体温正常，常规化验检查无明显异常。
2. 伤口愈合良好：引流管拔除，伤口无感染征象（或可在门诊处理的伤口情况）。
3. 术后 X 线片证实复位固定满意。
4. 没有需要住院处理的并发症和（或）合并症。

释义

■ 一般情况良好，骨折固定符合相关标准，切口无异常情况的患者，临床允许出院；如果发生相关并发症，可能需延长住院时间。

■ 体温高应考虑有无感染可能，应当结合血常规检查、局部伤口情况及患者主诉进行综合分析，已明确诊断并给予及时处理。不过，明显贫血、伤口局部血肿吸收也可以是发热的原因，但一般不高于39℃。

■ 出院前应仔细观察伤口情况，确定伤口无明显红肿和渗液方可出院。

（十一）变异及原因分析

1. 可伴有其他损伤，应当严格掌握入选标准。部分患者因骨折本身的合并症而延期治疗，如大量出血需术前输血、血栓形成、血肿引起体温增高等。
2. 老年患者易有合并症，如骨质疏松、糖尿病、心脑血管疾病等，骨折后合并症可能加重，需同时治疗，住院时间延长。
3. 内固定物选择：根据骨折类型选择适当的内固定物，可能导致住院费用存在差异。
4. 开放性骨折不进入本路径。

释义

■ 按标准方案治疗而发生严重并发症者需要要转入相应路径。

■ 医师认可的变异原因主要是指患者入选路径后，医师在检查及治疗过程中发现患者合并存在一些对本路径治疗可能产生影响的情况，需要中止执行路径或者需延长治疗时间、增加治疗费用，医师需在表单中明确说明。

■ 因患者方面的主观原因导致执行路径出现变异，也需要医师在表单中予以说明。

（十二）参考费用标准

15000~30000元（根据使用内固定耗材的不同，费用存在差异）。

四、股骨髁骨折临床路径给药方案

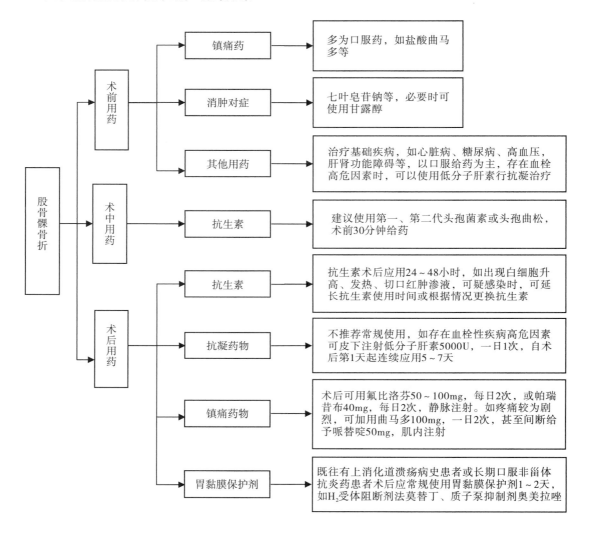

【用药选择】

1. 术前治疗基础疾病的药物应继续规律应用。

2. 术中抗生素应于术前30分钟滴注，骨关节感染以革兰阳性球菌为主，故首选第一、第二代头孢菌素，若皮试阳性可选用头孢曲松。

3. 无血栓类疾病高危因素患者不建议术后药物抗凝。

【药学提示】

已知对磺胺类药物过敏患者禁用帕瑞昔布。

【注意事项】

术后应避免注射用非甾类镇痛药与口服非甾类镇痛药合用，以免增加胃肠道不良事件风险。

五、推荐表单

（一）医师表单

股骨髁骨折临床路径医师表单

适用对象：**第一诊断为**股骨髁骨折（ICD-10：S72.401）

　　　　　行股骨髁骨折切开复位内固定术（ICD-9-CM-3：78.55/79.15/79.35）

患者姓名：_____ 性别：_____ 年龄：_____ 门诊号：_____ 住院号：_____

住院日期：____年___月___日　出院日期：____年___月___日　标准住院日≤16天

时间	住院第 1 天	住院第 2 天	住院第 3~6 天（术前日）
主要诊疗工作	□ 询问病史及体格检查 □ 上级医师查房 □ 初步的诊断和治疗方案 □ 完成住院志、首次病程、上级医师查房等病历书写 □ 开检查检验单 □ 完成必要的相关科室会诊 □ 行患肢牵引或制动	□ 上级医师查房与手术前评估 □ 确定诊断和手术方案 □ 完成上级医师查房记录 □ 完善术前检查项目 □ 收集检查检验结果并评估病情 □ 请相关科室会诊	□ 上级医师查房，术前评估和决定手术方案 □ 完成上级医师查房记录等 □ 向患者及（或）家属交代围术期注意事项并签署手术知情同意书、输血同意书、委托书（患者本人不能签字时）、自费用品协议书 □ 麻醉医师查房并与患者及（或）家属交待麻醉注意事项并签署麻醉知情同意书 □ 完成各项术前准备
重点医嘱	**长期医嘱：** □ 骨科常规护理 □ 二级护理 □ 饮食 □ 患肢牵引、制动 **临时医嘱：** □ 血常规、血型、尿常规 □ 凝血功能 □ 电解质、肝肾功能 □ 传染性疾病筛查 □ 胸部 X 线平片、心电图 □ 根据病情：CT、下肢血管超声、肺功能、超声心动图、血气分析 □ 股骨全长正侧位（必要时）	**长期医嘱：** □ 骨科护理常规 □ 二级护理 □ 饮食 □ 患者既往内科基础疾病用药 **临时医嘱：** □ 根据会诊科室要求安排检查和化验单 □ 镇痛等对症处理	**长期医嘱：同前** **临时医嘱：** □ 术前医嘱 □ 明日在椎管内麻醉或全麻下行股骨髁骨折内固定术 □ 术前禁食、禁水 □ 术前用抗菌药物皮试 □ 术前留置导尿管 □ 术区备皮 □ 配血 □ 其他特殊医嘱
病情变异记录	□ 无　□ 有，原因： 1. 2.	□ 无　□ 有，原因： 1. 2.	□ 无　□ 有，原因： 1. 2.
医师签名			

时间	住院第 4~7 天（手术日）	住院第 8 天（术后第 1 日）	住院第 9 天（术后第 2 日）
主要诊疗工作	□ 手术 □ 向患者及（或）家属交代手术过程概况及术后注意事项 □ 术者完成手术记录 □ 完成术后病程 □ 上级医师查房 □ 麻醉医师查房 □ 观察有无术后并发症并做相应处理	□ 上级医师查房 □ 完成常规病程记录 □ 观察伤口、引流量、体温、生命体征、患肢远端感觉运动情况等并作出相应处理	□ 上级医师查房 □ 完成病程记录 □ 拔除引流管，伤口换药 □ 指导患者功能锻炼
重点医嘱	长期医嘱： □ 骨科术后护理常规 □ 一级护理 □ 饮食 □ 患肢抬高 □ 留置引流管并记引流量 □ 抗菌药物 □ 其他特殊医嘱 临时医嘱： □ 今日在椎管内麻醉和（或）全麻下行股骨髁骨折内固定术 □ 心电监护、吸氧（根据病情需要） □ 补液 □ 胃黏膜保护剂（酌情）止吐、镇痛等对症处理 □ 急查血常规 □ 输血（根据病情需要）	长期医嘱： □ 骨科术后护理常规 □ 一级护理 □ 饮食 □ 患肢抬高 □ 留置引流管并记引流量 □ 抗菌药物 □ 其他特殊医嘱 临时医嘱： □ 复查血常规 □ 输血及（或）补晶体、胶体液（根据病情需要） □ 换药 □ 镇痛等对症处理（酌情）	长期医嘱： □ 骨科术后护理常规 □ 一级护理 □ 饮食 □ 患肢抬高 □ 留置引流管并记引流量 □ 抗菌药物 □ 其他特殊医嘱 临时医嘱： □ 复查血常规（必要时） □ 输血及或补晶体、胶体液（必要时） □ 换药，拔引流管 □ 镇痛等对症处理（酌情）
病情变异记录	□ 无　□ 有，原因： 1. 2.	□ 无　□ 有，原因： 1. 2.	□ 无　□ 有，原因： 1. 2.
医师签名			

时间	住院第 10 天 （术后第 3 日）	住院第 11 天 （术后第 4 日）	住院第 12~16 天 （术后第 5~9 日）
主要诊疗工作	□ 上级医师查房 □ 住院医师完成病程记录 □ 伤口换药（必要时） □ 指导患者功能锻炼	□ 上级医师查房 □ 住院医师完成病程记录 □ 伤口换药（必要时） □ 指导患者功能锻炼 □ 摄患侧股骨全长正侧位片	□ 上级医师查房，进行手术及伤口评估，确定有无手术并发症和切口愈合不良情况，明确是否出院 □ 完成出院志、病案首页、出院诊断证明书等病历 □ 向患者交代出院后的康复锻炼及注意事项，如：复诊的时间、地点，发生紧急情况时的处理等
重要医嘱	**长期医嘱：** □ 骨科术后护理常规 □ 二级护理 □ 饮食 □ 抗菌药物：如体温正常，伤口情况良好，无明显红肿时可以停止抗菌药物治疗 □ 其他特殊医嘱 □ 术后功能锻炼 **临时医嘱：** □ 复查血尿常规、生化（必要时） □ 补液（必要时） □ 换药（必要时） □ 镇痛等对症处理	**长期医嘱：** □ 骨科术后护理常规 □ 二级护理 □ 饮食 □ 抗菌药物：如体温正常，伤口情况良好，无明显红肿时可以停止抗菌药物治疗 □ 其他特殊医嘱 □ 术后功能锻炼 **临时医嘱：** □ 复查血尿常规、生化（必要时） □ 补液（必要时） □ 换药（必要时） □ 镇痛等对症处理	**出院医嘱：** □ 出院带药 □ ＿＿日后拆线换药（根据伤口愈合情况，预约拆线时间） □ 出院后骨科和（或）康复科门诊复查 □ 不适随诊
病情变异记录	□ 无　□ 有，原因： 1. 2.	□ 无　□ 有，原因： 1. 2.	□ 无　□ 有，原因： 1. 2.
医师签名			

（二）护士表单

股骨髁骨折临床路径护士表单

适用对象：**第一诊断为**股骨髁骨折（ICD-10：S72.401）
　　　　　行髌骨切开复位内固定术（ICD-9-CM-3：78.55/79.15/79.35）

患者姓名：_____　性别：_____　年龄：_____　门诊号：_____　住院号：_____

住院日期：____年___月___日　出院日期：____年___月___日　标准住院日≤16天

时间	住院第1天	住院第1~6天（术前日）	住院第1~7天（手术日）
健康宣教	□ 入院宣教 介绍主管医师、护士 介绍病室环境、设施、设备 介绍规章制度及注意事项 介绍疾病相关注意事项	□ 术前宣教 宣教疾病知识、术前准备、手术过程 告知准备物品 告知术后饮食、活动及探视规定 告知术后可能出现的情况及应对方式 告知家属等候区位置	□ 手术当日宣教 告知监护设备、管路功能及注意事项 饮食指导 告知术后可能出现的情况及应对方式 再次明确探视陪伴须知
护理处置	□ 核对患者，佩戴腕带 □ 建立入院病历 □ 评估患者并书写护理评估单 □ 卫生处置：剪指（趾）甲、沐浴，更换病号服 □ 用软枕抬高患肢	□ 协助医师完成术前检查、化验 □ 术前准备 禁食、禁水 备皮 配血 抗菌药物皮试 肠道准备	□ 送手术 摘除患者各种活动物品 核对患者信息 核对带药 填写手术交接单，签字确认 □ 接手术 核对患者及资料，签字确认
基础护理	□ 二级护理或一级护理 晨晚间护理 饮食指导 排泄护理 患者安全管理	□ 二级护理或一级护理 晨晚间护理 饮食指导 排泄护理 患者安全管理	□ 特级护理或一级护理 晨晚间护理 卧位护理：协助床上移动、保持功能体位 饮食指导、排便情况 患者安全管理
专科护理	□ 护理查体 □ 评估患肢感觉活动，末梢血运 □ 评估患肢肿胀及皮肤情况并遵医嘱抬高患肢 □ 需要时，填写跌倒及皮肤压疮防范表，床头悬挂防跌倒提示牌 □ 保持石膏/牵引固定牢固、有效 □ 遵医嘱予以消肿、镇痛治疗 □ 给予患者及家属心理支持	□ 遵医嘱完成相关检查 □ 训练床上排尿便、助行器使用 □ 评估患肢肿胀及皮肤情况并遵医嘱抬高患肢 □ 保持石膏固定牢固、有效 □ 遵医嘱予消肿、镇痛治疗 □ 遵医嘱予功能锻炼指导 □ 遵医嘱予预防深静脉血栓治疗 □ 给予患者及家属心理支持	□ 病情观察，书写特护记录或一般护理记录 日间q2h、夜间q4h评估生命体征、意识、患肢感觉活动及血运情况、皮肤及肿胀情况、伤口敷料、引流管、尿管情况、出入量，如有病情变化随时记录 □ 遵医嘱予患肢抬高 □ 遵医嘱予预防深静脉血栓治疗 □ 遵医嘱予抗菌药物、消肿、镇痛、止吐、补液、抗血栓药物治疗 □ 给予患者及家属心理支持
重点医嘱	□ 详见医嘱执行单	□ 详见医嘱执行单	□ 详见医嘱执行单
病情变异记录	□ 无　□ 有，原因： 1. 2.	□ 无　□ 有，原因： 1. 2.	□ 无　□ 有，原因： 1. 2.
护士签名			

时间	住院第 2~11 天 （术后 1~4 天）	住院第 12~16 天 （术后第 5~9 日）
健康宣教	□ 术后宣教 　药物作用时间及频率 　饮食、活动指导 　复查患者对术前宣教内容的掌握程度 　功能锻炼指导 　佩戴支具注意事项 　安全宣教 　镇痛治疗及注意事项	□ 出院宣教 　复查时间 　用药方法 　饮食指导 　活动休息 　支具佩戴 　办理出院手续程序及时间
护理处置	□ 遵医嘱完成相关治疗	□ 办理出院手续 □ 书写出院小结
基础护理	□ 一级护理或二级护理 　晨晚间护理 　饮食指导 　排泄护理 　患者安全管理	□ 二级护理 　晨晚间护理 　饮食指导 　排泄护理 　患者安全管理
专科护理	□ 病情观察，写护理记录 　评估生命体征、意识、患肢感觉活动及血运、皮肤及肿胀情况、伤口敷料、引流管、尿管情况、出入量、如有病情变化随时记录 □ 遵医嘱予患肢抬高 □ 遵医嘱予康复锻炼指导 □ 遵医嘱予预防深静脉血栓治疗 □ 遵医嘱予抗菌药物、消肿、镇痛、抗血栓药物治疗 □ 给予患者及家属心理支持	□ 病情观察、书写护理记录 　评估生命体征、意识、患肢感觉活动及血运情况 □ 遵医嘱指导出院后康复锻炼 □ 给予患者及家属心理指导
重点医嘱	□ 详见医嘱执行单	□ 详见医嘱执行单
病情变异记录	□ 无　□ 有，原因： 1. 2.	□ 无　□ 有，原因： 1. 2.
护士签名		

（三）患者表单

股骨髁骨折临床路径患者表单

适用对象：**第一诊断为**股骨髁骨折（ICD-10：S72.401）
　　　　　行髌骨切开复位内固定术（ICD-9-CM-3：78.55/79.15/79.35）

患者姓名：_____ 性别：_____ 年龄：_____ 门诊号：_____ 住院号：_____
住院日期：____年__月__日　出院日期：____年__月__日　标准住院日≤16天

时间	入　院	手术前	手术当天
医患配合	□ 配合询问病史、收集资料，请务必详细告知既往史、用药史、过敏史 □ 如服用抗凝剂，请明确告知 □ 配合医师进行体格检查 □ 如有任何不适请告知医师 □ 请配合医师完成患肢石膏或牵引固定	□ 配合完善术前相关检查、化验，如采血、留尿、心电图、X线胸片、患肢X线检查、CT、MRI、肺功能 □ 医生与患者及家属介绍病情及手术方案、时间；手术谈话、术前签字 □ 麻醉师对患者进行术前访视	□ 配合评估手术效果 □ 配合检查肢体感觉活动情况 □ 有任何不适请告知医师
护患配合	□ 配合测量体温、脉搏、呼吸、血压、（体重） □ 配合佩戴腕带 □ 配合护士完成入院评估（简单询问病史、过敏史、用药史） 接受入院宣教（环境介绍、病室规定、订餐制度、贵重物品保管、探视制度等） □ 有任何不适请告知护士	□ 配合测量体温、脉搏、呼吸、询问排便次数1次/天 □ 接受术前宣教 □ 配合手术范围备皮 □ 准备好必要用物，弯头吸管、尿壶、便盆等 □ 取下义齿、饰品等，贵重物品交家属保管	□ 清晨配合测量体温、脉搏、呼吸1次 □ 送手术前，协助完成核对，脱去衣物，上手术车 □ 返病房后，协助完成核对，配合过病床 □ 配合检查意识、肢体感觉活动 □ 配合术后吸氧、心电监护、输液、床上排尿或留置尿管，患肢伤口处可能有引流管 □ 遵医嘱采取正确体位 □ 有任何不适请告知护士
饮食	□ 正常普食 □ 糖尿病饮食 □ 低盐低脂饮食	□ 术前12小时禁食、禁水	□ 返病室后禁食、禁水6小时 □ 6小时后无恶心、呕吐可适量饮水 □ 禁食、禁水
排泄	□ 正常排尿便	□ 正常排尿便	□ 床上排尿便 □ 保留尿管
活动	□ 患肢抬高	□ 患肢抬高	□ 卧床休息，保护管路 □ 患肢抬高 □ 患肢活动

时间	手术后	出院
医患配合	□ 配合检查肢体感觉活动 □ 需要时，伤口换药 □ 配合佩戴支具 □ 配合拔除伤口引流管、尿管 □ 配合伤口拆线	□ 接受出院前指导 □ 知道复查程序
护患配合	□ 配合定时测量生命体征、每日询问排便次数 □ 配合检查肢体感觉活动 □ 配合夹闭尿管，锻炼膀胱功能 □ 接受进食、进水、排便等生活护理 □ 注意安全，避免坠床或跌倒 □ 配合采取正确体位 □ 如需要，配合正确佩戴支具 □ 如需要，配合使用双拐 □ 配合执行探视及陪伴制度	□ 接受出院宣教 □ 准备齐就诊卡、押金条 □ 指导用药方法、作用、注意事项 □ 指导护理伤口方法 □ 指导正确佩戴支具 □ 指导复印病历的方法和时间 □ 办理出院手续 □ 获取出院证明书 □ 获取出院带药
饮食	□ 正常饮食 □ 糖尿病饮食 □ 低盐低脂饮食	□ 根据医嘱饮食
排泄	□ 正常排尿便 □ 防治便秘	□ 正常排尿便 □ 防治便秘
活动	□ 注意保护管路，勿牵拉、打折 □ 根据医嘱，使用助行器下床活动	□ 根据医嘱，适量活动，避免疲劳

附：原表单（2012 年版）

股骨髁骨折临床路径表单

适用对象：第一诊断为闭合性股骨髁骨折（ICD-10：S72.401）

行股骨髁骨折内固定术（ICD-9-CM-3：78.55/79.15/79.35）

患者姓名：_____ 性别：_____ 年龄：_____ 门诊号：_____ 住院号：_____

住院日期：____年___月___日 出院日期：____年___月___日 标准住院日：≤16 天

时间	住院第 1 天	住院第 2 天	住院第 3~6 天（术前日）
主要诊疗工作	□ 询问病史及体格检查 □ 上级医师查房 □ 初步的诊断和治疗方案 □ 完成住院志、首次病程、上级医师查房等病历书写 □ 开检查检验单 □ 完成必要的相关科室会诊 □ 行患肢牵引或制动	□ 上级医师查房与手术前评估 □ 确定诊断和手术方案 □ 完成上级医师查房记录 □ 完善术前检查项目 □ 收集检查检验结果并评估病情 □ 请相关科室会诊	□ 上级医师查房，术前评估和决定手术方案 □ 完成上级医师查房记录等 □ 向患者及（或）家属交代围术期注意事项并签署手术知情同意书、输血同意书、委托书（患者本人不能签字时）、自费用品协议书 □ 麻醉医师访视，与患者及（或）家属交代麻醉注意事项并签署麻醉知情同意书 □ 完成各项术前准备
重点医嘱	**长期医嘱：** □ 骨科常规护理 □ 二级护理 □ 饮食 □ 患肢牵引、制动 **临时医嘱：** □ 血常规、血型、尿常规 □ 凝血功能 □ 电解质、肝肾功能 □ 感染性疾病筛查 □ 胸部 X 线平片、心电图 □ 根据病情：CT、下肢血管超声、肺功能、超声心动图、血气分析 □ 股骨全长正侧位（必要时）	**长期医嘱：** □ 骨科护理常规 □ 二级护理 □ 饮食 □ 患者既往内科基础疾病用药 **临时医嘱：** □ 根据会诊科室要求安排检查和化验单 □ 镇痛等对症处理	**长期医嘱：**同前 **临时医嘱：** □ 术前医嘱 □ 明日在椎管内麻醉或全麻下行股骨髁骨折内固定术 □ 术前禁食、禁水 □ 术前用抗菌药物皮试 □ 术前留置导尿管 □ 术区备皮 □ 配血 □ 其他特殊医嘱
主要护理工作	□ 入院介绍（病房环境、设施等） □ 入院护理评估 □ 观察患肢牵引、制动情况及护理	□ 观察患者病情变化 □ 防止皮肤压疮护理 □ 心理和生活护理	□ 做好备皮等术前准备 □ 提醒患者术前禁食、禁水 □ 术前心理护理
病情变异记录	□ 无 □ 有，原因： 1. 2.	□ 无 □ 有，原因： 1. 2.	□ 无 □ 有，原因： 1. 2.
护士签名			
医师签名			

时间	住院第 4~7 天 （手术日）	住院第 5~8 天 （术后第 1 日）	住院第 6~9 天 （术后第 2 日）
主要诊疗工作	□ 手术 □ 向患者及（或）家属交代手术过程概况及术后注意事项 □ 术者完成手术记录 □ 完成术后病程 □ 上级医师查房 □ 麻醉医师查房 □ 观察有无术后并发症并做相应处理	□ 上级医师查房 □ 完成常规病程记录 □ 观察伤口、引流量、体温、生命体征、患肢远端感觉运动情况 □ 等并作出相应处理	□ 上级医师查房 □ 完成病程记录 □ 拔除引流管，伤口换药 □ 指导患者功能锻炼
重点医嘱	长期医嘱： □ 骨科术后护理常规 □ 一级护理 □ 饮食 □ 患肢抬高 □ 留置引流管并记引流量 □ 抗菌药物 □ 其他特殊医嘱 临时医嘱： □ 今日在椎管内麻醉和（或）全麻下行股骨髁骨折内固定术 □ 心电监护、吸氧（根据病情需要） □ 补液 □ 胃黏膜保护剂（酌情） □ 止吐、镇痛等对症处理（酌情） 急查血常规 □ 输血（根据病情需要）	长期医嘱： □ 骨科术后护理常规 □ 一级护理 □ 饮食 □ 患肢抬高 □ 留置引流管并记引流量 □ 抗菌药物 □ 其他特殊医嘱 临时医嘱： □ 复查血常规 □ 输血及（或）补晶体、胶体液（根据病情需要） □ 换药 □ 镇痛等对症处理（酌情）	长期医嘱： □ 骨科术后护理常规 □ 一级护理 □ 饮食 □ 患肢抬高 □ 留置引流管并记引流量 □ 抗菌药物 □ 其他特殊医嘱 临时医嘱： □ 复查血常规（必要时） □ 输血及（或）补晶体、胶体液（必要时） □ 换药，拔引流管 □ 镇痛等对症处理（酌情）
主要护理工作	□ 观察患者病情变化并及时报告医师 □ 术后心理与生活护理 □ 指导术后患者功能锻炼	□ 观察患者病情并做好引流量等相关记录 □ 术后心理与生活护理 □ 指导术后患者功能锻炼	□ 观察患者病情变化 □ 术后心理与生活护理 □ 指导术后患者功能锻炼
病情变异记录	□ 无 □ 有，原因： 1. 2.	□ 无 □ 有，原因： 1. 2.	□ 无 □ 有，原因： 1. 2.
护士签名			
医师签名			

时间	住院第 7~10 天 （术后第 3 日）	住院第 8~11 天 （术后第 4 日）	住院第 9~16 天 （术后第 5~9 日，出院日）
主要诊疗工作	□ 上级医师查房 □ 住院医师完成病程记录 □ 伤口换药（必要时） □ 指导患者功能锻炼	□ 上级医师查房 □ 住院医师完成病程记录 □ 伤口换药（必要时） □ 指导患者功能锻炼 □ 摄患侧股骨全长正侧位片	□ 上级医师查房，进行手术及伤口评估，确定有无手术并发症和切口愈合不良情况，明确是否出院 □ 完成出院志、病案首页、出院诊断证明书等病历 □ 向患者交代出院后的康复锻炼及注意事项，如复诊的时间、地点，发生紧急情况时的处理等
重要医嘱	长期医嘱： □ 骨科术后护理常规 □ 二级护理 □ 饮食 □ 抗菌药物：如体温正常，伤口情况良好，无明显红肿时可以停止抗菌药物治疗 □ 其他特殊医嘱 □ 术后功能锻炼 临时医嘱： □ 复查血尿常规、生化（必要时） □ 补液（必要时） □ 换药（必要时） □ 镇痛等对症处理	长期医嘱： □ 骨科术后护理常规 □ 二级护理 □ 饮食 □ 其他特殊医嘱 □ 术后功能锻炼 临时医嘱： □ 复查血尿常规、生化（必要时） □ 补液（必要时） □ 换药（必要时） □ 镇痛等对症处理	出院医嘱： □ 出院带药 □ ___ 日后拆线换药（根据伤口愈合情况，预约拆线时间） □ 出院后骨科和（或）康复科门诊复查 □ 不适随诊
主要护理工作	□ 观察患者病情变化 □ 术后心理与生活护理 □ 指导患者功能锻炼	□ 观察患者病情变化 □ 指导患者功能锻炼 □ 术后心理和生活护理	□ 指导患者办理出院手续 □ 出院宣教
病情变异记录	□ 无 □ 有，原因： 1. 2.	□ 无 □ 有，原因： 1. 2.	□ 无 □ 有，原因： 1. 2.
护士签名			
医师签名			

一、髌骨骨折编码

1. 原髌骨骨折编码

疾病名称及编码：髌骨闭合性骨折：S82.001

手术操作及编码：髌骨骨折内固定术（ICD-9-CM-3：78.56/79.1901/79.3901）

2. 修改编码

疾病名称及编码：髌骨闭合性骨折（ICD-10：S82.000）

手术操作及编码：髌骨骨折内固定术（ICD-9-CM-3：78.56/79.16/79.36）

二、临床路径检索方法

S82.000 伴（78.56/79.16/79.36）并且年龄>16 岁

三、髌骨骨折临床路径标准住院流程

（一）适用对象

第一诊断为闭合性髌骨骨折（ICD-10：S82.001）

行髌骨骨折内固定术（ICD-9-CM-3：78.56/79.1901/79.3901/）。

释义

■ 本临床路径适用对象是第一诊断为闭合性髌骨骨折的患者。

■ 适用对象中不包括肿瘤等病因造成的病理性骨折、包括有髌骨骨折的多发损伤患者、儿童患者、陈旧性骨折或骨折不愈合、开放性骨折。

（二）诊断依据

根据《临床诊疗指南——骨科学分册》（中华医学会编著，人民卫生出版社）等。

1. 病史：外伤史。

2. 体格检查：患膝肿胀、疼痛、活动受限等。

3. 辅助检查：X 线检查发现髌骨骨折。

释义

■ 髌骨骨折可由直接暴力或者间接暴力引起。

■ 体格检查可发现伸膝无力或者疼痛拒动。

■ 髌骨骨折的临床表现无特殊，正确的诊断与分类需依靠髌骨正侧斜位 X 线片，怀疑髌骨纵行骨折时可加照髌骨轴位片。

（三）选择治疗方案的依据

根据《临床技术操作规范——骨科学分册》（中华医学会编著，人民军医出版社）等。

1. 年龄在 16 岁以上。

2. 伤前生活质量及活动水平。

3. 全身状况允许手术。

4. 首选克氏针张力带固定，也可根据具体情况选择其他治疗方式。

释义

■ 髌骨骨折为关节内骨折，分离移位以及关节面移位大者建议手术治疗，以期获得更好的功能恢复。

（四）标准住院日为≤16 天

释义

■ 髌骨附近软组织覆盖有限，骨折常造成明显肿胀，严重肿胀者需要等待肿胀消退后方可进行手术。必要时术前可进行石膏制动。

（五）进入路径标准

1. 第一诊断必须符合 ICD-10：S82.001 髌骨骨折疾病编码。

2. 外伤引起的单纯性、新鲜髌骨骨折。

3. 除外病理性骨折。

4. 除外合并其他部位的骨折和损伤。

5. 当患者合并其他疾病，但住院期间不需要特殊处理也不影响第一诊断的临床路径流程实施时，可以进入路径。

释义

■ 本路径不适用于合并其他骨折的多发损伤病人，开放性骨折也需退出本径。

■ 合并疾病的院内会诊以及常规处理不影响临床路径流程。

（六）术前准备（术前评估）1~4 天

1. 必须的检查项目

（1）血常规、尿常规+镜检。

（2）电解质、肝功能、肾功能、凝血功能、感染性疾病筛查（乙肝，丙肝，梅毒，艾滋病）。

（3）胸部 X 线平片、心电图。

（4）骨科 X 线检查。

2. 根据患者病情可选择的检查项目：下肢血管超声、血气分析、超声心动图等。

> **释义**
>
> ■ 以上项目属术前必须完成的检查项目。老年、既往有心肺疾病等内科基础疾病或血栓性疾病史患者需有针对性选择血气分析、超声心动图、双下肢深静脉彩色超声等。
>
> ■ 根据术前检查的结果，安排进一步检查项目，如果住院期间需要特殊处理，可以出径。

（七）预防性抗菌药物选择与使用时机

1. 抗菌药物：按照《抗菌药物临床应用指导原则》（卫医发〔2004〕285 号）执行，并根据患者的病情决定抗菌药物的选择与使用时间。建议使用第一、第二代头孢菌素，头孢曲松。

（1）推荐使用头孢唑林钠肌内或静脉注射。①成人：0.5~1 克/次，一日 2~3 次。②对本药或其他头孢菌素类药过敏者，对青霉素类药有过敏性休克史者禁用；肝肾功能不全者、有胃肠道疾病史者慎用。③使用本药前需进行皮肤过敏试验。

（2）推荐头孢呋辛钠肌内或静脉注射。①成人：0.75~1.5 克/次，一日 3 次。②肾功能不全患者按照肌酐清除率制订给药方案：肌酐清除率>20ml/min 者，每日 3 次，每次 0.75~1.5g；肌酐清除率 10~20ml/min 患者，每次 0.75g，一日 2 次；肌酐清除率<10ml/min 患者，每次 0.75g，一日 1 次。③对本药或其他头孢菌素类药过敏者，对青霉素类药有过敏性休克史者禁用；肝肾功能不全者、有胃肠道疾病史者慎用。④使用本药前需进行皮肤过敏试验。

（3）推荐头孢曲松钠肌内注射、静脉注射或静脉滴注。①成人：1g/次，一次肌内注射或静脉滴注。②对本药或其他头孢菌素类药过敏者，对青霉素类药有过敏性休克史者禁用；肝肾功能不全者、有胃肠道疾病史者慎用。

2. 预防性使用抗菌药物，时间为术前 0.5 小时，手术超过 3 小时加用 1 次抗菌药物，术中出血量大于 1500ml 时加用 1 次；总预防性用药时间一般不超过 24 小时，个别情况可延长至 48 小时。

> **释义**
>
> ■ 骨与关节手术感染多为革兰阳性球菌，故首选第一、第二代头孢菌素作为预防用药，不需联合用药。
>
> ■ 抗生素应在术前 30 分钟、上止血带之前输注完毕，使手术切口暴露时局部组织中已达到足以杀灭手术过程中入侵切口细菌的药物浓度。
>
> ■ 如果需要延长使用时间，需要在病程中详细记载原因。

（八）手术日为入院第 1~4 天

1. 麻醉方式：椎管内麻醉。
2. 手术方式：髌骨骨折内固定术。
3. 手术内固定物：克氏针张力带、空心钉等。
4. 术中用药：麻醉用药、抗菌药。

释义

■ 应根据患者具体情况选择麻醉方式，尽可能选择全身影响小的麻醉方式。
■ 手术方式及内植物选择应根据骨折情况进行选择，最常选择的是克氏针张力带、空心钉等。

（九）术后住院恢复 4~9 天

1. 必须复查的项目：血常规、X 线检查。
2. 可选择的检查项目：电解质、肝功能、肾功能。
3. 术后用药

（1）抗菌药物使用：抗菌药物使用按照《抗菌药物临床应用指导原则》（卫医发〔2004〕285号）执行，并根据患者的病情决定抗菌药物的选择与使用时间。

（2）术后镇痛：参照《骨科常见疼痛的处理专家建议》。

（3）预防静脉血栓栓塞症：参照《中国骨科大手术后静脉血栓栓塞症预防指南》。

（4）其他药物：消肿、促骨折愈合等。

4. 保护下功能锻炼。

释义

■ 术后可根据恢复情况适当缩短住院天数。
■ 至少在术后第一天或第二天复查一次血常规，以了解有无明显贫血、白细胞增多等异常情况。
■ 如患者既往有肝脏或肾脏疾病史，或术后出现少尿、下肢或眼睑水肿等情况，应复查肝肾功能。如术后患肢肿胀明显，应复查下肢深静脉彩超以除外血栓形成。
■ 术后必须复查正侧位 X 线片判断骨折复位及内固定位置是否良好。
■ 选择抗菌药物时要根据手术部位的常见病原菌、患者病理生理状况、抗菌药物的抗菌谱、抗菌药物的药动学特点、抗菌药物的不良反应等综合考虑。原则上应选择相对广谱、效果肯定、安全及价格相对低廉的抗菌药物。
■ 如术后肿胀明显，首先给予抬高患肢，冰敷，可口服或者静脉使用消肿药物，必要时可以给予制动。
■ 如固定良好，应鼓励患者早期非负重活动，包括肌肉收缩、屈伸关节。单侧手术如身体情况允许可拄双拐、患肢免负重行走，双侧同时手术建议至少 6 周后拄双拐行走。

（十）出院标准

1. 体温正常，常规化验检查无明显异常。

2. 伤口愈合好：引流管拔除，伤口无感染征象（或可在门诊处理的伤口情况）。

3. 术后 X 线片证实复位固定满意。

4. 没有需要住院处理的并发症和（或）合并症。

> **释义**
>
> ■ 患者出院前应一般情况良好，骨折固定符合相关标准，切口无异常情况，临床允许出院继续观察休养。如果发生相关并发症，可能会延长住院时间。
>
> ■ 体温高首先应考虑有无感染可能，可结合血常规、局部伤口情况及患者主诉综合分析。应当注意明显贫血、伤口局部血肿吸收也是发热的原因，但一般不高于39℃。
>
> ■ 出院前应仔细观察伤口情况，确定伤口无明显红肿、持续渗液方可出院。

（十一）变异及原因分析

1. 可伴有其他损伤，应当严格掌握入选标准。部分患者因骨折本身的合并症而延期治疗，如大量出血需术前输血、血栓形成、血肿引起体温增高，骨折本身对骨的血循环破坏较重，术后易出现骨折延迟愈合、不愈合等。

2. 老年患者易有合并症，如骨质疏松、糖尿病、心脑血管疾病等，骨折后合并症可能加重，需同时治疗，住院时间延长。

3. 内固定物选择：根据骨折类型选择适当的内固定物，可能导致住院费用存在差异。

4. 开放性骨折不进入本路径。

> **释义**
>
> ■ 按标准治疗方案如发生严重的并发症，需要转入相应路径。
>
> ■ 医师认可的变异原因主要是指患者入选路径后，医师在检查及治疗过程中发现患者合并存在一些事前未预知的对本路径治疗可能产生影响的情况，需要中止执行路径或者是延长治疗时间、增加治疗费用，医师需在表单中明确说明。
>
> ■ 因患者方面的主观原因导致执行路径出现变异，也需要医师在表单中予以说明。

（十二）参考费用标准

5000～9000 元。

四、髌骨骨折临床路径给药方案

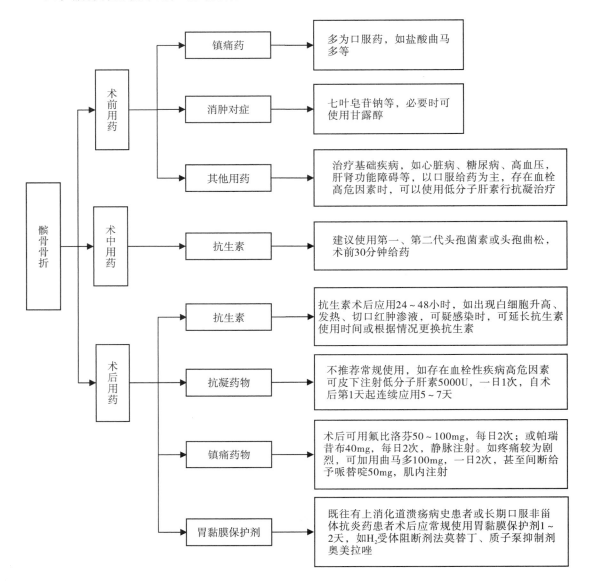

【用药选择】

1. 术前治疗基础疾病的药物应继续规律应用。

2. 术中抗生素应于术前30分钟滴注，骨关节感染以革兰阳性球菌为主，故首选第一、第二代头孢菌素，若皮试阳性可选用头孢曲松。

3. 无血栓类疾病高危因素患者不建议术后药物抗凝。

【药学提示】

已知对磺胺类药物过敏患者禁用帕瑞昔布。

【注意事项】

术后应避免注射用非甾类镇痛药与口服非甾类镇痛药合用，以免增加胃肠道不良事件风险。

五、推荐表单

（一）医师表单

髌骨骨折临床路径医师表单

适用对象：**第一诊断为髌骨骨折**（ICD-10：S82.001）
行髌骨骨折内固定术（ICD-9-CM-3：78.56/79.1901/79.3901/）

患者姓名：_____ 性别：_____ 年龄：_____ 门诊号：_____ 住院号：_____

住院日期：____年___月___日 出院日期：____年___月___日 标准住院日≤16天

时间	住院第1天	住院第2天	住院第3~6天（术前日）
主要诊疗工作	□ 询问病史及体格检查 □ 上级医师查房 □ 初步的诊断和治疗方案 □ 完成住院志、首次病程、上级医师查房等病历书写 □ 开检查检验单 □ 完成必要的相关科室会诊 □ 行患肢制动	□ 上级医师查房与手术前评估 □ 确定诊断和手术方案 □ 完成上级医师查房记录 □ 完善术前检查项目 □ 收集检查检验结果并评估病情 □ 请相关科室会诊	□ 上级医师查房，术前评估和决定手术方案 □ 完成上级医师查房记录等 □ 向患者及（或）家属交代围术期注意事项并签署手术知情同意书、输血同意书、委托书（患者本人不能签字时）、自费用品协议书 □ 麻醉医师查房并与患者及（或）家属交待麻醉注意事项并签署麻醉知情同意书 □ 完成各项术前准备
重点医嘱	**长期医嘱：** □ 骨科常规护理 □ 二级护理 □ 饮食 □ 患肢制动 **临时医嘱：** □ 血常规、血型、尿常规 □ 凝血功能 □ 电解质、肝肾功能 □ 传染性疾病筛查 □ 胸部X线平片、心电图 □ 根据病情：CT（必要时）、下肢血管超声、肺功能、超声心动图、血气分析 □ 膝关节正侧位	**长期医嘱：** □ 骨科护理常规 □ 二级护理 □ 饮食 □ 患者既往内科基础疾病用药 **临时医嘱：** □ 根据会诊科室要求安排检查和化验单 □ 镇痛等对症处理	**长期医嘱：同前** **临时医嘱：** □ 术前医嘱 □ 明日在椎管内麻醉或全麻下行髌骨骨折内固定术 □ 术前禁食、禁水 □ 术前用抗菌药物皮试 □ 术前留置导尿管 □ 术区备皮 □ 配血（必要时） □ 其他特殊医嘱
病情变异记录	□ 无 □ 有，原因： 1. 2.	□ 无 □ 有，原因： 1. 2.	□ 无 □ 有，原因： 1. 2.
医师签名			

时间	住院第 4~7 天 （手术日）	住院第 8 天 （术后第 1 日）	住院第 9 天 （术后第 2 日）
主要诊疗工作	□ 手术 □ 向患者及（或）家属交代手术过程概况及术后注意事项 □ 术者完成手术记录 □ 完成术后病程 □ 上级医师查房 □ 麻醉医师查房 □ 观察有无术后并发症并做相应处理	□ 上级医师查房 □ 完成常规病程记录 □ 观察伤口、引流量、体温、生命体征、患肢远端感觉运动情况等并作出相应处理	□ 上级医师查房 □ 完成病程记录 □ 拔除引流管，伤口换药 □ 指导患者功能锻炼
重点医嘱	**长期医嘱：** □ 骨科术后护理常规 □ 一级护理 □ 饮食 □ 患肢抬高 □ 留置引流管并记引流量（必要时） □ 抗菌药物 □ 其他特殊医嘱 **临时医嘱：** □ 今日在椎管内麻醉和（或）全麻下行髌骨骨折内固定术 □ 心电监护、吸氧（根据病情需要） □ 补液 □ 胃黏膜保护剂（酌情） □ 止吐、镇痛等对症处理 □ 急查血常规 □ 输血（根据病情需要）	**长期医嘱：** □ 骨科术后护理常规 □ 一级护理 □ 饮食 □ 患肢抬高 □ 留置引流管并记引流量 □ 抗菌药物 □ 其他特殊医嘱 **临时医嘱：** □ 复查血常规 □ 输血及（或）补晶体、胶体液（根据病情需要） □ 换药 □ 镇痛等对症处理（酌情）	**长期医嘱：** □ 骨科术后护理常规 □ 一级护理 □ 饮食 □ 患肢抬高 □ 留置引流管并记引流量 □ 抗菌药物 □ 其他特殊医嘱 **临时医嘱：** □ 复查血常规（必要时） □ 输血及或补晶体、胶体液（必要时） □ 换药，拔引流管 □ 镇痛等对症处理（酌情）
病情变异记录	□ 无 □ 有，原因： 1. 2.	□ 无 □ 有，原因： 1. 2.	□ 无 □ 有，原因： 1. 2.
医师签名			

时间	住院第 10 天 （术后第 3 日）	住院第 11 天 （术后第 4 日）	住院第 12~16 天 （术后第 5~9 日）
主要诊疗工作	□ 上级医师查房 □ 住院医师完成病程记录 □ 伤口换药（必要时） □ 指导患者功能锻炼	□ 上级医师查房 □ 住院医师完成病程记录 □ 伤口换药（必要时） □ 指导患者功能锻炼 □ 摄患侧膝关节正侧位片	□ 上级医师查房，进行手术及伤口评估，确定有无手术并发症和切口愈合不良情况，明确是否出院 □ 完成出院志、病案首页、出院诊断证明书等病历 □ 向患者交代出院后的康复锻炼及注意事项，如复诊的时间、地点，发生紧急情况时的处理等
重要医嘱	长期医嘱： □ 骨科术后护理常规 □ 二级护理 □ 饮食 □ 抗菌药物：如体温正常，伤口情况良好，无明显红肿时可以停止抗菌药物治疗 □ 其他特殊医嘱 □ 术后功能锻炼 临时医嘱： □ 复查血尿常规、生化（必要时） □ 补液（必要时） □ 换药（必要时） □ 镇痛等对症处理	长期医嘱： □ 骨科术后护理常规 □ 二级护理 □ 饮食 □ 抗菌药物：如体温正常，伤口情况良好，无明显红肿时可以停止抗菌药物治疗 □ 其他特殊医嘱 □ 术后功能锻炼 临时医嘱： □ 复查血尿常规、生化（必要时） □ 补液（必要时） □ 换药（必要时） □ 镇痛等对症处理	□ 出院医嘱： □ 出院带药 □ ＿＿日后拆线换药（根据伤口愈合情况，预约拆线时间） □ 出院后骨科和（或）康复科门诊复查 □ 不适随诊
病情变异记录	□ 无　□ 有，原因： 1. 2.	□ 无　□ 有，原因： 1. 2.	□ 无　□ 有，原因： 1. 2.
医师签名			

（二）护士表单

髌骨骨折临床路径护士表单

适用对象：**第一诊断为髌骨骨折**（ICD-10：S82.001）

　　　　　行髌骨骨折内固定术（ICD-9-CM-3：78.56/79.1901/79.3901/）

患者姓名：_____ 性别：_____ 年龄：_____ 门诊号：_____ 住院号：_____

住院日期：____年___月___日　出院日期：____年___月___日　标准住院日≤16天

时间	住院第1天	住院第1~4天（术前日）	住院第1~6天（手术日）
健康宣教	□ 入院宣教 介绍主管医师、护士 介绍病室环境、设施、设备 介绍规章制度及注意事项 介绍疾病相关注意事项	□ 术前宣教 宣教疾病知识、术前准备、手术过程 告知准备物品 告知术后饮食、活动及探视规定 告知术后可能出现的情况及应对方式 告知家属等候区位置	□ 手术当日宣教 告知监护设备、管路功能及注意事项 饮食指导 告知术后可能出现的情况及应对方式 再次明确探视陪伴须知
护理处置	□ 核对患者，佩戴腕带 □ 建立入院病历 □ 评估患者并书写护理评估单 □ 卫生处置：剪指（趾）甲、沐浴，更换病号服 □ 用软枕抬高患肢	□ 协助医师完成术前检查、化验 □ 术前准备 禁食、禁水 备皮 配血 抗菌药物皮试 肠道准备	□ 送手术 摘除患者各种活动物品 核对患者信息 核对带药 填写手术交接单，签字确认 □ 接手术 核对患者及资料，签字确认
基础护理	□ 二级护理或一级护理 晨晚间护理 饮食指导 排泄护理 患者安全管理	□ 二级护理或一级护理 晨晚间护理 饮食指导 排泄护理 患者安全管理	□ 特级护理或一级护理 晨晚间护理 卧位护理：协助床上移动、保持功能体位 饮食指导、排便情况 患者安全管理
专科护理	□ 护理查体 □ 评估患肢感觉活动，末梢血运 □ 评估患肢肿胀及皮肤情况并遵医嘱抬高患肢 □ 需要时，填写跌倒及皮肤压疮防范表，床头悬挂防跌倒提示牌 □ 保持石膏固定牢固、有效 □ 遵医嘱予以消肿、镇痛治疗 □ 给予患者及家属心理支持	□ 遵医嘱完成相关检查 □ 训练床上排尿便、助行器使用 □ 评估患肢肿胀及皮肤情况并遵医嘱抬高患肢 □ 保持石膏固定牢固、有效 □ 遵医嘱予消肿、镇痛治疗 □ 遵医嘱予功能锻炼指导 □ 遵医嘱予预防深静脉血栓治疗 □ 给予患者及家属心理支持	□ 病情观察，书写特护记录或一般护理记录 日间q2h、夜间q4h评估生命体征、意识、患肢感觉活动及血运情况、皮肤及肿胀情况、伤口敷料、引流管、尿管情况、出入量，如有病情变化随时记录 □ 遵医嘱予患肢抬高 □ 遵医嘱予预防深静脉血栓治疗 □ 遵医嘱予抗菌药物、消肿、镇痛、镇吐、补液、抗血栓药物治疗 □ 给予患者及家属心理支持
重点医嘱	□ 详见医嘱执行单	□ 详见医嘱执行单	□ 详见医嘱执行单
病情变异记录	□ 无　□ 有，原因： 1. 2.	□ 无　□ 有，原因： 1. 2.	□ 无　□ 有，原因： 1. 2.
护士签名			

时间	住院第 2~11 天 （术后 1~4 天）	住院第 12~16 天 （术后第 5~9 日）
健康宣教	□ 术后宣教 　药物作用时间及频率 　饮食、活动指导 　复查患者对术前宣教内容的掌握程度 　功能锻炼指导 　佩戴支具注意事项 　安全宣教 　镇痛治疗及注意事项	□ 出院宣教 　复查时间 　用药方法 　饮食指导 　活动休息 　支具佩戴 　办理出院手续程序及时间
护理处置	□ 遵医嘱完成相关治疗	□ 办理出院手续 □ 书写出院小结
基础护理	□ 一级护理或二级护理 　晨晚间护理 　饮食指导 　排泄护理 　患者安全管理	□ 二级护理 　晨晚间护理 　饮食指导 　排泄护理 　患者安全管理
专科护理	□ 病情观察，写护理记录 　评估生命体征、意识、患肢感觉活动及血运、皮肤及肿胀情况、伤口敷料、引流管、尿管情况、出入量、如有病情变化随时记录 □ 遵医嘱予患肢抬高 □ 遵医嘱予康复锻炼指导 □ 遵医嘱予预防深静脉血栓治疗 □ 遵医嘱予抗菌药物、消肿、镇痛、抗血栓药物治疗 □ 给予患者及家属心理支持	□ 病情观察、书写护理记录 　评估生命体征、意识、患肢感觉活动及血运情况 □ 遵医嘱指导出院后康复锻炼 □ 给予患者及家属心理指导
重点医嘱	□ 详见医嘱执行单	□ 详见医嘱执行单
病情变异记录	□ 无　□ 有，原因： 1. 2.	□ 无　□ 有，原因： 1. 2.
护士签名		

（三）患者表单

髌骨骨折临床路径患者表单

适用对象：第一诊断为髌骨骨折（ICD-10：S82.001）

行髌骨骨折内固定术（ICD-9-CM-3：78.56/79.1901/79.3901/）

患者姓名：_____ 性别：_____ 年龄：_____ 门诊号：_____ 住院号：_____

住院日期：____年__月__日 出院日期：____年__月__日 标准住院日≤16天

时间	入　院	手术前	手术当天
医患配合	□ 配合询问病史、收集资料，请务必详细告知既往史、用药史、过敏史 □ 如服用抗凝剂，请明确告知 □ 配合医师进行体格检查 □ 如有任何不适请告知医师 □ 请配合医师完成患肢石膏或牵引固定	□ 配合完善术前相关检查、化验，如采血、留尿、心电图、X线胸片、患肢X线检查、CT、MRI、肺功能 □ 医生与患者及家属介绍病情及手术方案、时间；手术谈话、术前签字 □ 麻醉师对患者进行术前访视	□ 配合评估手术效果 □ 配合检查肢体感觉活动情况 □ 有任何不适请告知医师
护患配合	□ 配合测量体温、脉搏、呼吸、血压、（体重） □ 配合佩戴腕带 □ 配合护士完成入院评估（简单询问病史、过敏史、用药史） □ 接受入院宣教（环境介绍、病室规定、订餐制度、贵重物品保管、探视制度等） □ 有任何不适请告知护士	□ 配合测量体温、脉搏、呼吸、询问排便次数1次/天 □ 接受术前宣教 □ 配合手术范围备皮 □ 准备好必要用物，弯头吸管、尿壶、便盆等 □ 取下义齿、饰品等，贵重物品交家属保管	□ 清晨配合测量体温、脉搏、呼吸1次 □ 送手术前，协助完成核对，脱去衣物，上手术车 □ 返病房后，协助完成核对，配合过病床 □ 配合检查意识、肢体感觉活动 □ 配合术后吸氧、心电监护、输液、床上排尿或留置尿管，患肢伤口处可能有引流管 □ 遵医嘱采取正确体位 □ 有任何不适请告知护士
饮食	□ 正常普食 □ 糖尿病饮食 □ 低盐低脂饮食	□ 术前12小时禁食、禁水	□ 返病室后禁食、禁水6小时 □ 6小时后无恶心、呕吐可适量饮水
排泄	□ 正常排尿便	□ 正常排尿便	□ 床上排尿便 □ 保留尿管
活动	□ 患肢抬高	□ 患肢抬高	□ 卧床休息，保护管路 □ 患肢抬高 □ 患肢活动

时间	手术后	出　院
医患配合	□ 配合检查肢体感觉活动 □ 需要时，伤口换药 □ 配合佩戴支具 □ 配合拔除伤口引流管、尿管 □ 配合伤口拆线	□ 接受出院前指导 □ 知道复查程序
护患配合	□ 配合定时测量生命体征、每日询问排便次数 □ 配合检查肢体感觉活动 □ 配合夹闭尿管，锻炼膀胱功能 □ 接受进食、进水、排便等生活护理 □ 注意安全，避免坠床或跌倒 □ 配合采取正确体位 □ 如需要，配合正确佩戴支具 □ 如需要，配合使用双拐 □ 配合执行探视及陪伴制度	□ 接受出院宣教 □ 准备齐就诊卡、押金条 □ 指导用药方法、作用、注意事项 □ 指导护理伤口方法 □ 指导正确佩戴支具 □ 指导复印病历的方法和时间 □ 办理出院手续 □ 获取出院证明书 □ 获取出院带药
饮食	□ 正常饮食 □ 糖尿病饮食 □ 低盐低脂饮食	□ 根据医嘱饮食
排泄	□ 正常排尿便 □ 防治便秘	□ 正常排尿便 □ 防治便秘
活动	□ 注意保护管路，勿牵拉、打折 □ 根据医嘱，使用助行器下床活动	□ 根据医嘱，适量活动，避免疲劳

附：原表单（2012 年版）

髌骨骨折临床路径表单

适用对象：**第一诊断为髌骨骨折**（ICD-10：S82.001）

行髌骨骨折切开复位内固定术（ICD-9-CM-3：78.56/79.1901/79.3901/）

患者姓名：_____ 性别：_____ 年龄：_____ 门诊号：_____ 住院号：_____

住院日期：____年___月___日 出院日期：____年___月___日 标准住院日≤16 天

时间	住院第 1 天	住院第 2 天	住院第 3~4 天（术前日）
主要诊疗工作	□ 询问病史及体格检查 □ 上级医师查房 □ 初步的诊断和治疗方案 □ 完成住院志、首次病程、上级医师查房等病历书写 □ 开具检查检验单 □ 完成必要的相关科室会诊 □ 行患肢牵引或制动	□ 上级医师查房与手术前评估 □ 确定诊断和手术方案 □ 完成上级医师查房记录 □ 完善术前检查项目 □ 收集检查检验结果并评估病情 □ 请相关科室会诊	□ 上级医师查房，术前评估和决定手术方案 □ 完成上级医师查房记录等 □ 向患者及（或）家属交代围术期注意事项并签署手术知情同意书、输血同意书、委托书（患者本人不能签字时）、自费用品协议书 □ 麻醉医师查房并与患者及（或）家属交代麻醉注意事项并签署麻醉知情同意书 □ 完成各项术前准备
重点医嘱	**长期医嘱：** □ 骨科常规护理 □ 二级护理 □ 饮食 □ 患肢石膏（支具）固定 **临时医嘱：** □ 血常规、尿常规 □ 凝血功能 □ 电解质、肝功能、肾功能 □ 感染性疾病筛查 □ 胸部 X 线平片、心电图 □ 骨科 X 线检查 □ 根据病情：下肢血管超声、肺功能、超声心动图、血气分析	**长期医嘱：** □ 骨科护理常规 □ 二级护理 □ 饮食 □ 患者既往内科基础疾病用药 **临时医嘱：** □ 根据会诊科室要求安排检查检验 □ 镇痛等对症处理	**长期医嘱：同前** **临时医嘱：** □ 术前医嘱 □ 明日在椎管内麻醉和（或）全麻下行髌骨骨折内固定术 □ 术前禁食、禁水 □ 术前用抗菌药物皮试 □ 术前留置导尿管 □ 术区备皮 □ 其他特殊医嘱
主要护理工作	□ 入院介绍（病房环境、设施等） □ 入院护理评估 □ 观察患肢牵引、制动情况及护理	□ 观察患者病情变化 □ 防止皮肤压疮护理 □ 心理和生活护理	□ 做好备皮等术前准备 □ 提醒患者术前禁食、禁水 □ 术前心理护理
病情变异记录	□ 无 □ 有，原因： 1. 2.	□ 无 □ 有，原因： 1. 2.	□ 无 □ 有，原因： 1. 2.
护士签名			
医师签名			

时间	住院第 5 天（手术日）	住院第 6 天（术后第 1 日）	住院第 7 天（术后第 2 日）
主要诊疗工作	□ 手术 □ 向患者及（或）家属交代手术过程概况及术后注意事项 □ 术者完成手术记录 □ 完成术后病程 □ 上级医师查房 □ 麻醉医师查房 □ 观察有无术后并发症并做相应处理	□ 上级医师查房 □ 完成病程记录 □ 观察伤口、引流量、体温、生命体征、患肢远端感觉运动情况等并作出相应处理	□ 上级医师查房 □ 完成病程记录 □ 拔除引流管，伤口换药 □ 指导患者功能锻炼
重点医嘱	长期医嘱： □ 骨科术后护理常规 □ 一级护理 □ 饮食 □ 患肢抬高 □ 留置引流管并记引流量 □ 抗菌药物 □ 其他特殊医嘱 临时医嘱： □ 今日在椎管内麻醉或全麻下行髌骨骨折内固定术 □ 心电监护、吸氧（根据病情需要） □ 补液 □ 止吐、镇痛等对症处理（酌情） □ 急查血常规 □ 输血（根据病情需要）	长期医嘱： □ 骨科术后护理常规 □ 一级护理 □ 饮食 □ 患肢抬高 □ 留置引流管并记引流量 □ 抗菌药物 □ 其他特殊医嘱 临时医嘱： □ 复查血常规 □ 输血及（或）补晶体、胶体液（根据病情需要） □ 换药 □ 镇痛等对症处理（酌情）	长期医嘱： □ 骨科术后护理常规 □ 一级护理 □ 饮食 □ 患肢抬高 □ 抗菌药物：如体温正常，伤口情况良好，无明显红肿时可以停止抗菌药物治疗 □ 其他特殊医嘱 临时医嘱： □ 复查血常规（必要时） □ 输血及或补晶体、胶体液（必要时） □ 换药、拔引流管 □ 镇痛等对症处理（酌情）
主要护理工作	□ 观察患者病情变化并及时报告医师 □ 术后心理与生活护理 □ 指导术后患者功能锻炼	□ 观察患者病情并做好引流量等相关记录 □ 术后心理与生活护理 □ 指导术后患者功能锻炼	□ 观察患者病情变化 □ 术后心理与生活护理 □ 指导术后患者功能锻炼
病情变异记录	□ 无 □ 有，原因： 1. 2.	□ 无 □ 有，原因： 1. 2.	□ 无 □ 有，原因： 1. 2.
护士签名			
医师签名			

时间	住院第 8 天 （术后第 3 日）	住院第 9 天 （术后第 4 日）	住院第 10~16 天 （术后第 5~9 日，出院日）
主要诊疗工作	□ 上级医师查房 □ 住院医师完成病程记录 □ 伤口换药（必要时） □ 指导患者功能锻炼	□ 上级医师查房 □ 住院医师完成病程记录 □ 伤口换药（必要时） □ 指导患者功能锻炼 □ 摄患侧膝关节正侧位 X 片	□ 上级医师查房，进行手术及伤口评估，确定有无手术并发症和切口愈合不良情况，明确是否出院 □ 完成出院志、病案首页、出院诊断证明书等病历 □ 向患者交代出院后的康复锻炼及注意事项，如复诊的时间、地点，发生紧急情况时的处理等
重要医嘱	长期医嘱： □ 骨科术后护理常规 □ 二级护理 □ 饮食 □ 其他特殊医嘱 □ 术后功能锻炼 临时医嘱： □ 复查血尿常规、生化（必要时） □ 补液（必要时） □ 换药（必要时） □ 止痛等对症处理	长期医嘱： □ 骨科术后护理常规 □ 二级护理 □ 饮食 □ 其他特殊医嘱 □ 术后功能锻炼 临时医嘱： □ 复查血尿常规、生化（必要时） □ 补液（必要时） □ 换药（必要时） □ 止痛等对症处理	出院医嘱： □ 出院带药 □ ___ 日后拆线换药（根据伤口愈合情况，预约拆线时间） □ 出院后骨科和（或）康复科门诊复查 □ 不适随诊
主要护理工作	□ 观察患者病情变化 □ 术后心理与生活护理 □ 指导患者功能锻炼	□ 观察患者病情变化 □ 指导患者功能锻炼 □ 术后心理和生活护理	□ 指导患者办理出院手续 □ 出院宣教
病情变异记录	□ 无　□ 有，原因： 1. 2.	□ 无　□ 有，原因： 1. 2.	□ 无　□ 有，原因： 1. 2.
护士签名			
医师签名			

第十二章　胫骨平台骨折临床路径释义

一、胫骨平台骨折的手术操作编码

疾病名称及编码：胫骨平台骨折 ICD-10：S82.10

手术操作及编码：胫骨平台骨折切开复位内固定术 ICD-9-CM-3：79.36

二、临床路径检索方法

S82.10 伴 79.36

三、胫骨平台骨折临床路径标准住院流程

（一）适用对象

第一诊断为胫骨平台骨折（ICD-10：S82.10）

行切开复位内固定术（ICD-9-CM-3：79.36）。

> **释义**
>
> ■ 适用对象编码参见第一部分。
> ■ 本临床路径适用对象是第一诊断为闭合性胫骨平台骨折的患者。
> ■ 适用对象中不包括肿瘤等病因造成的病理性骨折、包括有胫骨平台骨折的多发损伤患者、儿童患者、陈旧性骨折或骨折不愈合、开放性骨折。
> ■ 本路径的胫骨平台骨折不包括胫骨髁间隆突撕脱骨折以及合并膝关节韧带损伤者。

（二）诊断依据

根据《临床诊疗指南——骨科学分册》（中华医学会编著，人民卫生出版社）等。

1. 病史：外伤史。

2. 体检有明确体征：患侧膝关节肿胀、疼痛、活动受限。

3. 辅助检查：膝关节 X 线片显示胫骨平台骨折。

> **释义**
>
> ■ 严重胫骨平台骨折的临床症状明显。
> ■ 正确诊断和分型有赖于 X 线检查，必要时需行膝关节 CT 检查。
> ■ 必要时可行 MRI 检查，以明确是否伴有内外侧副韧带、前后交叉韧带或半月板损伤。

（三）治疗方案的选择及依据

根据《临床技术操作规范——骨科学分册》（中华医学会编著，人民军医出版社）等。

1. 明显移位的关节内骨折。

2. 无手术禁忌证。

> **释义**
>
> ■ 胫骨平台骨折属关节内骨折，常有伴发损伤，治疗常有一定难度。必须根据骨折类型、严重程度，以及患者的年龄、活动能力、经济状况、有无伴发损伤、医师的经验综合考虑治疗方案。

（四）标准住院日为 10~28 天

部分患者患侧膝关节严重肿胀，需要等待 2 周方能手术。

> **释义**
>
> ■ 部分胫骨平台骨折为高能量损伤，软组织损伤很重，必须等待肿胀消退后才能手术，术前等待时间可能较长，可以考虑进行牵引或外固定。

（五）进入路径标准

1. 第一诊断必须符合 ICD-10：S82.10 胫骨平台骨折疾病编码。

2. 闭合性胫骨平台骨折。

3. 除外病理性骨折。

4. 当患者合并其他疾病，但住院期间不需要特殊处理也不影响第一诊断的临床路径流程实施时，可以进入路径。

> **释义**
>
> ■ 本路径不适用于合并其他需要特殊处理损伤的患者，如合并膝关节韧带损伤需要重建者。开放性骨折需退出本路径。

（六）术前准备 0~14 天

1. 必需的检查项目

（1）血常规、尿常规。

（2）肝功能、肾功能、电解质、凝血功能、感染性疾病筛查（乙肝、丙肝、艾滋病、梅毒等）。

（3）膝关节正侧位 X 线片。

（4）胸片、心电图。

释义

■ 根据软组织情况，部分患者需要等待1~2周。

---

2. 根据患者病情可选择

（1）骨科 CT 检查、膝关节 MRI、超声心动图、血气分析和肺功能（高龄或既往有心、肺病史者）；

（2）有相关疾病者必要时请相关科室会诊。

释义

■ 复杂骨折建议进行膝关节 CT 以明确骨折类型和严重程度。

■ 疑有膝关节内韧带或半月板损伤者建议行 MRI 检查明确有无损伤及损伤程度。

■ 部分复杂胫骨平台骨折需双侧入路手术，创伤较大，术前需仔细评估一般情况及心肺功能，保证手术安全。

（七）选择用药

抗菌药物：按照《抗菌药物临床应用指导原则》（卫医发〔2004〕285 号）执行。建议使用第一、第二代头孢菌素，头孢曲松。

（1）推荐使用头孢唑林钠肌内或静脉注射。①成人：0.5~1 克/次，一日 2~3 次。②儿童：一日量为 20~30mg/kg 体重，分 3~4 次给药。③对本药或其他头孢菌素类药过敏者，对青霉素类药有过敏性休克史者禁用；肝肾功能不全者、有胃肠道疾病史者慎用。④使用本药前需进行皮肤过敏试验。

（2）推荐头孢呋辛钠肌内或静脉注射。①成人：0.75~1.5 克/次，一日 3 次。②儿童：平均一日剂量为 60mg/kg，严重感染可用到 100mg/kg，分 3~4 次给予。③肾功能不全患者按照肌酐清除率制订给药方案：肌酐清除率>20ml/min 者，每日 3 次，每次 0.75~1.5g；肌酐清除率 10~20ml/min 患者，每次 0.75g，一日 2 次；肌酐清除率<10ml/min 患者，每次 0.75g，一日 1 次。④对本药或其他头孢菌素类药过敏者，对青霉素类药有过敏性休克史者禁用；肝肾功能不全者、有胃肠道疾病史者慎用。⑤使用本药前需进行皮肤过敏试验。

（3）推荐头孢曲松钠肌内注射、静脉注射或静脉滴注。①成人：1g/次，一次肌内注射或静脉滴注。②儿童：儿童用量一般按成人量的 1/2 给予。③对本药或其他头孢菌素类药过敏者，对青霉素类药有过敏性休克史者禁用；肝肾功能不全者、有胃肠道疾病史者慎用。

2. 预防性使用抗菌药物，时间为术前 0.5 小时，手术超过 3 小时加用 1 次抗菌药物，术中出血量大于 1500ml 时加用 1 次；总预防性用药时间一般不超过 24 小时，个别情况可延长至 48 小时。

释义

■ 本路径适用于闭合骨折，建议根据上述指导原则选择预防性抗菌药物。

（八）手术日为入院第 1~14 天（急诊手术为入院当天）

1. 麻醉方式：神经阻滞麻醉、椎管内麻醉或全身麻醉。
2. 手术方式：切开复位内固定术。
3. 手术内植物：接骨板、螺钉，必要时植骨。
4. 输血：视术中出血情况而定。

> **释义**
>
> ■ 胫骨平台骨折手术方法多选用切开复位内固定，视病人具体情况选择麻醉方式。
> ■ 根据骨折类型，手术内植物可单独使用螺钉或选择接骨板螺钉系统，在双髁骨折患者常予双接骨板固定，更为复杂的病人甚至可能需要 3 块或 3 块以上接骨板固定。
> ■ 对于关节面有压缩、复位后形成骨缺损者，应进行植骨，可选择自体髂骨或骨移植替代材料。

（九）术后住院恢复 5~14 天

1. 必须复查的检查项目：血常规、膝关节正侧位片。
2. 必要时查凝血功能、肝功能、肾功能、电解质、双下肢深静脉彩超。
3. 术后处理

（1）抗菌药物选择与使用时机应当按照《抗菌药物临床应用指导原则》（卫医发〔2004〕285号）执行。如可疑感染，需做相应的微生物学检查，必要时做药敏试验。

（2）术后镇痛：参照《骨科常见疼痛的处理专家建议》。

（3）术后康复：以主动锻炼为主，被动锻炼为辅。

> **释义**
>
> ■ 术后必须复查膝关节正侧位 X 线片以确定骨折复位及内固定位置。
> ■ 术后必须警惕深静脉血栓形成的危险，密切观察下肢肿胀情况，如果疑有血栓形成则需行下肢深静脉彩超检查，疑有肺栓塞发生则应立即请相关科室会诊。
> ■ 预防感染、镇痛根据相关指导原则进行。
> ■ 根据损伤和固定情况积极进行膝关节功能锻炼，以主动锻炼为主。

（十）出院标准

1. 体温正常，常规化验指标无明显异常。
2. 伤口愈合良好：引流管拔除，伤口无感染征象（或可在门诊处理的伤口情况），无皮瓣坏死。
3. 术后 X 线片证实复位固定满意。
4. 没有需要住院处理的并发症和（或）合并症。

> **释义**
>
> ■ 患者出院前应一般情况良好，骨折固定符合相关标准，切口无异常情况，临床允许出院继续观察养。如果发生相关并发症，可能会延长住院时间。

(十一) 变异及原因分析

1. 围术期并发症：骨筋膜室综合征、深静脉血栓形成、伤口感染等造成住院日延长和费用增加。

2. 内科合并症：老年患者常合并基础疾病，如脑血管或心血管病、糖尿病、血栓等，骨折手术可能导致这些疾病加重而需要进一步治疗，从而延长治疗时间，并增加住院费用。

3. 内植物的选择：由于骨折类型不同，使用不同的内固定材料，可能导致住院费用存在差异。

> **释义**
>
> ■ 开放性骨折需要退出本路径；软组织严重损伤发生坏死，需要转移皮瓣、植皮等处理，或膝关节韧带、半月板损伤需要手术处理者，需要转入相应路径。
>
> ■ 医师认可的变异原因主要是指患者入选路径后，医师在检查及治疗过程中发现患者合并存在一些事前未预知的对本路径治疗可能产生影响的情况，需要中止执行路径或者是延长治疗时间、增加治疗费用，医师需在表单中明确说明。
>
> ■ 因患者方面的主观原因导致执行路径出现变异，也需要医师在表单中予以说明。

(十二) 参考费用标准

6000~10000 元（根据使用内固定耗材的不同，费用存在差异）。

四、胫骨平台骨折临床路径给药方案

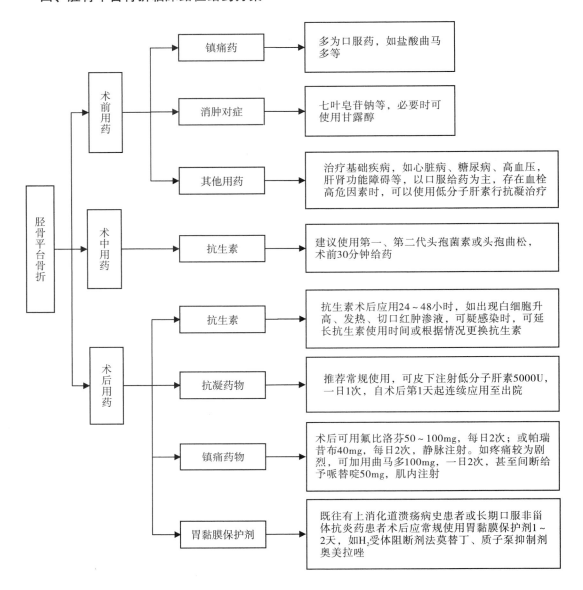

【用药选择】

1. 术前治疗基础疾病的药物应继续规律应用。

2. 术中抗生素应于术前 30 分钟滴注，骨关节感染以革兰阳性球菌为主，故首选第一、第二代头孢菌素，若皮试阳性可选用头孢曲松。

3. 无血栓类疾病高危因素患者不建议术后药物抗凝。

【药学提示】

已知对磺胺类药物过敏患者禁用帕瑞昔布。

【注意事项】

术后应避免注射用非甾类镇痛药与口服非甾类镇痛药合用，以免增加胃肠道不良事件风险。

五、推荐表单

（一）医师表单

胫骨平台骨折临床路径医师表单

适用对象：第一诊断为胫骨平台骨折（ICD-10：S82.10）

　　　　　行切开复位内固定术（ICD-9-CM-3：79.36）

患者姓名：_____ 性别：_____ 年龄：_____ 门诊号：_____ 住院号：_____

住院日期：____年___月___日　出院日期：____年___月___日　标准住院日≤28 天

时间	住院第 1 天	住院第 1~13 天（术前日）
主要诊疗工作	□ 询问病史及体格检查 □ 上级医师查房 □ 初步的诊断和治疗方案 □ 完成住院志、首次病程、上级医师查房等病历书写 □ 开检查检验单 □ 完成必要的相关科室会诊 □ 行患肢牵引或制动 □ 患者既往内科疾病用药	□ 上级医师查房，术前评估和决定手术方案 □ 完成上级医师查房记录等 □ 向患者及（或）家属交代围术期注意事项并签署手术知情同意书、输血同意书、委托书（患者本人不能签字时）、自费用品协议书 □ 麻醉医师查房并与患者及（或）家属交代麻醉注意事项并签署麻醉知情同意书 □ 完成各项术前检查，准备
重点医嘱	**长期医嘱：** □ 骨科常规护理 □ 二级护理 □ 饮食 □ 患肢牵引、制动 **临时医嘱：** □ 血常规、血型、尿常规 □ 凝血功能 □ 电解质、肝肾功能 □ 传染性疾病筛查 □ 胸部 X 线平片、心电图 □ 根据病情：下肢血管超声、肺功能、超声心动图、血气分析 □ 膝关节正侧位，CT	**长期医嘱：**同前 **临时医嘱：** □ 术前医嘱 □ 明日在椎管内麻醉或全麻下行胫骨平台骨折内固定术 □ 术前禁食、禁水 □ 术前用抗菌药物皮试 □ 术前留置导尿管 □ 术区备皮 □ 配血 □ 其他特殊医嘱
病情变异记录	□ 无　□ 有，原因： 1. 2.	□ 无　□ 有，原因： 1. 2.
医师签名		

时间	住院第 1~14 天 （手术日）	住院第 1~15 天 （术后第 1 日）	住院第 2~16 天 （术后第 2 日）
主要诊疗工作	□ 手术 □ 向患者及（或）家属交代手术过程概况及术后注意事项 □ 术者完成手术记录 □ 完成术后病程 □ 上级医师查房 □ 麻醉医师查房 □ 观察有无术后并发症并做相应处理	□ 上级医师查房 □ 完成常规病程记录 □ 观察伤口、引流量、体温、生命体征、患肢远端感觉运动情况等并作出相应处理	□ 上级医师查房 □ 完成病程记录 □ 拔除引流管，伤口换药 □ 指导患者功能锻炼
重点医嘱	长期医嘱： □ 骨科术后护理常规 □ 一级护理 □ 饮食 □ 患肢抬高 □ 留置引流管并记引流量 □ 抗菌药物 □ 其他特殊医嘱 临时医嘱： □ 今日在椎管内麻醉和（或）全麻下行胫骨平台骨折内固定术 □ 心电监护、吸氧（根据病情需要） □ 补液 □ 胃黏膜保护剂（酌情） □ 止吐、镇痛等对症处理 　急查血常规 □ 输血（根据病情需要）	长期医嘱： □ 骨科术后护理常规 □ 一级护理 □ 饮食 □ 患肢抬高 □ 留置引流管并记引流量 □ 抗菌药物 □ 其他特殊医嘱 临时医嘱： □ 复查血常规 □ 输血及（或）补晶体、胶体液（根据病情需要） □ 换药 □ 镇痛等对症处理（酌情）	长期医嘱： □ 骨科术后护理常规 □ 一级护理 □ 饮食 □ 患肢抬高 □ 留置引流管并记引流量 □ 抗菌药物 □ 其他特殊医嘱 临时医嘱： □ 复查血常规（必要时） □ 输血及或补晶体、胶体液（必要时） □ 换药，拔引流管 □ 镇痛等对症处理（酌情）
病情变异记录	□ 无　□ 有，原因： 1. 2.	□ 无　□ 有，原因： 1. 2.	□ 无　□ 有，原因： 1. 2.
医师签名			

时间	住院第 3~17 天 （术后第 3 日）	住院第 4~18 天 （术后第 4 日）	住院第 5~28 天 （术后第 5~14 日）
主要诊疗工作	□ 上级医师查房 □ 住院医师完成病程记录 □ 伤口换药（必要时） □ 指导患者功能锻炼	□ 上级医师查房 □ 住院医师完成病程记录 □ 伤口换药（必要时） □ 指导患者功能锻炼 □ 摄患侧膝关节正侧位片	□ 上级医师查房，进行手术及伤口评估，确定有无手术并发症和切口愈合不良情况，明确是否出院 □ 完成出院志、病案首页、出院诊断证明书等病历 □ 向患者交代出院后的康复锻炼及注意事项，如复诊的时间、地点，发生紧急情况时的处理等
重要医嘱	长期医嘱： □ 骨科术后护理常规 □ 二级护理 □ 饮食 □ 抗菌药物：如体温正常，伤口情况良好，无明显红肿时可以停止抗菌药物治疗 □ 其他特殊医嘱 □ 术后功能锻炼 临时医嘱： □ 复查血尿常规、生化（必要时） □ 补液（必要时） □ 换药（必要时） □ 镇痛等对症处理	长期医嘱： □ 骨科术后护理常规 □ 二级护理 □ 饮食 □ 抗菌药物：如体温正常，伤口情况良好，无明显红肿时可以停止抗菌药物治疗 □ 其他特殊医嘱 □ 术后功能锻炼 临时医嘱： □ 复查血尿常规、生化（必要时） □ 补液（必要时） □ 换药（必要时） □ 镇痛等对症处理	出院医嘱： □ 出院带药 □ ___ 日后拆线换药（根据伤口愈合情况，预约拆线时间） □ 出院后骨科和（或）康复科门诊复查 □ 不适随诊
病情变异记录	□ 无　□ 有，原因： 1. 2.	□ 无　□ 有，原因： 1. 2.	□ 无　□ 有，原因： 1. 2.
医师签名			

（二）护士表单

胫骨平台骨折临床路径护士表单

适用对象：第一诊断为胫骨平台骨折（ICD-10：S82.10）

　　　　　　行切开复位内固定术（ICD-9-CM-3：79.36）

患者姓名：_____ 性别：_____ 年龄：_____ 门诊号：_____ 住院号：_____

住院日期：____年___月___日　出院日期：____年___月___日　标准住院日≤28天

时间	住院第1天	住院第1~13天（术前日）	住院第1~14天（手术日）
健康宣教	□ 入院宣教 介绍主管医师、护士 介绍病室环境、设施、设备 介绍规章制度及注意事项 介绍疾病相关注意事项	□ 术前宣教 宣教疾病知识、术前准备、手术过程 告知准备物品 告知术后饮食、活动及探视规定 告知术后可能出现的情况及应对方式 告知家属等候区位置	□ 手术当日宣教 告知监护设备、管路功能及注意事项 饮食指导 告知术后可能出现的情况及应对方式 再次明确探视陪伴须知
护理处置	□ 核对患者，佩戴腕带 □ 建立入院病历 □ 评估患者并书写护理评估单 □ 卫生处置：剪指（趾）甲、沐浴，更换病号服 □ 用软枕抬高患肢	□ 协助医师完成术前检查、化验 □ 术前准备 禁食、禁水 备皮 配血 抗菌药物皮试 肠道准备	□ 送手术 摘除患者各种活动物品 核对患者信息 核对带药 填写手术交接单，签字确认 □ 接手术 核对患者及资料，签字确认
基础护理	□ 二级护理或一级护理 晨晚间护理 饮食指导 排泄护理 患者安全管理	□ 二级护理或一级护理 晨晚间护理 饮食指导 排泄护理 患者安全管理	□ 特级护理或一级护理 晨晚间护理 卧位护理：协助床上移动、保持功能体位 饮食指导、排便情况 患者安全管理
专科护理	□ 护理查体 □ 评估患肢感觉活动，末梢血运 评估患肢肿胀及皮肤情况并遵医嘱抬高患肢 □ 需要时，填写跌倒及皮肤压疮防范表，床头悬挂防跌倒提示牌 □ 保持石膏/牵引固定牢固、有效 □ 遵医嘱予以消肿、镇痛治疗 □ 给予患者及家属心理支持	□ 遵医嘱完成相关检查 □ 训练床上排尿便、助行器使用 □ 评估患肢肿胀及皮肤情况并遵医嘱抬高患肢 □ 保持石膏固定牢固、有效 □ 遵医嘱予消肿、镇痛治疗 □ 遵医嘱予功能锻炼指导 □ 遵医嘱予预防深静脉血栓治疗 □ 给予患者及家属心理支持	□ 病情观察，书写特护记录或一般护理记录 日间q2h、夜间q4h评估生命体征、意识、患肢感觉活动及血运情况、皮肤及肿胀情况、伤口敷料、引流管、尿管情况、出入量，如有病情变化随时记录 □ 遵医嘱予患肢抬高 □ 遵医嘱予预防深静脉血栓治疗 □ 遵医嘱予抗菌药物、消肿、镇痛 □ 镇吐、补液、抗血栓药物治疗 □ 给予患者及家属心理支持
重点医嘱	□ 详见医嘱执行单	□ 详见医嘱执行单	□ 详见医嘱执行单
病情变异记录	□ 无 □ 有，原因： 1. 2.	□ 无 □ 有，原因： 1. 2.	□ 无 □ 有，原因： 1. 2.
护士签名			

时间	住院第 1~11 天 （术后 1~4 天）	住院第 8~28 天 （术后第 5~14 日）
健康宣教	□ 术后宣教 　药物作用时间及频率 　饮食、活动指导 　复查患者对术前宣教内容的掌握程度 　功能锻炼指导 　佩戴支具注意事项 　安全宣教 　镇痛治疗及注意事项	□ 出院宣教 　复查时间 　用药方法 　饮食指导 　活动休息 　支具佩戴 　办理出院手续程序及时间
护理处置	□ 遵医嘱完成相关治疗	□ 办理出院手续 □ 书写出院小结
基础护理	□ 一级护理或二级护理 　晨晚间护理 　饮食指导 　排泄护理 　患者安全管理	□ 二级护理 　晨晚间护理 　饮食指导 　排泄护理 　患者安全管理
专科护理	□ 病情观察，写护理记录 　评估生命体征、意识、患肢感觉活动及血运、皮肤及肿胀情况、伤口敷料、引流管、尿管情况、出入量、如有病情变化随时记录 □ 遵医嘱予患肢抬高 □ 遵医嘱予康复锻炼指导 □ 遵医嘱予预防深静脉血栓治疗 □ 遵医嘱予抗菌药物、消肿、镇痛、抗血栓药物治疗 □ 给予患者及家属心理支持	□ 病情观察、书写护理记录 　评估生命体征、意识、患肢感觉活动及血运情况 □ 遵医嘱指导出院后康复锻炼 □ 给予患者及家属心理指导
重点医嘱	□ 详见医嘱执行单	□ 详见医嘱执行单
病情变异记录	□ 无　□ 有，原因： 1. 2.	□ 无　□ 有，原因： 1. 2.
护士签名		

（三）患者表单

胫骨平台骨折临床路径患者表单

适用对象：**第一诊断为**胫骨平台骨折（ICD-10：S82.10）

行切开复位内固定术（ICD-9-CM-3：79.36）

患者姓名：_____ 性别：_____ 年龄：_____ 门诊号：_____ 住院号：_____

住院日期：____年___月___日 出院日期：____年___月___日 标准住院日≤28天

时间	入院	手术前	手术当天
医患配合	□ 配合询问病史、收集资料，请务必详细告知既往史、用药史、过敏史 □ 如服用抗凝剂，请明确告知 □ 配合医师进行体格检查 □ 如有任何不适请告知医师 □ 请配合医师完成患肢石膏或牵引固定	□ 配合完善术前相关检查、化验，如采血、留尿、心电图、X线胸片、患肢X线检查、CT、MRI、肺功能 □ 医生与患者及家属介绍病情及手术方案、时间；手术谈话、术前签字 □ 麻醉师对患者进行术前访视	□ 配合评估手术效果 □ 配合检查肢体感觉活动情况 □ 有任何不适请告知医师
护患配合	□ 配合测量体温、脉搏、呼吸、血压、（体重） □ 配合佩戴腕带 □ 配合护士完成入院评估（简单询问病史、过敏史、用药史） □ 接受入院宣教（环境介绍、病室规定、订餐制度、贵重物品保管、探视制度等） □ 有任何不适请告知护士	□ 配合测量体温、脉搏、呼吸、询问排便次数1次/天 □ 接受术前宣教 □ 配合手术范围备皮 □ 准备好必要用物，弯头吸管、尿壶、便盆等 □ 取下义齿、饰品等，贵重物品交家属保管	□ 清晨配合测量体温、脉搏、呼吸1次 □ 送手术前，协助完成核对，脱去衣物，上手术车 □ 返病房后，协助完成核对，配合过病床 □ 配合检查意识、肢体感觉活动 □ 配合术后吸氧、心电监护、输液、床上排尿或留置尿管，患肢伤口处可能有引流管 □ 遵医嘱采取正确体位 □ 有任何不适请告知护士
饮食	□ 正常普食 □ 糖尿病饮食 □ 低盐低脂饮食	□ 术前12小时禁食、禁水	□ 返病室后禁食、禁水6小时 □ 6小时后无恶心、呕吐可适量饮水
排泄	□ 正常排尿便	□ 正常排尿便	□ 床上排尿便 □ 保留尿管
活动	□ 患肢抬高	□ 患肢抬高	□ 卧床休息，保护管路 □ 患肢抬高 □ 患肢活动

时间	手术后	出　院
医患配合	☐ 配合检查肢体感觉活动 ☐ 需要时，伤口换药 ☐ 配合佩戴支具 ☐ 配合拔除伤口引流管、尿管 ☐ 配合伤口拆线	☐ 接受出院前指导 ☐ 知道复查程序
护患配合	☐ 配合定时测量生命体征、每日询问排便次数 ☐ 配合检查肢体感觉活动 ☐ 配合夹闭尿管，锻炼膀胱功能 ☐ 接受进食、进水、排便等生活护理 ☐ 注意安全，避免坠床或跌倒 ☐ 配合采取正确体位 ☐ 如需要，配合正确佩戴支具 ☐ 如需要，配合使用双拐 ☐ 配合执行探视及陪伴制度	☐ 接受出院宣教 ☐ 准备齐就诊卡、押金条 ☐ 指导用药方法、作用、注意事项 ☐ 指导护理伤口方法 ☐ 指导正确佩戴支具 ☐ 指导复印病历的方法和时间 ☐ 办理出院手续 ☐ 获取出院证明书 ☐ 获取出院带药
饮食	☐ 正常饮食 ☐ 糖尿病饮食 ☐ 低盐低脂饮食	☐ 根据医嘱饮食
排泄	☐ 正常排尿便 ☐ 防治便秘	☐ 正常排尿便 ☐ 防治便秘
活动	☐ 注意保护管路，勿牵拉、打折 ☐ 根据医嘱，使用助行器下床活动	☐ 根据医嘱，适量活动，避免疲劳

附：原表单（2012 年版）

胫骨平台骨折临床路径表单

适用对象：第一诊断为胫骨平台骨折（ICD-10：S82.10）

行切开复位内固定术（ICD-9-CM-3：79.36）

患者姓名：_____ 性别：_____ 年龄：_____ 门诊号：_____ 住院号：_____

住院日期：____年___月___日 出院日期：____年___月___日 标准住院日 10～28 天

时间	住院第 1 天	住院第 1～13 天（术前日）
主要诊疗工作	□ 询问病史及体格检查 □ 上级医师查房 □ 初步诊断和治疗方案 □ 完成住院志、首次病程、上级医师查房等病历书写 □ 开检查、化验单 □ 临时患肢石膏/牵引固定 □ 完成必要的相关科室会诊	□ 上级医师查房，术前评估和决定手术方案 □ 完成上级医师查房记录等病历书写 □ 向患者及（或）家属交代围术期注意事项并签署手术知情同意书、自费用品协议书、输血同意书、委托书（患者本人不能签字时） □ 麻醉医师访视，向患者及（或）家属交代麻醉注意事项并签署麻醉知情同意书 □ 完成各项术前准备
重点医嘱	**长期医嘱：** □ 骨科护理常规 □ 二级护理 □ 饮食 □ 患肢石膏/牵引固定 □ 患者既往基础内科疾病用药 **临时医嘱：** □ 血常规、尿常规 □ 凝血功能、感染性疾病筛查、肝功能、肾功能、电解质 □ 胸片、心电图 □ 膝关节正侧位 X 线片 □ 镇痛等对症处理	**长期医嘱：** □ 骨科护理常规 □ 二级护理 □ 饮食 □ 患肢石膏/牵引固定 **临时医嘱：** □ 术前医嘱：拟明日在◎神经阻滞麻醉◎椎管内麻醉◎全麻下行切开复位内固定/植骨术 □ 术前禁食、禁水 □ 术前抗生素皮试 □ 术前留置导尿管 □ 术区备皮 □ 术前灌肠 □ 配血 □ 其他特殊医嘱
主要护理工作	□ 介绍病房环境、设施和设备 □ 入院护理评估 □ 防止皮肤压疮护理 □ 观察患者病情变化 □ 心理和生活护理	□ 做好备皮等术前准备 □ 提醒患者术前禁食、禁水 □ 术前心理护理
病情变异记录	□ 无 □ 有，原因： 1. 2.	□ 无 □ 有，原因： 1. 2.
护士签名		
医师签名		

日期	住院第 0~14 天 （手术日）	住院第 1~15 天 （术后第 1 日）	住院第 2~16 天 （术后第 2 日）
主要诊疗工作	□ 手术 □ 向患者及或家属交代手术过程概况及术后注意事项 □ 术者完成手术记录 □ 完成术后病程 □ 上级医师查房 □ 麻醉医师查房 □ 观察有无术后并发症并做相应处理	□ 上级医师查房 □ 完成常规病程记录 □ 观察伤口、引流量、体温、生命体征情况等并作出相应处理	□ 上级医师查房 □ 完成病程记录 □ 拔除引流管，伤口换药 □ 指导患者功能锻炼
重点医嘱	长期医嘱： □ 骨科护理常规 □ 一级护理 □ 饮食 □ 患肢抬高、制动 □ 留置引流管并记引流量 □ 抗生素 □ 其他特殊医嘱 临时医嘱： □ 今日在◎神经阻滞麻醉◎椎管内麻醉◎全麻下行切开复位内固定术 □ 心电监护、吸氧 6 小时 □ 补液 □ 止吐、镇痛等对症处理 □ 伤口换药（必要时）	长期医嘱： □ 骨科护理常规 □ 一级护理 □ 饮食 □ 患肢抬高、制动 □ 留置引流管并记引流量 □ 抗生素 □ 其他特殊医嘱 临时医嘱： □ 伤口换药 □ 镇痛等对症处理	长期医嘱： □ 骨科护理常规 □ 一级护理 □ 饮食 □ 患肢抬高、制动 □ 抗生素 □ 其他特殊医嘱 临时医嘱： □ 复查血常规（必要时） □ 换药，拔引流管 □ 镇痛等对症处理
主要护理工作	□ 观察患者病情变化并及时报告医生 □ 术后心理与生活护理	□ 观察患者病情并做好引流量等相关记录 □ 术后心理与生活护理 □ 指导患者术后功能锻炼	□ 观察患者病情变化 □ 术后心理与生活护理 □ 指导患者术后功能锻炼
病情变异记录	□ 无　□ 有，原因： 1. 2.	□ 无　□ 有，原因： 1. 2.	□ 无　□ 有，原因： 1. 2.
护士签名			
医师签名			

日期	住院第 3~17 天 （术后第 3 日）	住院第 4~18 天 （术后第 4 日）	术后第 5~28 日 （术后第 5~14 日，出院日）
主要诊疗工作	□ 上级医师查房 □ 完成病程记录 □ 伤口换药（必要时） □ 指导患者功能锻炼	□ 上级医师查房 □ 完成病程记录 □ 伤口换药（必要时） □ 指导患者功能锻炼 □ 摄患侧膝关节正侧位片	□ 上级医师查房，进行手术及伤口评估，确定有无手术并发症和切口愈合不良情况，明确是否出院 □ 完成出院志、病案首页、出院诊断证明书等所有病历资料 □ 向患者交代出院后的康复锻炼及注意事项，如复诊的时间、地点，发生紧急情况时的处理等
重点医嘱	长期医嘱： □ 骨科护理常规 □ 一/二级护理 □ 饮食 □ 患肢抬高、制动 □ 抗生素 □ 下肢功能锻炼 临时医嘱： □ 伤口换药（必要时） □ 镇痛等对症处理	长期医嘱： □ 骨科护理常规 □ 一/二级护理 □ 饮食 □ 患肢抬高、制动 □ 如体温正常，伤口情况良好，无明显红肿时可以停止抗生素治疗 □ 下肢功能锻炼 临时医嘱： □ 复查血尿常规、肝肾功能、电解质（必要时） □ 伤口换药（必要时） □ 镇痛等对症处理	出院医嘱： □ 出院带药 □ 嘱日后拆线换药（根据出院时间决定） □ 一月后门诊复查 □ 如有不适，随时来诊
主要护理工作	□ 观察患者病情变化 □ 术后心理与生活护理 □ 指导患者功能锻炼	□ 观察患者病情变化 □ 指导患者功能锻炼 □ 心理和生活护理	□ 指导患者办理出院手续 □ 出院宣教
病情变异记录	□ 无　□ 有，原因： 1. 2.	□ 无　□ 有，原因： 1. 2.	□ 无　□ 有，原因： 1. 2.
护士签名			
医师签名			

第十三章　踝关节骨折临床路径释义

一、闭合性踝关节骨折疾病和手术操作编码

疾病名称及编码：内侧踝关节骨折 ICD-10：S82.50

外侧踝关节骨折 ICD-10：S82.60

踝关节骨折（双踝、三踝）ICD-10：S82.80

手术操作及编码：踝关节切开复位内固定术 ICD-9-CM-3：79.36

二、临床路径检索方法

S82.50 或 S82.60 或 S82.80 伴 79.36 除外病理性骨折

三、踝关节骨折临床路径标准住院流程

（一）适用对象

第一诊断为踝关节骨折（ICD-10：S82.80）

行踝关节切开复位内固定术（ICD-9-CM-3：79.36）。

释义

■ 适用对象编码参见第一部分。

■ 本临床路径适用对象是第一诊断为闭合性踝关节骨折的患者。

■ 适用对象中不包括肿瘤等病因造成的病理性骨折、包括有踝关节骨折的多发损伤患者、儿童患者、陈旧性骨折或骨折不愈合、开放性骨折。

（二）诊断依据

根据《临床诊疗指南——骨科学分册》（中华医学会编著，人民卫生出版社），《外科学（下册）》（8 年制和 7 年制教材临床医学专用，人民卫生出版社）。

1. 病史：外伤史。

2. 体检有明确体征：患侧踝关节肿胀、疼痛、活动受限。

3. 辅助检查：踝关节 X 线片显示踝关节骨折。

> **释义**
>
> ■踝关节骨折的临床表现与踝关节扭伤相类似，正确的诊断与分类需依靠踝关节正侧位 X 线片，必要时可加拍踝穴位、应力像或膝关节 X 线片（除外高位腓骨骨折），以及踝关节 CT。

（三）治疗方案的选择及依据

根据《临床技术操作规范——骨科学分册》（中华医学会编著，人民军医出版社），《外科学（下册）》（8 年制和 7 年制教材临床医学专用，人民卫生出版社）。

1. 不稳定的单踝、双踝、三踝骨折。
2. 无手术禁忌证。

> **释义**
>
> ■踝关节骨折为关节内骨折，严重移位或不稳定者建议手术治疗，以期获得更好的踝关节功能恢复。

（四）标准住院日为≤16 天

> **释义**
>
> ■踝关节附近软组织覆盖有限，骨折常造成明显肿胀，严重肿胀或水（血）疱形成者需要等待肿胀消退，局部皮肤条件许可后方可进行手术。必要时术前可进行牵引或其他临时固定。

（五）进入路径标准

1. 第一诊断必须符合 ICD-10：S82.80 踝关节骨折疾病编码。
2. 单纯闭合性踝关节骨折。
3. 除外病理性骨折。
4. 当患者合并其他疾病，但在住院期间不需要特殊处理也不影响第一诊断的临床路径流程实施时，可以进入路径。

> **释义**
>
> ■本路径不适用于合并其他骨折的多发损伤患者，开放性骨折也需退出本路径。

（六）术前准备0~3天

1. 必需的检查项目

（1）血常规、尿常规。

（2）电解质、肝功能、肾功能、凝血功能、感染性疾病筛查（乙肝、丙肝、艾滋病、梅毒等）。

（3）踝关节正侧位 X 线片。

（4）胸部 X 线平片、心电图。

> **释义**
>
> ■ 以上项目属术前必须完成的检查项目。部分病人需要进行 CT 检查进一步了解骨折情况。

2. 根据患者病情可选择

（1）骨科 CT 检查、超声心动图、血气分析和肺功能（高龄或既往有心、肺部病史者）。

（2）有相关疾病者必要时请相关科室会诊。

> **释义**
>
> ■ 应根据病情对骨折及合并疾病情况进行合理评估，保证手术安全。

（七）选择用药

1. 抗菌药物：按照《抗菌药物临床应用指导原则》（卫医发〔2004〕285 号）执行。建议使用第一、第二代头孢菌素，头孢曲松。

（1）推荐使用头孢唑林钠肌内或静脉注射。①成人：0.5~1 克/次，一日 2~3 次。②儿童：一日量为 20~30mg/kg 体重，分 3~4 次给药。③对本药或其他头孢菌素类药过敏者，对青霉素类药有过敏性休克史者禁用；肝肾功能不全者、有胃肠道疾病史者慎用。④使用本药前需进行皮肤过敏试验。

（2）推荐头孢呋辛钠肌内或静脉注射。①成人：0.75~1.5 克/次，一日 3 次。②儿童：平均一日剂量为 60mg/kg，严重感染可用到 100 mg/kg，分 3~4 次给予。③肾功能不全患者按照肌酐清除率制订给药方案：肌酐清除率>20ml/min 者，每日 3 次，每次 0.75~1.5g；肌酐清除率 10~20ml/min 患者，每次 0.75g，一日 2 次；肌酐清除率<10ml/min 患者，每次 0.75g，一日 1 次。④对本药或其他头孢菌素类药过敏者，对青霉素类药有过敏性休克史者禁用；肝肾功能不全者、有胃肠道疾病史者慎用。⑤使用本药前需进行皮肤过敏试验。

（3）推荐头孢曲松钠肌内注射、静脉注射或静脉滴注。①成人：1 克/次，一次肌内注射或静脉滴注。②儿童：儿童用量一般按成人量的 1/2 给予。③对本药或其他头孢菌素类药过敏者，对青霉素类药有过敏性休克史者禁用；肝肾功能不全者、有胃肠道疾病史者慎用。

2. 预防性使用抗菌药物，时间为术前 0.5 小时，手术超过 3 小时加用 1 次抗菌药物，术中出血量大于 1500ml 时加用 1 次；总预防性用药时间一般不超过 24 小时，个别情况可延长至 48 小时。

3. 预防静脉血栓栓塞症处理：参照《中国骨科大手术后静脉血栓栓塞症预防指南》。

4. 消肿药物：甘露醇等。

> **释义**
>
> ■ 有关处理均应参照以上指南进行。

（八）手术日为入院第0~3天

1. 麻醉方式：神经阻滞麻醉、椎管内麻醉或全身麻醉。
2. 手术方式：踝关节切开复位内固定术。
3. 手术内植物：接骨板、螺钉、张力带、钢丝、髓内钉。
4. 输血：视术中具体情况而定。

> **释义**
>
> ■ 手术方式及内植物选择应根据骨折情况进行选择，最常选择的是接骨板和螺钉。一般情况下无需输血，但特殊必要的情况下也有输血可能。

（九）术后住院恢复5~13天

1. 必须复查的检查项目：血常规、踝关节正侧位片。
2. 必要时查凝血功能、肝功能、肾功能、电解质。
3. 术后处理
（1）抗菌药物：按照《抗菌药物临床应用指导原则》（卫医发〔2004〕285号）执行。
（2）术后镇痛：参照《骨科常见疼痛的处理专家建议》。
（3）消肿药物：甘露醇等。
（4）预防静脉血栓栓塞症处理：参照《中国骨科大手术后静脉血栓栓塞症预防指南》，多采用低分子肝素钙等。
（5）术后康复：以主动锻炼为主，被动锻炼为辅。

> **释义**
>
> ■ 术后必须复查血常规、凝血功能，并以正侧位X线片判断骨折复位及内固定位置是否良好。
> ■ 可根据相关指导原则和指南决定术后用药，注意预防下肢深静脉血栓形成。
> ■ 必须指导患者进行踝关节功能锻炼。

（十）出院标准

1. 体温正常，常规化验指标无明显异常。
2. 伤口愈合良好：引流管拔除，伤口无感染征象（或可在门诊处理的伤口情况）、无皮瓣坏死。

3. 术后 X 线片证实复位固定满意。

4. 没有需要住院处理的并发症和（或）合并症。

> **释义**
>
> ■ 患者出院前应一般情况良好，骨折固定符合相关标准，切口无异常情况，临床允许出院继续观察休养。如果发生相关并发症，可能会延长住院时间。

（十一）变异及原因分析

1. 围术期并发症：深静脉血栓形成、伤口感染、脱位、神经血管损伤等，造成住院日延长和费用增加。

2. 内科合并症：老年患者常合并内科疾病，如脑血管或心血管病、糖尿病、血栓等，骨折手术可能导致基础疾病加重而需要进一步治疗，从而延长治疗时间，并增加住院费用。

3. 植入材料的选择：由于骨折类型不同，使用不同的内固定材料，可能导致住院费用存在差异。

> **释义**
>
> ■ 按标准治疗方案如发生严重的并发症，需要转入相应路径。
>
> ■ 医师认可的变异原因主要是指患者入选路径后，医师在检查及治疗过程中发现患者合并存在一些事前未预知的对本路径治疗可能产生影响的情况，需要中止执行路径或者延长治疗时间、增加治疗费用，医师需在表单中明确说明。
>
> ■ 因患者方面的主观原因导致执行路径出现变异，也需要医师在表单中予以说明。

（十二）参考费用标准

5000~9000 元。

四、踝关节骨折临床路径给药方案

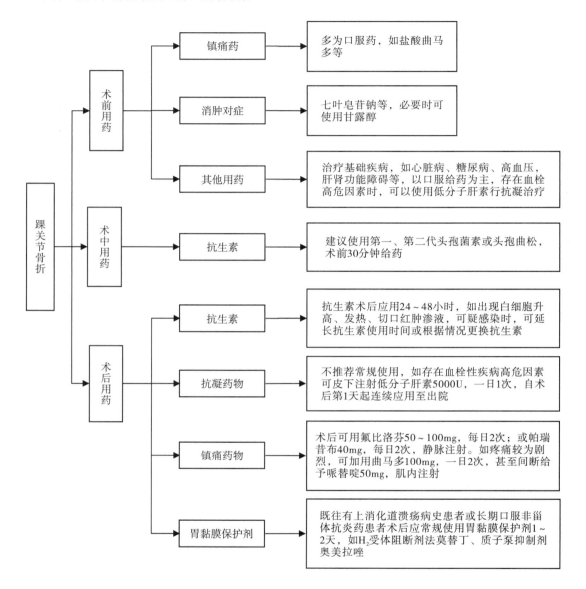

【用药选择】

1. 术前治疗基础疾病的药物应继续规律应用。

2. 术中抗生素应于术前 30 分钟滴注，骨关节感染以革兰阳性球菌为主，故首选第一、第二代头孢菌素，若皮试阳性可选用头孢曲松。

3. 无血栓类疾病高危因素患者不建议术后药物抗凝。

【药学提示】

已知对磺胺类药物过敏患者禁用帕瑞昔布。

【注意事项】

术后应避免注射用非甾类镇痛药与口服非甾类镇痛药合用，以免增加胃肠道不良事件风险。

五、推荐表单

(一) 医师表单

踝关节骨折临床路径医师表单

适用对象:**第一诊断为踝关节骨折**(ICD-10:S82.80)

　　　　　行踝关节切开复位内固定术(ICD-9-CM-3:79.36)

患者姓名:_____ 性别:_____ 年龄:_____ 门诊号:_____ 住院号:_____

住院日期:____年__月__日 出院日期:____年__月__日 标准住院日≤16 天

时间	住院第 1 天	住院第 2 天	住院第 0~3 天(术前日)
主要诊疗工作	□ 询问病史及体格检查 □ 上级医师查房 □ 初步的诊断和治疗方案 □ 完成住院志、首次病程、上级医师查房等病历书写 □ 开检查检验单 □ 完成必要的相关科室会诊 □ 行患肢制动	□ 上级医师查房与手术前评估 □ 确定诊断和手术方案 □ 完成上级医师查房记录 □ 完善术前检查项目 □ 收集检查检验结果并评估病情 □ 请相关科室会诊	□ 上级医师查房,术前评估和决定手术方案 □ 完成上级医师查房记录等 □ 向患者及(或)家属交代围术期注意事项并签署手术知情同意书、输血同意书、委托书(患者本人不能签字时)、自费用品协议书 □ 麻醉医师查房并与患者及(或)家属交代麻醉注意事项并签署麻醉知情同意书 □ 完成各项术前准备
重点医嘱	**长期医嘱:** □ 骨科常规护理 □ 二级护理 □ 饮食 □ 患肢制动 **临时医嘱:** □ 血常规、血型、尿常规 □ 凝血功能 □ 电解质、肝肾功能 □ 传染性疾病筛查 □ 胸部 X 线平片、心电图 □ 根据病情:CT(必要时)、下肢血管超声、肺功能、超声心动图、血气分析 □ 踝关节正侧位	**长期医嘱:** □ 骨科护理常规 □ 二级护理 □ 饮食 □ 患者既往内科基础疾病用药 **临时医嘱:** □ 根据会诊科室要求安排检查和化验单 □ 镇痛等对症处理	**长期医嘱:同前** **临时医嘱:** □ 术前医嘱 □ 明日在椎管内麻醉或全麻下行踝关节骨折内固定术 □ 术前禁食、禁水 □ 术前用抗菌药物皮试 □ 术前留置导尿管 □ 术区备皮 □ 配血(必要时) □ 其他特殊医嘱
病情变异记录	□ 无 □ 有,原因: 1. 2.	□ 无 □ 有,原因: 1. 2.	□ 无 □ 有,原因: 1. 2.
医师签名			

时间	住院第 1~4 天 （手术日）	住院第 2~5 天 （术后第 1 日）	住院第 3~6 天 （术后第 2 日）
主要诊疗工作	□ 手术 □ 向患者及（或）家属交代手术过程概况及术后注意事项 □ 术者完成手术记录 □ 完成术后病程 □ 上级医师查房 □ 麻醉医师查房 □ 观察有无术后并发症并做相应处理	□ 上级医师查房 □ 完成常规病程记录 □ 观察伤口、引流量、体温、生命体征、患肢远端感觉运动情况等并作出相应处理	□ 上级医师查房 □ 完成病程记录 □ 拔除引流管，伤口换药 □ 指导患者功能锻炼
重点医嘱	长期医嘱： □ 骨科术后护理常规 □ 一级护理 □ 饮食 □ 患肢抬高 □ 留置引流管并记引流量 □ 抗菌药物 □ 其他特殊医嘱 临时医嘱： □ 今日在椎管内麻醉和（或）全麻下行踝关节骨折内固定术 □ 心电监护、吸氧（根据病情需要） □ 补液 □ 胃黏膜保护剂（酌情） □ 止吐、止痛等对症处理 急查血常规 □ 输血（根据病情需要）	长期医嘱： □ 骨科术后护理常规 □ 一级护理 □ 饮食 □ 患肢抬高 □ 留置引流管并记引流量 □ 抗菌药物 □ 其他特殊医嘱 临时医嘱： □ 复查血常规 □ 输血及（或）补晶体、胶体液（根据病情需要） □ 换药 □ 镇痛等对症处理（酌情）	长期医嘱： □ 骨科术后护理常规 □ 一级护理 □ 饮食 □ 患肢抬高 □ 留置引流管并记引流量 □ 抗菌药物 □ 其他特殊医嘱 临时医嘱： □ 复查血常规（必要时） □ 输血及或补晶体、胶体液（必要时） □ 换药，拔引流管 □ 止痛等对症处理（酌情）
病情变异记录	□ 无　□ 有，原因： 1. 2.	□ 无　□ 有，原因： 1. 2.	□ 无　□ 有，原因： 1. 2.
医师签名			

时间	住院第 4~7 天 （术后第 3 日）	住院第 5~8 天 （术后第 4 日）	住院第 6~16 天 （术后第 5~13 日，出院日）
主要诊疗工作	□ 上级医师查房 □ 住院医师完成病程记录 □ 伤口换药（必要时） □ 指导患者功能锻炼	□ 上级医师查房 □ 住院医师完成病程记录 □ 伤口换药（必要时） □ 指导患者功能锻炼 □ 摄患侧踝关节正侧位片	□ 上级医师查房，进行手术及伤口评估，确定有无手术并发症和切口愈合不良情况，明确是否出院 □ 完成出院志、病案首页、出院诊断证明书等病历 □ 向患者交代出院后的康复锻炼及注意事项，如复诊的时间、地点，发生紧急情况时的处理等
重要医嘱	长期医嘱： □ 骨科术后护理常规 □ 二级护理 □ 饮食 □ 抗菌药物：如体温正常，伤口情况良好，无明显红肿时可以停止抗菌药物治疗 □ 其他特殊医嘱 □ 术后功能锻炼 临时医嘱： □ 复查血尿常规、生化（必要时） □ 补液（必要时） □ 换药（必要时） □ 止痛等对症处理	长期医嘱： □ 骨科术后护理常规 □ 二级护理 □ 饮食 □ 抗菌药物：如体温正常，伤口情况良好，无明显红肿时可以停止抗菌药物治疗 □ 其他特殊医嘱 □ 术后功能锻炼 临时医嘱： □ 复查血尿常规、生化（必要时） □ 补液（必要时） □ 换药（必要时） □ 止痛等对症处理	出院医嘱： □ 出院带药 □ ＿＿日后拆线换药（根据伤口愈合情况，预约拆线时间） □ 出院后骨科和（或）康复科门诊复查 □ 不适随诊
病情变异记录	□ 无　□ 有，原因： 1. 2.	□ 无　□ 有，原因： 1. 2.	□ 无　□ 有，原因： 1. 2.
医师签名			

（二）护士表单

踝关节骨折临床路径护士表单

适用对象：**第一诊断为踝关节骨折**（ICD-10：S82.80）

　　　　　行踝关节切开复位内固定术（ICD-9-CM-3：79.36）

患者姓名：_____ 性别：_____ 年龄：_____ 门诊号：_____ 住院号：_____

住院日期：____年___月___日　出院日期：____年___月___日　标准住院日≤16 天

时间	住院第 1 天	住院第 1~3 天（术前日）	住院第 1~4 天（手术日）
健康宣教	□ 入院宣教 介绍主管医师、护士 介绍病室环境、设施、设备 介绍规章制度及注意事项 介绍疾病相关注意事项	□ 术前宣教 宣教疾病知识、术前准备、手术过程 告知准备物品 告知术后饮食、活动及探视规定 告知术后可能出现的情况及应对方式 告知家属等候区位置	□ 手术当日宣教 告知监护设备、管路功能及注意事项 饮食指导 告知术后可能出现的情况及应对方式 再次明确探视陪伴须知
护理处置	□ 核对患者，佩戴腕带 □ 建立入院病历 □ 评估患者并书写护理评估单 □ 卫生处置：剪指（趾）甲、沐浴，更换病号服 □ 用软枕抬高患肢	□ 协助医师完成术前检查、化验 □ 术前准备 禁食、禁水 备皮 配血 抗菌药物皮试 肠道准备	□ 送手术 摘除患者各种活动物品 核对患者信息 核对带药 填写手术交接单，签字确认 □ 接手术 核对患者及资料，签字确认
基础护理	□ 二级护理或一级护理 晨晚间护理 饮食指导 排泄护理 患者安全管理	□ 二级护理或一级护理 晨晚间护理 饮食指导 排泄护理 患者安全管理	□ 特级护理或一级护理 晨晚间护理 卧位护理：协助床上移动、保持功能体位 饮食指导、排便情况 患者安全管理
专科护理	□ 护理查体 □ 评估患肢感觉活动，末梢血运 □ 评估患肢肿胀及皮肤情况并遵医嘱抬高患肢 □ 需要时，填写跌倒及皮肤压疮防范表，床头悬挂防跌倒提示牌 □ 保持石膏固定牢固、有效 □ 遵医嘱予以消肿、镇痛治疗 □ 给予患者及家属心理支持	□ 遵医嘱完成相关检查 □ 训练床上排尿便、助行器使用 □ 评估患肢肿胀及皮肤情况并遵医嘱抬高患肢 □ 保持石膏固定牢固、有效 □ 遵医嘱予消肿、镇痛治疗 □ 遵医嘱予功能锻炼指导 □ 遵医嘱予预防深静脉血栓治疗 □ 给予患者及家属心理支持	□ 病情观察，书写特记记录或一般护理记录 日间 q2h、夜间 q4h 评估生命体征、意识、患肢感觉活动及血运情况、皮肤及肿胀情况、伤口敷料、引流管、尿管情况、出入量，如有病情变化随时记录 □ 遵医嘱予患肢抬高 □ 遵医嘱予预防深静脉血栓治疗 □ 遵医嘱予抗菌药物、消肿、镇痛、镇吐、补液、抗血栓药物治疗 □ 给予患者及家属心理支持
重点医嘱	□ 详见医嘱执行单	□ 详见医嘱执行单	□ 详见医嘱执行单
病情变异记录	□ 无 □ 有，原因： 1. 2.	□ 无 □ 有，原因： 1. 2.	□ 无 □ 有，原因： 1. 2.
护士签名			

时间	住院第5~8天 （术后1~4天）	住院第6~16天 （术后第5~13日，出院日）
健康宣教	□ 术后宣教 　药物作用时间及频率 　饮食、活动指导 　复查患者对术前宣教内容的掌握程度 　功能锻炼指导 　佩戴支具注意事项 　安全宣教 　镇痛治疗及注意事项	□ 出院宣教 　复查时间 　用药方法 　饮食指导 　活动休息 　支具佩戴 　办理出院手续程序及时间
护理处置	□ 遵医嘱完成相关治疗	□ 办理出院手续 □ 书写出院小结
基础护理	□ 一级护理或二级护理 　晨晚间护理 　饮食指导 　排泄护理 　患者安全管理	□ 二级护理 　晨晚间护理 　饮食指导 　排泄护理 　患者安全管理
专科护理	□ 病情观察，写护理记录 　评估生命体征、意识、患肢感觉活动及血运、皮肤及肿胀情况、伤口敷料、引流管、尿管情况、出入量、如有病情变化随时记录 □ 遵医嘱予患肢抬高 □ 遵医嘱予康复锻炼指导 □ 遵医嘱予预防深静脉血栓治疗 □ 遵医嘱予抗菌药物、消肿、镇痛、抗血栓药物治疗 □ 给予患者及家属心理支持	□ 病情观察、书写护理记录 　评估生命体征、意识、患肢感觉活动及血运情况 □ 遵医嘱指导出院后康复锻炼 □ 给予患者及家属心理指导
重点医嘱	□ 详见医嘱执行单	□ 详见医嘱执行单
病情变异记录	□ 无　□ 有，原因： 1. 2.	□ 无　□ 有，原因： 1. 2.
护士签名		

（三）患者表单

踝关节骨折临床路径患者表单

适用对象：**第一诊断为踝关节骨折**（ICD-10：S82.80）

行踝关节切开复位内固定术（ICD-9-CM-3：79.36）

患者姓名：_____ 性别：_____ 年龄：_____ 门诊号：_____ 住院号：_____

住院日期：____年___月___日 出院日期：____年___月___日 标准住院日≤16天

时间	入院	手术前	手术当天
医患配合	□ 配合询问病史、收集资料，请务必详细告知既往史、用药史、过敏史 □ 如服用抗凝剂，请明确告知 □ 配合医师进行体格检查 □ 如有任何不适请告知医师 □ 请配合医师完成患肢石膏或牵引固定	□ 配合完善术前相关检查、化验，如采血、留尿、心电图、X线胸片、患肢X线检查、CT、MRI、肺功能 □ 医生与患者及家属介绍病情及手术方案、时间；手术谈话、术前签字 □ 麻醉师对患者进行术前访视	□ 配合评估手术效果 □ 配合检查肢体感觉活动情况 □ 有任何不适请告知医师
护患配合	□ 配合测量体温、脉搏、呼吸、血压、（体重） □ 配合佩戴腕带 □ 配合护士完成入院评估（简单询问病史、过敏史、用药史） □ 接受入院宣教（环境介绍、病室规定、订餐制度、贵重物品保管、探视制度等） □ 有任何不适请告知护士	□ 配合测量体温、脉搏、呼吸、询问排便次数1次/天 □ 接受术前宣教 □ 配合手术范围备皮 □ 准备好必要用物，弯头吸管、尿壶、便盆等 □ 取下义齿、饰品等，贵重物品交家属保管	□ 清晨配合测量体温、脉搏、呼吸1次 □ 送手术前，协助完成核对，脱去衣物，上手术车 □ 返病房后，协助完成核对，配合过病床 □ 配合检查意识、肢体感觉活动 □ 配合术后吸氧、心电监护、输液、床上排尿或留置尿管，患肢伤口处可能有引流管 □ 遵医嘱采取正确体位 □ 有任何不适请告知护士
饮食	□ 正常普食 □ 糖尿病饮食 □ 低盐低脂饮食	□ 术前12小时禁食、禁水	□ 返病室后禁食、禁水6小时 □ 6小时后无恶心、呕吐可适量饮水
排泄	□ 正常排尿便	□ 正常排尿便	□ 床上排尿便 □ 保留尿管
活动	□ 患肢抬高	□ 患肢抬高	□ 卧床休息，保护管路 □ 患肢抬高 □ 患肢活动

时间	手术后	出　院
医患配合	□ 配合检查肢体感觉活动 □ 需要时，伤口换药 □ 配合佩戴支具 □ 配合拔除伤口引流管、尿管 □ 配合伤口拆线	□ 接受出院前指导 □ 知道复查程序
护患配合	□ 配合定时测量生命体征、每日询问排便次数 □ 配合检查肢体感觉活动 □ 配合夹闭尿管，锻炼膀胱功能 □ 接受进食、进水、排便等生活护理 □ 注意安全，避免坠床或跌倒 □ 配合采取正确体位 □ 如需要，配合正确佩戴支具 □ 如需要，配合使用双拐 □ 配合执行探视及陪伴制度	□ 接受出院宣教 □ 准备齐就诊卡、押金条 □ 指导用药方法、作用、注意事项 □ 指导护理伤口方法 □ 指导正确佩戴支具 □ 指导复印病历的方法和时间 □ 办理出院手续 □ 获取出院证明书 □ 获取出院带药
饮食	□ 正常饮食 □ 糖尿病饮食 □ 低盐低脂饮食	□ 根据医嘱饮食
排泄	□ 正常排尿便 □ 防治便秘	□ 正常排尿便 □ 防治便秘
活动	□ 注意保护管路，勿牵拉、打折 □ 根据医嘱，使用助行器下床活动	□ 根据医嘱，适量活动，避免疲劳

附：原表单（2012 年版）

踝关节骨折临床路径表单

适用对象：第一诊断为踝关节骨折（ICD-10：S82.80）

行踝关节切开复位内固定术（ICD-9-CM-3：79.36）

患者姓名：_____ 性别：_____ 年龄：_____ 门诊号：_____ 住院号：_____

住院日期：____年___月___日 出院日期：____年___月___日 标准住院日≤16 天

时间	住院第 1 天	住院第 2 天	住院第 0~3 天（术前日）
主要诊疗工作	□ 询问病史及体格检查 □ 上级医师查房 □ 初步的诊断和治疗方案 □ 完成住院志、首次病程、上级医师查房等病历书写 □ 完善术前检查 □ 患肢临时石膏/牵引固定	□ 上级医师查房 □ 继续完成术前化验检查 □ 完成必要的相关科室会诊	□ 上级医师查房，观察患肢皮肤软组织情况，术前评估和决定手术方案，完成各项术前准备 □ 完成上级医师查房记录等 □ 向患者及（或）家属交代围术期注意事项并签署手术知情同意书、委托书（患者本人不能签字时）等 □ 麻醉医师访视，与患者及（或）家属交代麻醉注意事项并签署麻醉知情同意书
重点医嘱	**长期医嘱：** □ 骨科护理常规 □ 二级护理 □ 饮食 □ 患肢石膏/牵引固定 □ 患肢抬高 □ 消肿治疗（必要时） **临时医嘱：** □ 血常规、尿常规 □ 凝血功能、感染性疾病筛查、肝功能、肾功能、电解质 □ 胸片、心电图 □ 踝关节正侧位 X 线片 □ 根据病情：双下肢血管超声、肺功能、超声心动图、血气分析	**长期医嘱：** □ 骨科护理常规 □ 二级护理 □ 饮食 □ 患肢石膏/牵引固定 □ 患肢抬高 □ 消肿治疗（必要时） □ 既往内科基础疾病用药 **临时医嘱：** □ 根据会诊科室要求开检查和化验单 □ 镇痛等对症处理	**长期医嘱：同前** **临时医嘱：** □ 术前医嘱：准备明日在◎神经阻滞麻醉◎椎管内麻醉◎全麻下行踝关节切开复位内固定术 □ 术前禁食、禁水 □ 术前抗菌药物皮试 □ 术前留置导尿管 □ 术区备皮 □ 术前灌肠 □ 其他特殊医嘱
主要护理工作	□ 入院宣教：介绍病房环境、设施和设备等 □ 入院护理评估 □ 观察患肢末梢血运感觉	□ 观察患者病情变化 □ 心理和生活护理	□ 做好备皮等术前准备 □ 提醒患者术前禁食水 □ 术前心理护理
病情变异记录	□ 无 □ 有，原因： 1. 2.	□ 无 □ 有，原因： 1. 2.	□ 无 □ 有，原因： 1. 2.
护士签名			
医师签名			

时间	住院第 1~4 天（手术日）	住院第 2~5 天（术后第 1 日）	住院第 3~6 天（术后第 2 日）
主要诊疗工作	□ 手术 □ 向患者及（或）家属交代手术过程概况及术后注意事项 □ 术者完成手术记录 □ 完成术后病程 □ 上级医师查房 □ 麻醉医师查房 □ 观察有无术后并发症并做相应处理	□ 上级医师查房 □ 完成常规病程记录 □ 观察伤口、引流量、体温、生命体征情况等并作出相应处理	□ 上级医师查房 □ 住院医师完成病程记录 □ 拔除引流管，伤口换药 □ 指导患者功能锻炼
重点医嘱	长期医嘱： □ 骨科护理常规 □ 一级护理 □ 饮食 □ 患肢抬高、制动 □ 留置引流管并记引流量 □ 抗菌药物 □ 其他特殊医嘱 临时医嘱： □ 今日在◎神经阻滞麻醉◎椎管内麻醉◎全麻下行踝关节切开复位内固定术 □ 心电监护、吸氧（必要时） □ 补液（必要时） □ 止吐、镇痛等对症处理（酌情） □ 伤口换药（必要时）	长期医嘱： □ 骨科护理常规 □ 一级护理 □ 饮食 □ 患肢抬高、制动 □ 留置引流管并记引流量 □ 抗菌药物 □ 预防静脉血栓栓塞症处理 □ 其他特殊医嘱 临时医嘱： □ 伤口换药 □ 镇痛等对症处理	长期医嘱： □ 骨科护理常规 □ 一级护理 □ 饮食 □ 患肢抬高、制动 □ 抗菌药物（如体温正常，伤口情况良好，无明显红肿时停用） □ 预防静脉血栓栓塞症处理 □ 其他特殊医嘱 临时医嘱： □ 复查血常规（必要时） □ 换药，拔引流管 □ 镇痛等对症处理（酌情）
主要护理工作	□ 观察患者病情变化并及时报告医生 □ 术后心理与生活护理 □ 指导患者术后功能锻炼	□ 观察患者病情并做好引流量等相关记录 □ 术后心理与生活护理 □ 指导患者术后功能锻炼	□ 观察患者病情变化 □ 术后心理与生活护理 □ 指导患者术后功能锻炼
病情变异记录	□ 无　□ 有，原因： 1. 2.	□ 无　□ 有，原因： 1. 2.	□ 无　□ 有，原因： 1. 2.
护士签名			
医师签名			

时间	住院第 4~7 天 （术后第 3 日）	住院第 5~8 天 （术后第 4 日）	住院第 6~16 天 （术后第 5~13 日，出院日）
主要诊疗工作	□ 上级医师查房 □ 完成病程记录 □ 伤口换药（必要时） □ 指导患者功能锻炼	□ 上级医师查房 □ 完成病程记录 □ 伤口换药（必要时） □ 指导患者功能锻炼 □ 摄患侧踝关节正侧位片	□ 上级医师查房，进行手术及伤口评估，确定有无手术并发症和切口愈合不良情况，明确是否出院 □ 完成出院志、病案首页、出院诊断证明书等所有病历 □ 向患者交代出院后的康复锻炼及注意事项，如复诊的时间、地点，发生紧急情况时的处理等
重要医嘱	长期医嘱： □ 骨科护理常规 □ 二级护理 □ 饮食 □ 患肢抬高、制动 □ 预防静脉血栓栓塞症处理 □ 其他特殊医嘱 临时医嘱： □ 伤口换药（必要时） □ 镇痛等对症处理	长期医嘱： □ 骨科护理常规 □ 二级护理 □ 饮食 □ 患肢抬高、制动 □ 其他特殊医嘱 临时医嘱： □ 复查血尿常规、肝肾功能、电解质（必要时） □ 伤口换药（必要时） □ 镇痛等对症处理	出院医嘱： □ 出院带药 □ ___ 日后拆线换药（根据伤口愈合情况，预约拆线时间） □ 一月后门诊复查 □ 如有不适，随时来诊
主要护理工作	□ 观察患者病情变化 □ 术后心理与生活护理 □ 指导患者功能锻炼	□ 观察患者病情变化 □ 指导患者功能锻炼 □ 心理和生活护理	□ 指导患者办理出院手续 □ 出院宣教
病情变异记录	□ 无　□ 有，原因： 1. 2.	□ 无　□ 有，原因： 1. 2.	□ 无　□ 有，原因： 1. 2.
护士签名			
医师签名			

第十四章 食管平滑肌瘤临床路径释义

一、食管平滑肌瘤编码

疾病名称及编码：食管平滑肌瘤（ICD-10：D13.0，M8890/0）

手术操作名称及编码：食管平滑肌瘤摘除术（ICD-9-CM-3：42.32）

二、临床路径检索方法

D13.0 M8890/0 伴 42.32

三、食管平滑肌瘤临床标准住院流程

（一）适用对象

第一诊断为食管平滑肌瘤（ICD-10：D13.0，M8890/0）

行食管平滑肌瘤摘除术（ICD-9-CM-3：42.32）。

> **释义**
>
> ■ 食管平滑肌瘤（esophageal leiomyoma）：是最常见的食管良性肿瘤，占所有良性肿瘤的2/3，其多为单发，主要来源于环形肌层，凸出于食管壁外，其大小不一，食管黏膜完整。

（二）诊断依据

根据《临床诊疗指南——胸外科分册》（中华医学会编著，人民卫生出版社）和《胸心外科疾病诊疗指南（第二版）》（同济医学院编著，科学出版社）。

1. 临床表现：多无明显症状，部分病例可有吞咽梗阻感等。

2. 辅助检查：

（1）上消化道钡剂造影：食管腔内充盈缺损，黏膜光滑。

（2）胃镜可见表面光滑、黏膜完整的食管隆起性病变。

（3）胸部 CT 及增强可见食管壁局部增厚。

（4）食管超声内镜提示肿瘤来源食管肌层。

> **释义**
>
> ■ 该疾病诊断主要依靠影像学检查，上消化道钡餐可见食管黏膜光滑，完整的充盈缺损，形成"半月状"压迹。正位时，可出现"圆形"征。该疾病一般不引起食管梗阻，所以近段食管不扩张。
>
> ■ 食管镜检查更加直观的观察，镜下可见肿瘤突向食管腔内，表面黏膜完整光滑，管腔无狭窄。若黏膜光滑，不应行食管黏膜活检，其原因：①取不到肿瘤组织；②损伤食管黏膜，使黏膜与肿瘤粘连，以后手术切除时易发生黏膜撕破。若黏膜表面有改变，不能除外恶性病变可能，应取活检。

（三）选择治疗方案的依据

根据《胸心外科疾病诊疗指南（第二版）》（同济医学院编著，科学出版社）。

手术治疗：经左胸入路或右胸入路行食管肿瘤摘除术。

> **释义**
>
> ■ 手术适应证：①症状明显，瘤体较大；②肿瘤性质不确定、怀疑恶变者；③无开胸禁忌证及严重心、肺功能不全。可根据具体情况选择胸腔镜或开放手术。

（四）标准住院日为≤14天

> **释义**
>
> ■ 可根据患者的具体情况调整，比如出现黏膜破损可适当延长。

（五）进入路径标准

1. 第一诊断必须符合 ICD-10：D13.0，M8890/0 食管平滑肌瘤疾病编码。

2. 当患者合并其他疾病，但住院期间不需要特殊处理也不影响第一诊断的临床路径流程实施时，可以进入路径。

> **释义**
>
> ■ 患者同时具有其他疾病影响第一诊断的，临床程路径流实施时不适合进入临床路径。

（六）术前准备≤4天

1. 必需的检查项目

（1）血常规、尿常规、粪便常规+隐血试验。

（2）凝血功能、肝功能、肾功能、电解质、感染性疾病筛查（乙肝，丙肝，梅毒，艾滋病）。

（3）X线胸片、心电图、肺功能。

（4）上消化道钡餐、胸部CT。

2. 根据患者病情，可选择的检查项目：胃镜、腹部超声检查；血气分析、相关肿瘤标志物检查、超声心动图等。

释义

■ 根据病情决定所需要的检查。例如有胸部CT，可不进行X线胸片。如果有条件可行超声胃镜检查。

（七）预防性抗菌药物的选择与使用时机

1. 抗菌药物：按照《抗菌药物临床应用指导原则》（卫医发〔2004〕285号）执行。根据患者的病情决定抗菌药物的选择与使用时间，可考虑使用第一、第二代头孢菌素。

（1）推荐使用头孢唑林钠肌内或静脉注射。①成人：0.5~1克/次，一日2~3次。②儿童：一日量为20~30mg/kg体重，分3~4次给药。③对本药或其他头孢菌素类药过敏者，对青霉素类药有过敏性休克史者禁用；肝肾功能不全者、有胃肠道疾病史者慎用。④使用本药前需进行皮肤过敏试验。

（2）推荐头孢呋辛钠肌内或静脉注射。①成人：0.75~1.5克/次，一日3次。②儿童：平均一日剂量为60mg/kg，严重感染可用到100 mg/kg，分3~4次给予。③肾功能不全患者按照肌酐清除率制订给药方案：肌酐清除率>20ml/min者，每日3次，每次0.75~1.5g；肌酐清除率10~20ml/min患者，每次0.75g，一日2次；肌酐清除率<10ml/min患者，每次0.75g，一日1次。④对本药或其他头孢菌素类药过敏者，对青霉素类药有过敏性休克史者禁用；肝肾功能不全者、有胃肠道疾病史者慎用。⑤使用本药前需进行皮肤过敏试验。

2. 预防性使用抗菌药物，时间为术前0.5小时，手术超过3小时加用1次抗菌药物。

释义

■ 如果术中食管黏膜未破损，术后预防性应用抗生素不超过24小时。

■ 如果术中食管黏膜破损，术后预防性应用抗生素时间相应延长。

（八）手术日为入院第≤5天

1. 麻醉方式：气管插管全身麻醉。

2. 手术方式：经左胸入路或右胸入路食管肿瘤摘除术。

3. 输血：视术中具体情况而定。输血前需行血型鉴定、抗体筛选和交叉合血。

4. 病理学检查：切除标本解剖后作病理学检查，必要时行术中冷冻病理学检查。

> **释义**
>
> ■ 手术切口选择要根据肿瘤生长的部位选择，中段食管平滑肌瘤取右前外侧切口，经第4肋间进胸；下胸段食管平滑肌瘤经左胸第7肋间进胸；颈段食管平滑肌瘤应取左侧胸锁乳突肌前缘切口。可根据具体情况决定是否采用胸腔镜手术。术前常规手术备血。

（九）术后住院恢复≤9天

1. 必须复查的检查项目
（1）血常规、肝功能、肾功能、电解质。
（2）X线胸片、食管造影。

> **释义**
>
> ■ 术后根据具体情况增加检查项目，如胸部CT等。

2. 术后用药
（1）抗菌药物选择与使用时机应当按照《抗菌药物临床应用指导原则》（卫医发〔2004〕285号）执行。总预防性用药时间一般不超过24小时，个别情况可延长至48小时。明确感染患者，可根据药敏试验结果调整抗菌药物。
（2）静脉或肠内营养。

> **释义**
>
> ■ 如术中黏膜未破者，术后禁食水24小时后拔出胃管。如黏膜损伤，根据损伤情况，术后3~6天拔出胃管，术后注意水、电解质平衡，预防性用药主要选择第一、第二代头孢菌素，尽快恢复肠内营养。

（十）出院标准

1. 恢复饮食。
2. 切口愈合良好，或门诊可处理的愈合不良切口。
3. 体温正常。
4. 胸片呈正常术后改变，无明显异常。
5. 没有需要住院处理的其他并发症或合并症。

> **释义**
>
> ■ 恢复饮食从清流食逐渐过渡到普食，术后7~9天拆除切口缝线。

（十一）变异及原因分析

1. 存在影响手术的合并症，术前需要进行相关的诊断和治疗。

2. 术后出现肺部感染、呼吸衰竭、心脏衰竭、食管胸膜瘘、胃肠功能障碍等并发症，需要延长治疗时间。

释义

■ 术前检查发现患者有其他高危疾病（如主动脉瘤、心绞痛、恶性肿瘤等），退出临床路径

■ 若术后出现并发症超出上述住院天数，则退出临床路径

（十二）参考费用标准

10000~15000元。

四、食管平滑肌瘤临床路径给药方案

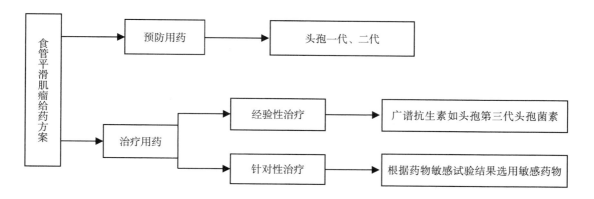

【用药选择】

一般选用头孢二代作为预防用药，术前0.5~2小时内，或麻醉开始时首次给药；手术时间超过3小时或失血量大于1500ml，术中可给予第二剂。总预防用药时间一般不超过24小时，个别情况可延长至48小时。若患者出现体温、血象升高等感染迹象，需根据经验选用三代头孢菌素+抗厌氧菌药物并留取血培养，痰培养，引流物培养，待药物敏感试验结果回报后根据药物敏感试验结果调整用药。

【药学提示】

1. 用药前应仔细询问有无对该药过敏史。

2. 用药前应注意药物对肝肾功能影响，及时调整剂量。如氨基糖苷类需注意其肾毒性及耳毒性。喹诺酮类对肾功能不全者应根据肌酐清除率减量或延长给药时间。

3. 应注意药物与其他药物相互作用，如大环内酯类药物与甲泼尼龙、茶碱、卡马西平、华法林等药物有相互作用。

4. 应注意药物的使用剂量，时间及用药途径。

5. 应注意药物分别针对儿童，孕妇，老人的不同应用。

【注意事项】

主要目标细菌耐药率超过 30%的抗菌药物，提醒医务人员注意；主要目标细菌耐药率超过 40%的抗菌药物，应当慎重经验用药；主要目标细菌耐药率超过 50%的抗菌药物，应当参照药敏试验结果选用；主要目标细菌耐药率超过 75%的抗菌药物，应当暂停针对此目标细菌的临床应用，根据追踪细菌耐药监测结果，再决定是否恢复临床应用。

五、推荐表单

（一）医师表单

食管平滑肌瘤临床路径医师表单

适用对象：**第一诊断为食管平滑肌瘤**（ICD-10：D13.0，M8890/0）
　　　　　行食管肿瘤摘除术（ICD-9-CM-3：42.32）

患者姓名：_____　性别：_____　年龄：_____　门诊号：_____　住院号：_____

住院日期：____年___月___日　出院日期：____年___月___日　标准住院日：≤14天

时间	住院第1天	住院第2~4天	住院第3~5天 （手术日）
主要诊疗工作	□ 询问病史及体格检查 □ 完成病历书写 □ 开化验单及检查申请单 □ 医师查房与术前评估 □ 初步确定手术方式和日期	□ 上级医师查房 □ 术前评估及讨论，确定手术方案 □ 术前准备 □ 完成病程记录、上级医师查房记录、术前小结等病历书写 □ 向患者及家属交代病情及围术期注意事项 □ 签署手术知情同意书、自费用品协议书、输血同意书、授权同意书	□ 手术 □ 术者完成手术记录 □ 住院医师完成术后病程 □ 上级医师查房 □ 向患者及家属交代病情、手术情况及术后注意事项
重点医嘱	**长期医嘱：** □ 胸外科护理常规 □ 二级护理 □ 普食 **临时医嘱：** □ 血常规、尿常规、粪便常规+隐血试验 □ 凝血功能、肝肾功能、电解质 □ 感染性疾病筛查 □ 胸部CT、上消化道钡餐 □ 胸片、心电图、肺功能 □ 血气分析（酌情） □ 其他医嘱	**长期医嘱：** □ 胸外科护理常规 □ 二级护理 □ 流质饮食 □ 患者既往基础用药 **临时医嘱：** □ 拟明日全麻下行食管平滑肌瘤摘除术 □ 术前禁食、禁水 □ 术前留置胃管、尿管 □ 备皮 □ 备血 □ 术中用药 □ 必要时术前肠道准备	**长期医嘱：** □ 胸外科术后护理常规 □ 特级或一级护理 □ 禁食水 □ 吸氧 □ 心电监护 □ 持续胃肠减压，记量 □ 胸管引流，计量 □ 持续导尿，记24小时尿量 □ 静脉应用抗菌药物 □ 静脉营养 **临时医嘱：** □ 镇痛药物 □ 其他医嘱
病情变异记录	□ 无　□ 有，原因： 1. 2.	□ 无　□ 有，原因： 1. 2.	□ 无　□ 有，原因： 1. 2.
医师签名			

时间	住院第 4~8 天 （术后第 1~3 天）	住院第 5~13 天 （术后第 2~10 天）	住院第 8~14 天 （出院日）
主要诊疗工作	□ 上级医师查房 □ 住院医师完成上级医师查房记录等病历书写 □ 观察生命征、引流量、呼吸音 □ 帮助患者咳嗽、咳痰，必要时床边纤支镜吸痰 □ 视情况拔尿管	□ 上级医师查房 □ 住院医师完成常规病历书写 □ 视病情复查胸片、血常规、肝肾功能、电解质及血糖 □ 视情况术后 3~5 天拔除胸腔引流管 □ 术后第 3~5 天行食管造影 □ 视情况拔胃管，逐步恢复饮食 □ 视情况停抗菌药物和静脉营养	□ 上级医师查房，明确是否出院 □ 住院医师完成常规病历书写 □ 住院医师完成出院小结、病情证明单、病案首页等 □ 向患者及家属交代出院后的注意事项，如饮食、复诊时间、后续治疗等 □ 视切口愈合情况拆线
重点医嘱	**长期医嘱：** □ 胸外科术后护理常规 □ 一级护理 □ 停记尿量 □ 停吸氧 □ 停心电监护 □ 其他医嘱 **临时医嘱：** □ 拔尿管 □ 其他医嘱	**长期医嘱：** □ 胸外科术后护理常规 □ 二级护理 □ 停胸腔引流记量 □ 停胃肠减压记量 □ 肠道排气后予肠内营养 □ 饮食： 　◎普食　　◎半流质饮食 　◎流质饮食　◎禁食 □ 其他医嘱 **临时医嘱：** □ 拔胸腔引流管 □ 换药 □ 胸片 □ 血常规、肝肾功能、电解质、血糖 □ 碘过敏试验 □ 食管造影 □ 拔胃管 □ 其他医嘱	**长期医嘱：** □ 胸外科术后护理常规 □ 二级护理 □ 饮食： 　◎普食　　◎半流质饮食 　◎流质饮食 □ 其他医嘱 **临时医嘱：** □ 切口换药 □ 切口拆线 □ 通知出院 □ 出院带药 □ 其他医嘱
病情变异记录	□ 无　□ 有，原因： 1. 2.	□ 无　□ 有，原因： 1. 2.	□ 无　□ 有，原因： 1. 2.
医师签名			

（二）护士表单

食管平滑肌瘤临床路径护士表单

适用对象：**第一诊断为食管平滑肌瘤**（ICD-10：D13.0，M8890/0）
　　　　　行食管肿瘤摘除术（ICD-9-CM-3：42.32）

患者姓名：_____性别：_____年龄：_____门诊号：_____住院号：_____

住院日期：____年__月__日　出院日期：____年__月__日　标准住院日：≤14 天

时间	住院第 1 天	住院第 2~4 天（术前）	住院第 3~5 天（手术当天）
健康宣教	□ 入院宣教 介绍主管医师、护士 介绍环境、设施 介绍住院注意事项	□ 术前宣教 宣教疾病知识、术前准备及手术过程 告知准备用物、沐浴 告知术后饮食、活动及探视注意事项 告知术后可能出现的情况及应对方式 主管护士与患者沟通，了解并指导心理应对 告知家属等候区位置	□ 术后当日宣教 告知监护设备、管路功能及注意事项 告知饮食、体位要求 告知疼痛注意事项 告知术后可能出现情况的应对方式 给予患者及家属心理支持 再次明确探视陪伴须知
护理处置	□ 核对患者，佩戴腕带 □ 建立入院护理病历 □ 卫生处置：剪指（趾）甲、沐浴，更换病号服	□ 协助医师完成术前检查化验 □ 术前准备 　配血 　抗菌药物皮试 　备皮 　禁食禁水	□ 留置胃管 □ 送手术 　摘除患者各种活动物品 　核对患者资料及带药 　填写手术交接单，签字确认 □ 接手术 　核对患者及资料，签字确认
基础护理	□ 三级护理 晨晚间护理 患者安全管理	□ 三级护理 晨晚间护理 患者安全管理	□ 特级护理 卧位护理：半坐卧位 排泄护理 患者安全管理
专科护理	□ 护理查体 □ 辅助戒烟 □ 需要时，填写跌倒及压疮防范表 □ 需要时，请家属陪伴 □ 心理护理	□ 呼吸功能锻炼 □ 遵医嘱完成相关检查 □ 心理护理	□ 病情观察，写特护记录 q2h 评估生命体征、意识、肢体活动、皮肤情况、伤口敷料、胸管情况、出入量 □ 遵医嘱予抗感染、雾化吸入、镇痛、呼吸功能锻炼 □ 心理护理
重点医嘱	□ 详见医嘱执行单	□ 详见医嘱执行单	□ 详见医嘱执行单
病情变异记录	□ 无　□ 有，原因： 1. 2.	□ 无　□ 有，原因： 1. 2.	□ 无　□ 有，原因： 1. 2.
护士签名			

时间	住院第 4~8 天 （术后第 1~3 天）	住院第 5~14 天 （出院日）
健康宣教	□ 术后宣教 　药物作用及频率 　饮食、活动指导 　复查患者对术前宣教内容的掌握程度 　呼吸功能锻炼的作用 　疾病恢复期注意事项 　拔尿管后注意事项 　下床活动注意事项	□ 出院宣教 　复查时间 　服药方法 　活动休息 　指导饮食 　指导办理出院手续
护理处置	□ 遵医嘱完成相关检查 □ 夹闭尿管，锻炼膀胱功能	□ 办理出院手续 □ 书写出院小结
基础护理	□ 一级护理~二级护理 　（据患者病情和生活自理能力确定护理级别） 　晨晚间护理 　协助坐起、床上或床旁活动，预防压疮 　排泄护理 　床上温水擦浴 　协助更衣 　患者安全管理	□ 三级护理 　晨晚间护理 　协助或指导进食、水 　协助或指导床旁活动 　患者安全管理
专科护理	□ 病情观察，写特护记录 　q2h 评估生命体征、意识、胸管情况、肢体活动、皮肤情况、伤口敷料、出入量 □ 遵医嘱予抗感染、镇痛、雾化吸入、呼吸功能锻炼治疗 □ 需要时，联系主管医师给予相关治疗及用药 □ 心理护理	□ 病情观察 　评估生命体征、意识、肢体活动、皮肤情况、伤口敷料 □ 心理护理
重点医嘱	□ 详见医嘱执行单	□ 详见医嘱执行单
病情变异记录	□ 无　□ 有，原因： 1. 2.	□ 无　□ 有，原因： 1. 2.
护士签名		

（三）患者表单

食管平滑肌瘤临床路径患者表单

适用对象：**第一诊断为**食管平滑肌瘤（ICD-10：D13.0，M8890/0）

　　　　　行食管肿瘤摘除术（ICD-9-CM-3：42.32）

患者姓名：＿＿＿＿＿性别：＿＿＿＿＿年龄：＿＿＿＿＿门诊号：＿＿＿＿＿住院号：＿＿＿＿＿

住院日期：＿＿＿年＿＿月＿＿日　出院日期：＿＿＿年＿＿月＿＿日　标准住院日：≤14 天

时间	入院	手术前	手术当天
医患配合	□ 配合询问病史、采集资料，请务必详细告知既往史、用药史、过敏史 □ 如服用抗凝剂，请明确告知 □ 配合进行体格检查 □ 有任何不适请告知护士	□ 配合完善术前相关检查、化验，如采血、心电图、胸片、胸部 CT □ 医师与患者及家属介绍病情及手术谈话、术前签字 □ 麻醉师对患者进行术前访视	□ 配合评估手术效果 □ 配合检查意识、疼痛、胸管情况、肢体活动 □ 需要时，配合复查胸片 □ 有任何不适请告知医师
护患配合	□ 配合测量体温、脉搏、呼吸、血压、体重 1 次 □ 配合完成入院护理评估（简单询问病史、过敏史、用药史） □ 接受入院宣教（环境介绍、病室规定、订餐制度、贵重物品保管等） □ 有任何不适请告知护士 □ 测量体温、脉搏、呼吸、血压、体重 1 次 □ 重点诊疗 □ 三级护理 □ 既往基础用药	□ 配合测量体温、脉搏、呼吸、询问大便 1 次 □ 接受术前宣教 □ 接受配血，以备术中需要时用 □ 接受备皮 □ 自行沐浴，加强腋窝清洁 □ 准备好必要用物，吸水管、纸巾等 □ 取下义齿、饰品等，贵重物品交家属保管 □ 每日测量生命体征、询问排便 □ 重点诊疗 □ 剃头 □ 药物灌肠 □ 术前签字	□ 清晨测量体温、脉搏、呼吸、血压 1 次 □ 送手术室前，协助完成核对，带齐影像资料，脱去衣物，上手术车 □ 返回病房后，协助完成核对，配合过病床 □ 配合检查意识、生命体征、胸管情况、肢体活动，询问出入量 □ 配合术后吸氧、监护仪监测、输液、排尿用尿管、胸部有引流管 □ 遵医嘱采取正确体位 □ 配合缓解疼痛 □ 有任何不适请告知护士
饮食	□ 正常饮食	□ 术前 12 小时禁食、禁水	□ 术后禁食、禁水
排泄	□ 正常排尿便	□ 正常排尿便	□ 保留尿管休息 □ 双下肢活动
活动	□ 正常活动	□ 正常活动	□ 根据医嘱半坐卧位 □ 卧床休息，保护管路 □ 双下肢活动

时间	手术后	出院
医患配合	□ 配合检查意识、生命体征、胸管情况、伤口、肢体活动 □ 需要时配合伤口换药 □ 配合拔除引流管、尿管 □ 配合伤口拆线	□ 接受出院前指导 □ 知道复查程序 □ 获得出院诊断书
护患配合	□ 配合定时测量生命体征、每日询问排便 □ 配合检查意识、生命体征、疼痛、胸管情况、伤口、肢体活动，询问出入量 □ 接受输液、服药等治疗 □ 配合夹闭尿管，锻炼膀胱功能 □ 接受进食、进水、排便等生活护理 □ 配合活动，预防皮肤压力伤 □ 注意活动安全，避免坠床或跌倒 □ 配合执行探视及陪伴 □ 接受呼吸功能锻炼特级护理~一级护理	□ 接受出院宣教 □ 办理出院手续 □ 获取出院带药 □ 知道服药方法、作用、注意事项 □ 知道护理伤口方法 □ 知道复印病历方法 □ 二级或三级护理 □ 普食
饮食	□ 根据医嘱，由流食逐渐过渡到普食 　根据病情由流食逐渐过渡到普食	□ 根据医嘱，正常普食
排泄	□ 保留尿管—正常排尿便 □ 避免便秘	□ 正常排尿便 □ 避免便秘
活动	□ 根据医嘱，半坐位或下床活动 □ 保护管路，勿牵拉、脱出、打折等	□ 正常适度活动，避免疲劳

附：原表单（2012 年版）

食管平滑肌瘤临床路径表单

适用对象：**第一诊断为**食管平滑肌瘤（ICD-10：D13.0，M8890/0）

　　　　　行食管肿瘤摘除术（ICD-9-CM-3：42.32）

患者姓名：_____ 性别：_____ 年龄：_____ 门诊号：_____ 住院号：_____

住院日期：____年___月___日　出院日期：____年___月___日　标准住院日：≤14 天

时间	住院第 1 天	住院第 2~4 天	住院第 3~5 天（手术日）
主要诊疗工作	□ 询问病史及体格检查 □ 完成病历书写 □ 开化验单及检查申请单 □ 医师查房与术前评估 □ 初步确定手术方式和日期	□ 上级医师查房 □ 术前评估及讨论，确定手术方案 □ 术前准备 □ 完成病程记录、上级医师查房记录、术前小结等病历书写 □ 向患者及家属交代病情及围术期注意事项 □ 签署手术知情同意书、自费用品协议书、输血同意书、授权同意书	□ 手术 □ 术者完成手术记录 □ 住院医师完成术后病程 □ 上级医师查房 □ 向患者及家属交代病情、手术情况及术后注意事项
重点医嘱	**长期医嘱：** □ 胸外科护理常规 □ 二级护理 □ 普食 **临时医嘱：** □ 血常规、尿常规、粪便常规+隐血试验 □ 凝血功能、肝肾功能、电解质 □ 感染性疾病筛查 □ 胸部 CT、上消化道钡餐 □ 胸片、心电图、肺功能 □ 血气分析（酌情） □ 其他医嘱	**长期医嘱：** □ 胸外科护理常规 □ 二级护理 □ 流质饮食 □ 患者既往基础用药 **临时医嘱：** □ 拟明日全麻下行食管平滑肌瘤摘除术 □ 术前禁食、禁水 □ 术前留置胃管、尿管 □ 备皮 □ 备血 □ 术中用药 □ 必要时术前肠道准备	**长期医嘱：** □ 胸外科术后护理常规 □ 特级或一级护理 □ 禁食、禁水 □ 吸氧 □ 心电监护 □ 持续胃肠减压，记量 □ 胸管引流，计量 □ 持续导尿，记 24 小时尿量 □ 静脉应用抗菌药物 □ 静脉营养 **临时医嘱：** □ 镇痛药物 □ 其他医嘱
主要护理工作	□ 介绍病房环境、设施和设备 □ 入院护理评估，护理计划 □ 辅助戒烟 □ 呼吸训练	□ 宣教、备皮等术前准备 □ 提醒患者禁饮食 □ 呼吸功能锻炼	□ 术晨留置胃管、尿管 □ 术后密切观察患者病情变化 □ 记录 24 小时出入水量 □ 术后心理和生活护理
病情变异记录	□ 无　□ 有，原因： 1. 2.	□ 无　□ 有，原因： 1. 2.	□ 无　□ 有，原因： 1. 2.
护士签名			
医师签名			

时间	住院第4~8天 （术后第1~3天）	住院第5~13天 （术后第2~10天）	住院第8~14天 （出院日）
主要诊疗工作	□ 上级医师查房 □ 住院医师完成上级医师查房记录等病历书写 □ 观察生命征、引流量、呼吸音 □ 帮助患者咳嗽、咳痰，必要时床边纤支镜吸痰 □ 视情况拔尿管	□ 上级医师查房 □ 住院医师完成常规病历书写 □ 视病情复查胸片、血常规、肝肾功能、电解质及血糖 □ 视情况术后3~5天拔除胸腔引流管 □ 术后第3~5天行食管造影 □ 视情况拔胃管，逐步恢复饮食 □ 视情况停抗菌药物和静脉营养	□ 上级医师查房，明确是否出院住院医师完成常规病历书写 □ 住院医师完成出院小结、病情证明单、病案首页等 □ 向患者及家属交代出院后的注意事项，如饮食、复诊时间、后续治疗等 □ 视切口愈合情况拆线
重点医嘱	长期医嘱： □ 胸外科术后护理常规 □ 一级护理 □ 停记尿量 □ 停吸氧 □ 停心电监护 □ 其他医嘱 临时医嘱： □ 拔尿管 □ 其他医嘱	长期医嘱： □ 胸外科术后护理常规 □ 二级护理 □ 停胸腔引流记量 □ 停胃肠减压记量 □ 肠道排气后予肠内营养 □ 饮食： 　◎普食　　◎半流质饮食 　◎流质饮食　◎禁食 □ 其他医嘱 临时医嘱： □ 拔胸腔引流管 □ 换药 □ 胸片 □ 血常规、肝肾功能、电解质、血糖 □ 碘过敏试验 □ 食管造影 □ 拔胃管 □ 其他医嘱	长期医嘱： □ 胸外科术后护理常规 □ 二级护理 □ 饮食： 　◎普食　　◎半流质饮食 　◎流质饮食 □ 其他医嘱 临时医嘱： □ 切口换药 □ 切口拆线 □ 通知出院 □ 出院带药 □ 其他医嘱
主要护理工作	□ 密切观察患者病情变化 □ 指导术后呼吸训练 □ 术后心理与生活护理	□ 密切观察患者病情变化 □ 指导术后呼吸训练 □ 术后心理与生活护理 □ 指导恢复饮食	□ 密切观察患者病情变化 □ 指导术后呼吸训练 □ 术后心理与生活护理 □ 指导恢复饮食 □ 帮助患者办理出院手续 □ 康复宣教
病情变异记录	□ 无　□ 有，原因： 1. 2.	□ 无　□ 有，原因： 1. 2.	□ 无　□ 有，原因： 1. 2.
护士签名			
医师签名			

第十五章　食管裂孔疝临床路径释义

一、食管裂孔疝编码

疾病名称及编码：先天性食管裂孔疝（ICD-10：Q40.1）

食管裂孔疝（ICD-10：K44.901）

手术操作名称及编码：食管裂孔疝修补术（ICD-9-CM-3：53.7/53.8）

胃底折叠术（ICD-9-CM-3：44.66）

二、临床路径检索方法

K44.901/Q40.1 伴（53.7/53.8）+44.66

三、食管裂孔疝临床路径标准住院流程

（一）适用对象

第一诊断为食管裂孔疝（ICD-10：Q40.1，K44.902）

行食管裂孔疝修补术或加胃底折叠术（ICD-9-CM-3：53.72/53.84+44.6601）。

> **释义**
>
> ■ 食管裂孔疝是指腹腔内脏器通过膈肌的食管裂孔进入胸腔。最常进入胸腔的脏器是部分胃，其他还有小肠、结肠和网膜。按疝入的形式可以将食管裂孔疝可分为四型：Ⅰ型，滑动型食管裂孔疝；Ⅱ型，食管旁疝；Ⅲ型，混合型食管裂孔疝；Ⅳ型，多器官食管裂孔疝。
>
> ■ 绝大多数滑动型食管裂孔疝患者存在胃食管反流，相关研究表明，94%~98%的滑动型食管裂孔疝患者伴发有反流性食管炎，即胃及十二指肠内容物逆流到食管，导致食管黏膜损伤，故行食管裂孔疝修补术的同时需加做胃底折叠术等抗反流手术。

（二）诊断依据

根据《临床诊疗指南——胸外科分册》（中华医学会编著，人民卫生出版社）。

1. 临床表现：

（1）胃食管反流症状，如胸骨下后方及上腹部灼热性疼痛，可有程度不等的吞咽困难。

（2）胃内容物误吸，可伴有呼吸道症状。

（3）上消化道出血、贫血。

2. 辅助检查：

（1）上消化道钡剂造影：膈上方见含钡剂胃影。

（2）胃镜：可见食管及胃腔有异常表现，如胃食管交界上移。

释义

■ 食管裂孔最常见及最主要的临床症状是由于胃食管反流引起的。典型症状为胃灼热，即剑突或胸骨后的烧灼或发热的感觉，有时呈烧灼样疼痛。饮水、服制酸药物症状可缓解。根据患者典型的临床表现即可确定胃食管反流的存在。但有时临床表现不典型，如胸痛、吞咽困难、胃肠胀气以及间歇性血便等非典型食管症状，则需进一步检查以明确诊断。除此之外，胃食管反流往往还可以引起食管外症状，可因胃酸反流误吸出现呼吸系统表现，胸闷气短、不能平卧、刺激性咳嗽以及喘息等。因此临床工作中，食管裂孔疝患者初诊于呼吸科及心内科并被误诊为哮喘或冠心病的病例并不少见。

■ 对于临床症状不典型或者怀疑有反流相关食管外症状的患者，采用诊断性治疗试验是恰当的。常用的是质子泵抑制剂（PPI）治疗，简称PPI试验。如用药后临床症状缓解，即可推断患者存在胃食管反流，目前已成共识。

■ X线上消化道钡餐造影检查为诊断食管裂孔疝的主要方法。此检查通过钡剂直接显示钡剂胃食管反流，并可见食管裂孔疝的大小，有无滑动或短食管等情况，并且可以动态观察判断食管功能的改变，如有无蠕动减弱、节段性痉挛等情况。检查时可采取头低脚高位，并给予腹部加压，典型的发现是膈上出现疝囊，粗大的胃黏膜经增宽的食管裂孔进入疝囊，并且可以观察到胃内钡剂向食管反流。此外，食管裂孔旁疝则表现为胃的一部分进入膈上，位于食管的左前方，贲门仍保留在膈下。

■ 行内镜检查可发现齿状线上移，胃黏膜翻入食管内。除此之外，还可发现由于胃食管反流引起的食管病变，并有助于鉴别胃食管反流的三种类型，即反流性食管炎、非糜烂性反流病及Barrett食管。相关研究表明，大约50%的胃食管反流胃镜检查为阴性结果，但并不代表其症状不重或者好治。因此内镜检查更多用于并发症的诊断或鉴别诊断。

■ 食管24小时pH监测主要是对由食管裂孔疝引起胃食管反流情况的检查，在诊断治疗中起着十分重要的作用，但由于技术条件限制目前并没有得以推广。它是检查胃食管反流最敏感和有效的方法，它可测出食管腔内pH的动态变化，确定临床症状与酸反流之间的关系，因此是诊断胃食管反流病的金指标。

■ 食管测压可了解食管运动的功能情况，有助于对同时伴有食管动力性疾病患者的鉴别诊断，同时也为指导手术提供帮助。对于食管蠕动功能正常的食管裂孔疝患者应加做抗反流手术；对于食管运动功能障碍的患者应避免抗反流手术，以防术后吞咽困难加重。因此，笔者推荐有条件的单位，应在术前积极完善此项检查，进一步明确诊断，提高医疗质量与安全。

（三）选择治疗方案的依据

根据《临床诊疗指南——胸外科分册》（中华医学会编著，人民卫生出版社）。

手术治疗：食管裂孔疝修补术或加胃底折叠术。

释义

■食管裂孔疝的治疗应根据不同情况采取不同措施。对于无胃食管反流症状的滑动型食管裂孔疝（Ⅰ型）可无需特殊治疗，不必手术。对于伴有胃食管反流的食管裂孔疝应选择食管裂孔疝修补+抗反流手术。食管旁疝（Ⅱ型），混合型食管裂孔疝（Ⅲ型）以及多器官食管裂孔疝（Ⅳ型）可能并发胃壁或其他疝出的腹腔内脏钳闭或绞窄，由于巨大疝内容物挤压纵隔或肺，无论有无症状，均应尽早手术。

■治疗食管裂孔疝及胃食管反流手术方法不仅要修补扩大的食管裂孔，而且要加做抗反流手术，其目的是延长并固定腹段食管，重建抗反流活瓣机制，从而有效地阻止胃食管反流。根据不同类型的食管裂孔疝，手术可选择经胸或经腹入路，微创腹腔镜手术是未来的发展方向。具体的术式包括 Nissen 术式、Toupet 术式、Dor 术式等多种手术方式，无论采用哪种抗反流术式均有较好的疗效。

（四）标准住院日为 12~14 天

释义

■术前准备 1~3 天，第 2~4 日实施手术，术后恢复 2~7 天，总住院时间不超过 12 天。对于无基础疾病的、通过腔镜方式完成手术的、术中过程确切止血彻底并无消化道黏膜损伤的患者，术后可尽早恢复正常饮食，缩短术后住院时间。

（五）进入路径标准

1. 第一诊断必须符合 ICD-10：Q40.1，K44.902 食管裂孔疝疾病编码。
2. 当患者合并其他疾病，但住院期间不需要特殊处理也不影响第一诊断的临床路径流程实施时，可以进入路径。

释义

■患者同时具有其他疾病影响第一诊断的临床路径流程实施时均不适合进入临床路径。例如：控制不佳的高血压、糖尿病以及心肺功能不全等，需经治疗后，合并的内科基础疾病稳定后可进入路径。

■因病变时间较长，由于长期反流导致食管下段发生癌变的不进入临床路径。

■以突发的梗阻或绞窄症状为主要临床表现，需急诊手术的食管裂孔疝不进入临床路径。

（六）术前准备 3 天

1. 必需的检查项目

（1）血常规、尿常规、粪便常规+隐血试验。

（2）凝血功能、肝功能、肾功能、电解质、感染性疾病筛查（乙肝，丙肝，梅毒，艾滋病）。

（3）X线胸片、心电图、肺功能。

（4）胃镜。

（5）胸部CT。

（6）上消化道钡餐。

2. 根据患者病情，可选择的检查项目：腹部超声检查、食管测压、食管pH值监测、血气分析、超声心动图等。

> ## 释义
>
> ■ 行食管pH值监测时应嘱患者停用抑酸药物两周，以免干扰检查结果的准确性。
>
> ■ 为缩短患者术前等待时间，部分检查项目可以在患者入院前于门诊完成。同时应合理安排检查顺序，提高效率，若同一天检查上消化道造影则应安排在胸部CT及胃镜检查之后，以免钡剂干扰影响检查。

（七）预防性抗菌药物选择与使用时机。

1. 按照《抗菌药物临床应用指导原则》（卫医发〔2004〕285号）执行，并根据患者的病情决定抗菌药物的选择与使用时间。如可疑感染，需做相应的微生物学检查，必要时做药物敏感试验。

2. 建议使用第一、第二代头孢菌素，头孢曲松。术前30分钟预防性用抗菌药物；手术超过3小时加用1次抗菌药物；术后预防用药时间一般不超过24小时，个别情况可延长至48小时。

（1）推荐使用头孢唑林钠静脉注射。①成人：0.5~1.0克/次，一日2~3次。②对本药或其他头孢菌素类药过敏者，对青霉素类过敏性休克史者禁用；肝肾功能不全者、有胃肠道疾病史者慎用。③使用本药前需进行皮肤过敏试验。

（2）推荐头孢呋辛钠静脉滴注。①成人：0.75~1.5克/次，一日3次。②肾功能不全患者按照肌酐清除率制订给药方案：肌酐清除率>20ml/min者，每日2次，每次3g；肌酐清除率10~20ml/min患者，每次0.75g，一日2次；肌酐清除率<10ml/min患者，每次0.75g，一日1次。③对本药或其他头孢菌素类药过敏者，对青霉素类药有过敏性休克史者禁用；肾功能不全者、有胃肠道疾病史者慎用。④使用本药前需进行皮肤过敏试验。

（3）推荐头孢曲松钠静脉滴注。①成人：1g/次，一次肌内注射或静脉滴注。②对本药或其他头孢菌素类药过敏者，对青霉素类过敏性休克史者禁用；肝肾功能不全者、有胃肠道疾病史者慎用。

> ## 释义
>
> ■ 食管裂孔疝手术为无菌手术，Ⅰ一类切口，可以不预防性应用抗生素，如果应用则选择第一、第二代头孢菌素。若术中出现消化道黏膜损伤，则可延长抗生素应用时间，必要时可加用抗厌氧菌药物。

（八）手术日为入院第4天

1. 麻醉方式：气管插管全身麻醉。

2. 手术方式：食管裂孔疝修补术或加胃底折叠术。

3. 输血：视术中具体情况而定。

释义

■ 本路径规定的食管裂孔疝手术均在全身麻醉下实施。

■ 具体手术方式需根据实际情况而定，可经胸或经腹，通过开放手术或腔镜手术的方式完成。较为常用的方式为腹腔镜下食管裂孔疝修补及胃底折叠术。对于较大的食管裂孔疝，根据术中情况可能会应用补片修补。

（九）术后住院恢复 8~10 天

1. 必须复查的检查项目

（1）血常规、肝功能、肾功能、电解质。

（2）X 线胸片。

（3）食管造影。

2. 术后用药

（1）抗菌药物：按照《抗菌药物临床应用指导原则》（卫医发〔2004〕285 号）执行。术后预防用药时间一般不超过 24 小时，个别情况可延长至 48 小时。如可疑感染，需做相应的微生物学检查，必要时做药敏试验。

（2）静脉或肠内营养。

释义

■ 术后复查胸片，警惕由于术中纵隔胸膜损伤导致的气胸或胸腔积液。

■ 术后复查 X 线食管钡餐造影时重点关注食管裂孔疝修复情况、有无胃食管反流，并注意有无狭窄梗阻及胃食管蠕动情况，以评价手术效果。

（十）出院标准

1. 恢复饮食。

2. 切口愈合良好，或门诊可处理的愈合不良切口。

3. 体温正常。

4. 胸片呈正常术后改变，无明显异常。

5. 没有需要住院处理的其他并发症或合并症。

> **释义**
>
> ■ 恢复饮食是指患者恢复到半流食即可达到出院标准。术后患者消化道解剖结构及功能发生变化，可能会出现进食后不适感，应嘱其短期内避免过硬及过黏饮食，先以半流食为主，逐渐过渡为普通饮食。

（十一）变异及原因分析

1. 存在影响手术的合并症，术前需要进行相关的诊断和治疗。
2. 术后出现肺部感染、呼吸衰竭、心脏衰竭、胃肠功能障碍等并发症，需要延长治疗时间。

> **释义**
>
> ■ 术前检查发现存在影响麻醉及手术的基础疾病，应及时退出路径，积极治疗，控制病情平稳后再行手术治疗，保证医疗安全。
>
> ■ 术后无法恢复经口进食，出现严重的吞咽困难，经口进食量无法满足日常生理需求的应退出路径，延长治疗时间。吞咽困难是抗反流手术最常见的并发症，其发生原因与手术缝合的松紧度、食管功能、患者的精神因素和敏感性等多方面因素有关，一项术中及术后食管测压研究结果发现，术后3周食管下括约肌压力（LESP）有所下降（20%~25%），所以绝大部分病人的术后吞咽困难会在术后1个月内逐步减轻或消失。需要注意术中缝合食管裂孔及行胃底折叠时，不宜缝合过紧。否则会导致胃内气体不能经口排出，出现腹胀，甚至出现难以恢复的吞咽困难。
>
> ■ 对于不影响最终结果的轻微变异，可不退出路径，例如，拔除引流管的时间，或者出现皮下气肿等不影响预后的并发症。

（十二）参考费用标准

10000~12000元。

四、食管裂孔疝临床路径给药方案

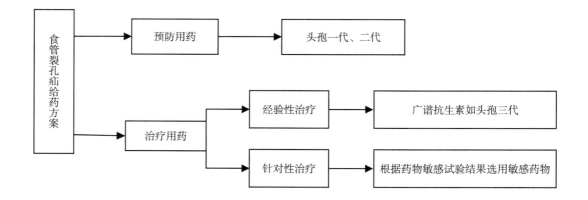

【用药选择】

一般选用头孢二代作为预防用药，术前 0.5~2 小时，或麻醉开始时首次给药；手术时间超过 3 小时或失血量大于 1500ml，术中可给予第二剂。总预防用药时间一般不超过 24 小时，个别情况可延长至 48 小时。若患者出现体温、血象升高等感染迹象，需根据经验选用三代头孢菌素+抗厌氧菌药物并留取血培养，痰培养，引流物培养，待药敏回报后根据药敏调整用药。

【药学提示】

1. 用药前应仔细询问有无对该药过敏史。

2. 用药前应注意药物对肝肾功能影响，及时调整剂量。如氨基糖苷类需注意其肾毒性及耳毒性。喹诺酮类对肾功能不全者应根据肌酐清除率减量或延长给药时间。

3. 应注意药物与其他药物相互作用，如大环内酯类药物与甲泼尼龙、茶碱、卡马西平、华法林等药物有相互作用。

4. 应注意药物的使用剂量，时间及用药途径。

5. 应注意药物分别针对儿童，孕妇，老人的不同应用。

【注意事项】

主要目标细菌耐药率超过 30% 的抗菌药物，提醒医务人员注意；主要目标细菌耐药率超过 40% 的抗菌药物，应当慎重经验用药；主要目标细菌耐药率超过 50% 的抗菌药物，应当参照药敏试验结果选用；主要目标细菌耐药率超过 75% 的抗菌药物，应当暂停针对此目标细菌的临床应用，根据追踪细菌耐药监测结果，再决定是否恢复临床应用。

五、推荐表单

（一）医师表单

食管裂孔疝临床路径医师表单

适用对象：第一诊断先天性食管裂孔疝（ICD-10：Q40.1）食管裂孔疝（ICD-10：K44.901）

行食管裂孔疝修补术（ICD-9-CM-3：53.7/53.8）胃底折叠术（ICD-9-CM-3：44.66）

患者姓名：_____ 性别：_____ 年龄：_____ 门诊号：_____ 住院号：_____

住院日期：____年__月__日　出院日期：____年__月__日　标准住院日：12～14 天

时间	住院第 1 天	住院第 2 天	住院第 3 天（术前日）
主要诊疗工作	□ 询问病史及体格检查 □ 完成病历书写 □ 开化验单及检查申请单 □ 医师查房 □ 初步确定治疗方案 □ 如疝内容物嵌顿，则需急诊手术	□ 上级医师查房 □ 汇总辅助检查结果，明确诊断 □ 初步确定手术方式和时间	□ 上级医师查房 □ 术前评估讨论，确定手术方案 □ 术前准备 □ 完成病程记录、上级医师查房记录、术前小结等病历书写 □ 向患者及家属交代病情及围术期注意事项 □ 签署手术知情同意书、自费用品协议书、输血同意书、授权委托同意书
重点医嘱	**长期医嘱：** □ 胸外科二级护理 □ 饮食： 　◎普食　◎半流质饮食 　◎流质饮食 □ 抑酸药物 □ 其他医嘱 **临时医嘱：** □ 血常规、尿常规、粪便常规+隐血试验 □ 凝血功能、血电解质、肝肾功能、感染性疾病筛查 □ X 线胸片、心电图、肺功能、胸部CT、上消化道钡剂造影和胃镜 □ 食管测压，食管 pH 值监测，超声心动图（酌情）	**长期医嘱：** □ 胸外科二级护理 □ 饮食： 　◎普食　◎半流质饮食 　◎流质饮食 □ 抑酸药物 □ 其他医嘱 **临时医嘱：**	**长期医嘱：** □ 胸外科二级护理 □ 饮食： 　◎普食　◎半流质饮食 　◎流质饮食 □ 其他医嘱 **临时医嘱：** □ 明日在全麻下行食管裂孔疝修补术或加胃底折叠术 □ 禁饮食，备皮，备血 □ 肠道准备 □ 术前置胃管 □ 术前镇静药物及胆碱酯酶抑制剂（酌情） □ 抗菌药带入手术室 □ 其他医嘱
主要护理工作	□ 介绍病房环境和设备 □ 入院护理评估 □ 辅助戒烟	□ 观察患者病情变化	□ 宣教、备皮等术前准备 □ 提醒患者术前禁食、禁水 □ 呼吸功能锻炼
病情变异记录	□ 无　□ 有，原因： 1. 2.	□ 无　□ 有，原因： 1. 2.	□ 无　□ 有，原因： 1. 2.
医师签名			

时间	住院第 4 天 （手术日）	住院 5~11 天 （术后第 1~7 天）	住院 12~14 天 （出院日）
主要诊疗工作	□ 留置尿管 □ 手术 □ 术者完成手术记录 □ 住院医师完成术后病程 □ 医师观察术后病情 □ 向家属交代病情及术后注意事项	□ 上级医师查房，观察病情变化 □ 住院医师完成病程书写 □ 注意生命体征及肺部呼吸音 □ 观察胸腔/胃管引流及切口情况 □ 鼓励并协助患者排痰 □ 拔尿管 □ 必要时纤支镜吸痰 □ 根据病情，停用或调整抗菌药物	□ 上级医师查房，明确是否出院 □ 住院医师完成常规病历书写 □ 住院医师完成出院小结、病情证明单、病历首页等 □ 向患者及家属交代出院后的注意事项，如饮食、复诊时间、后续治疗等 □ 视切口愈合情况拆线
重点医嘱	长期医嘱： □ 胸外科特级或一级护理 □ 体温、心电、呼吸、血压、血氧饱和度监测 □ 吸氧 □ 禁食、禁水 □ 胸管引流记量 □ 尿管引流记量 □ 胃管引流记量 □ 抗菌药物 □ 静脉营养 □ 抑酸药物 □ 其他医嘱 临时医嘱： □ 镇痛药物 □ 其他医嘱	长期医嘱： □ 胸外科一级护理 □ 禁食、禁水 □ 抗菌药物 □ 静脉营养 □ 抑制胃酸药物 □ 其他医嘱 临时医嘱： □ 止吐、镇痛等对症处理 □ 拔除胃管 □ 拔除尿管 □ 其他医嘱 □ 复查胸片	长期医嘱： □ 胸外科二级护理 □ 饮食： 　◎普食　◎半流质饮食 □ 其他医嘱 临时医嘱： □ 切口换药 □ 切口拆线 □ 通知出院 □ 出院带药 □ 其他医嘱
主要护理工作	□ 手术当日置胃管行食管冲洗，至冲洗液清亮 □ 观察病情变化 □ 心理和生活护理 □ 保持呼吸道通畅	□ 观察病情变化 □ 心理与生活护理 □ 协助患者咳痰	□ 密切观察患者病情变化 □ 指导术后呼吸训练 □ 术后心理与生活护理 □ 指导恢复饮食 □ 帮助患者办理出院手续 □ 康复宣教
病情变异记录	□ 无　□ 有，原因： 1. 2.	□ 无　□ 有，原因： 1. 2.	□ 无　□ 有，原因： 1. 2.
医师签名			

（二）护士表单

食管裂孔疝临床路径护士表单

适用对象：第一诊断先天性食管裂孔疝（ICD-10：Q40.1）食管裂孔疝（ICD-10：K44.901）

行食管裂孔疝修补术（ICD-9-CM-3：53.7/53.8）胃底折叠术（ICD-9-CM-3：44.66）

患者姓名：_____ 性别：_____ 年龄：_____ 门诊号：_____ 住院号：_____

住院日期：____年__月__日　出院日期：____年__月__日　标准住院日：12~14 天

时间	住院第 1 天	住院第 2~3 天（术前）	住院第 4 天（手术当天）
健康宣教	□ 入院宣教 介绍主管医师、护士 介绍环境、设施 介绍住院注意事项	□ 术前宣教 宣教疾病知识、术前准备及手术过程 告知准备用物、沐浴 告知术后饮食、活动及探视注意事项 告知术后可能出现的情况及应对方式 主管护士与患者沟通，了解并指导心理应对 告知家属等候区位置	□ 术后当日宣教 告知监护设备、管路功能及注意事项 告知饮食、体位要求 告知疼痛注意事项 告知术后可能出现情况的应对方式 给予患者及家属心理支持 再次明确探视陪伴须知
护理处置	□ 核对患者，佩戴腕带 □ 建立入院护理病历 □ 卫生处置：剪指（趾）甲、沐浴，更换病号服	□ 协助医师完成术前检查化验 □ 术前准备 配血 抗菌药物皮试 备皮 禁食、禁水	□ 留置胃管 □ 送手术 摘除患者各种活动物品 核对患者资料及带药 填写手术交接单，签字确认 □ 接手术 核对患者及资料，签字确认
基础护理	□ 三级护理 晨晚间护理 患者安全管理	□ 三级护理 晨晚间护理 患者安全管理	□ 特级护理 卧位护理：半坐卧位 排泄护理 患者安全管理
专科护理	□ 护理查体 □ 辅助戒烟 □ 需要时，填写跌倒及压疮防范表 □ 需要时，请家属陪伴 □ 心理护理	□ 呼吸功能锻炼 □ 遵医嘱完成相关检查 □ 心理护理	□ 病情观察，写特护记录 q2h 评估生命体征、意识、肢体活动、皮肤情况、伤口敷料、胸管情况、出入量 □ 遵医嘱予抗感染、雾化吸入、镇痛、呼吸功能锻炼 □ 心理护理
重点医嘱	□ 详见医嘱执行单	□ 详见医嘱执行单	□ 详见医嘱执行单
病情变异记录	□ 无　□ 有，原因： 1. 2.	□ 无　□ 有，原因： 1. 2.	□ 无　□ 有，原因： 1. 2.
护士签名			

时间	住院第5~11天 （术后第1~7天）	住院第12~14天 （术后第2~10天）
健康宣教	□ 术后宣教 　药物作用及频率 　饮食、活动指导 　复查病人对术前宣教内容的掌握程度 　呼吸功能锻炼的作用 　疾病恢复期注意事项 　拔尿管后注意事项 　下床活动注意事项	□ 出院宣教 　复查时间 　服药方法 　活动休息 　指导饮食 　指导办理出院手续
护理处置	□ 遵医嘱完成相关检查 □ 冲洗胃管 □ 夹闭尿管，锻炼膀胱功能 □ 协助患者咳嗽咳痰	□ 办理出院手续 □ 书写出院小结
基础护理	□ 一级护理~二级护理 　（据患者病情和生活自理能力确定护理级别） 　晨晚间护理 　协助坐起、床上或床旁活动，预防压疮 　排泄护理 　床上温水擦浴 　协助更衣 　患者安全管理	□ 三级护理 　晨晚间护理 　协助或指导进食、进水 　协助或指导床旁活动 　患者安全管理
专科护理	□ 病情观察，写特护记录 　q2h评估生命体征、意识、胸管情况、肢体活动、皮肤情况、伤口敷料、出入量 □ 遵医嘱予抗感染、镇痛、雾化吸入、呼吸功能锻炼治疗 □ 需要时，联系主管医师给予相关治疗及用药 □ 心理护理	□ 病情观察 　评估生命体征、意识、肢体活动、皮肤情况、伤口敷料 □ 心理护理
重点医嘱	□ 详见医嘱执行单	□ 详见医嘱执行单
病情变异记录	□ 无　□ 有，原因： 1. 2.	□ 无　□ 有，原因： 1. 2.
护士签名		

（三）患者表单

食管裂孔疝临床路径患者表单

适用对象：第一诊断先天性食管裂孔疝（ICD-10：Q40.1）食管裂孔疝（ICD-10：K44.901）

行食管裂孔疝修补术（ICD-9-CM-3：53.7/53.8）胃底折叠术（ICD-9-CM-3：44.66）

患者姓名：_____ 性别：_____ 年龄：_____ 门诊号：_____ 住院号：_____

住院日期：____年___月___日 出院日期：____年___月___日 标准住院日：12~14 天

时间	入院	手术前	手术当天
医患配合	□ 配合询问病史、采集资料，请务必详细告知既往史、用药史、过敏史 □ 如服用抗凝剂，请明确告知 □ 配合进行体格检查 □ 有任何不适请告知护士	□ 配合完善术前相关检查、化验，如采血、心电图、胸片、胸部 CT □ 医师与患者及家属介绍病情及手术谈话、术前签字 □ 麻醉师对患者进行术前访视	□ 配合评估手术效果 □ 配合检查意识、疼痛、胸管情况、肢体活动 □ 需要时，配合复查胸片 □ 有任何不适请告知医师
护患配合	□ 配合测量体温、脉搏、呼吸、血压、体重 1 次 □ 配合完成入院护理评估（简单询问病史、过敏史、用药史） □ 接受入院宣教（环境介绍、病室规定、订餐制度、贵重物品保管等） □ 有任何不适请告知护士 □ 测量体温、脉搏、呼吸、血压、体重 1 次 □ 重点诊疗 □ 三级护理 □ 既往基础用药	□ 配合测量体温、脉搏、呼吸、询问大便 1 次 □ 接受术前宣教 □ 接受配血，以备术中需要时用 □ 接受备皮 □ 自行沐浴，加强腋窝清洁 □ 准备好必要用物，吸水管、纸巾等 □ 取下义齿、饰品等，贵重物品交家属保管 □ 每日测量生命体征、询问排便 □ 重点诊疗 □ 剃头 □ 药物灌肠 □ 术前签字	□ 清晨测量体温、脉搏、呼吸、血压 1 次 □ 送手术室前，协助完成核对，带齐影像资料，脱去衣物，上手术车 □ 返回病房后，协助完成核对，配合过病床 □ 配合检查意识、生命体征、胸管情况、肢体活动，询问出入量 □ 配合术后吸氧、监护仪监测、输液、排尿用尿管、胸部有引流管 □ 遵医嘱采取正确体位 □ 配合缓解疼痛 □ 有任何不适请告知护士
饮食	□ 正常饮食	□ 术前 12 小时禁食、禁水	□ 术后禁食、禁水
排泄	□ 正常排尿便	□ 正常排尿便	□ 保留尿管休息 □ 双下肢活动
活动	□ 正常活动	□ 正常活动	□ 根据医嘱半坐卧位 □ 卧床休息，保护管路 □ 双下肢活动

时间	手术后	出院
医患配合	□ 配合检查意识、生命体征、胸管情况、伤口、肢体活动 □ 需要时配合伤口换药 □ 配合拔除引流管、尿管 □ 配合伤口拆线	□ 接受出院前指导 □ 知道复查程序 □ 获得出院诊断书
护患配合	□ 配合定时测量生命体征、每日询问排便 □ 配合检查意识、生命体征、疼痛、胸管情况、伤口、肢体活动，询问出入量 □ 接受输液、服药等治疗 □ 配合夹闭尿管，锻炼膀胱功能 □ 接受进食、进水、排便等生活护理 □ 配合活动，预防皮肤压力伤 □ 注意活动安全，避免坠床或跌倒 □ 配合执行探视及陪伴 □ 接受呼吸功能锻炼特级护理～一级护理	□ 接受出院宣教 □ 办理出院手续 □ 获取出院带药 □ 知道服药方法、作用、注意事项 □ 知道护理伤口方法 □ 知道复印病历方法 □ 二级或三级护理 □ 普食
饮食	□ 根据医嘱，由流食逐渐过渡到普食 　根据病情由流食逐渐过渡到普食	□ 根据医嘱，正常普食
排泄	□ 保留尿管—正常排尿便 □ 避免便秘	□ 正常排尿便 □ 避免便秘
活动	□ 根据医嘱，半坐位或下床活动 □ 保护管路，勿牵拉、脱出、打折等	□ 正常适度活动，避免疲劳

附：原表单（2012 年版）

食管裂孔疝临床路径表单

适用对象：第一诊断为食管裂孔疝（ICD-10：Q40.1，K44.902）
　　　　　行食管裂孔疝修补术或+胃底折叠术（经胸或经腹）（ICD-9-CM-3：53.72 \ 53.84+44.6601）

患者姓名：_____ 性别：_____ 年龄：_____ 门诊号：_____ 住院号：_____

住院日期：____年__月__日　出院日期：____年__月__日　标准住院日：12~14 天

时间	住院第 1 天	住院第 2 天	住院第 3 天（术前日）
主要诊疗工作	□ 询问病史及体格检查 □ 完成病历书写 □ 开化验单及检查申请单 □ 医师查房 □ 初步确定治疗方案 □ 如疝内容物嵌顿，则需急诊手术	□ 上级医师查房 □ 汇总辅助检查结果，明确诊断 □ 初步确定手术方式和时间	□ 上级医师查房 □ 术前评估讨论，确定手术方案 □ 术前准备 □ 完成病程记录、上级医师查房记录、术前小结等病历书写 □ 向患者及家属交代病情及围术期注意事项 □ 签署手术知情同意书、自费用品协议书、输血同意书、授权委托同意书
重点医嘱	**长期医嘱：** □ 胸外科二级护理 □ 饮食： 　◎普食　◎半流质饮食 　◎流质饮食 □ 抑酸药物 □ 其他医嘱 **临时医嘱：** □ 血常规、尿常规、粪便常规+隐血试验 □ 凝血功能、血电解质、肝肾功能、感染性疾病筛查 □ X 线胸片、心电图、肺功能、胸部 CT、上消化道钡剂造影和胃镜 □ 食管测压，食管 pH 值监测，超声心动图（酌情）	**长期医嘱：** □ 胸外科二级护理 □ 饮食： 　◎ 普食　◎ 半流质饮食 　◎流质饮食 □ 抑酸药物 □ 其他医嘱 **临时医嘱：**	**长期医嘱：** □ 胸外科二级护理 □ 饮食： 　◎普食◎半流质饮食 　◎流质饮食 □ 其他医嘱 **临时医嘱：** □ 明日在全麻下行食管裂孔疝修补术或加胃底折叠术 □ 禁饮食，备皮，备血 □ 肠道准备 □ 术前置胃管 □ 术前镇静药物及胆碱酯酶抑制剂（酌情） □ 抗菌药带入手术室 □ 其他医嘱
主要护理工作	□ 介绍病房环境和设备 □ 入院护理评估 □ 辅助戒烟	□ 观察患者病情变化	□ 宣教、备皮等术前准备 □ 提醒患者术前禁食、禁水 □ 呼吸功能锻炼
病情变异记录	□ 无　□ 有，原因： 1. 2.	□ 无　□ 有，原因： 1. 2.	□ 无　□ 有，原因： 1. 2.
护士签名			
医师签名			

时间	住院第 4 天 （手术日）	住院 5~11 天 （术后第 1~7 天）	住院 12~14 天 （出院日）
主要诊疗工作	□ 留置尿管 □ 手术 □ 术者完成手术记录 □ 住院医师完成术后病程 □ 医师观察术后病情 □ 向家属交代病情及术后注意事项	□ 上级医师查房，观察病情变化 □ 住院医师完成病程书写 □ 注意生命体征及肺部呼吸音 □ 观察胸腔/胃管引流及切口情况 □ 鼓励并协助患者排痰 □ 拔尿管 □ 必要时纤支镜吸痰 □ 根据病情，停用或调整抗菌药物	□ 上级医师查房，明确是否出院 □ 住院医师完成常规病历书写 □ 住院医师完成出院小结、病情证明单、病历首页等 □ 向患者及家属交代出院后的注意事项，如饮食、复诊时间、后续治疗等 □ 视切口愈合情况拆线
重点医嘱	长期医嘱： □ 胸外科特级或一级护理 □ 体温、心电、呼吸、血压、血氧饱和度监测 □ 吸氧 □ 禁食水 □ 胸管引流记量 □ 尿管引流记量 □ 胃管引流记量 □ 抗菌药物 □ 静脉营养 □ 抑酸药物 □ 其他医嘱 临时医嘱： □ 镇痛药物 □ 其他医嘱	长期医嘱： □ 胸外科一级护理 □ 禁食水 □ 抗菌药物 □ 静脉营养 □ 抑制胃酸药物 □ 其他医嘱 临时医嘱： □ 止吐、镇痛等对症处理 □ 拔除尿管 □ 其他医嘱 □ 复查胸片	长期医嘱： □ 胸外科二级护理 □ 饮食： 　◎ 普食　　◎ 半流质饮食 □ 其他医嘱 临时医嘱： □ 切口换药 □ 切口拆线 □ 通知出院 □ 出院带药 □ 其他医嘱
主要护理工作	□ 手术当日置胃管行食管冲洗，至冲洗液清亮 □ 观察病情变化 □ 心理和生活护理 □ 保持呼吸道通畅	□ 观察病情变化 □ 心理与生活护理 □ 协助患者咳痰	□ 密切观察患者病情变化 □ 指导术后呼吸训练 □ 术后心理与生活护理 □ 指导恢复饮食 □ 帮助患者办理出院手续 □ 康复宣教
病情变异记录	□ 无　□ 有，原因： 1. 2.	□ 无　□ 有，原因： 1. 2.	□ 无　□ 有，原因： 1. 2.
护士签名			
医师签名			

第十六章　非侵袭性胸腺瘤临床路径释义

一、非侵袭性胸腺瘤编码

疾病名称及编码：非侵袭性胸腺瘤

　　　　　　　良性胸腺瘤（ICD-10：D15.0　M85800/0）

　　　　　　　胸腺瘤，A 型（ICD-10：D38.4　M85810/1）

　　　　　　　胸腺瘤，AB 型（ICD-10：D38.4　M85820/1）

　　　　　　　胸腺瘤，B1 型（ICD-10：D38.4　M85830/1）

　　　　　　　胸腺瘤，B2 型（ICD-10：D38.4　M85840/1）

手术操作名称及编码：胸腔镜胸腺瘤切除术（ICD-9-CM-3：07.83）

二、临床路径检索方法

D15.0　M8580/0/D38.4+（M85810/1/M85820/1/M85830/1/M85840/1）伴 O7.83

三、非侵袭性胸腺瘤临床路径标准住院流程

（一）适用对象

第一诊断为非侵袭性胸腺瘤（ICD-10：D15.001+M8580/0）

行胸腺瘤切除术（ICD-9-CM-3：07.812）。

（二）诊断依据

根据《临床诊疗指南——胸外科分册》（中华医学会编著，人民卫生出版社）。

1. 病史。

2. 经体检 CT 或者 X 线检查发现有前上纵隔占位性病变。

3. 鉴别诊断：生殖细胞肿瘤、淋巴瘤、胸骨后甲状腺肿、侵袭性胸腺瘤等。

释义

■ 非侵袭性胸腺瘤的术前诊断主要依赖于影像学，结合术中所见和术后组织病理学证实。CT 上表现为：肿块形态规则、边缘光滑、清晰，与周围脏器脂肪间隙清晰，密度大都均匀。在临床上均属于 I 期，组织学上多为 A 型、AB 型。

■ 胸腺瘤是来源于胸腺上皮细胞的肿瘤，与其他肿瘤不同，无法完全根据组织学来确定胸腺瘤的良恶性质，其良恶性需依据有无包膜浸润、周围器官侵犯或远处转移来判定。所以目前认为所有的胸腺瘤均是潜在恶性的，主张将胸腺瘤分为非侵袭性和侵袭性两种。临床上常用 Masaoka 分期和 WHO TNM 分期来判断病变的程度和预后。

■ 胸腺瘤 Masaoka 分期

Ⅰ期肿瘤局限在胸腺内，肉眼及镜下均无包膜浸润。

Ⅱa期肿瘤镜下浸润包膜。

Ⅱb期肿瘤肉眼可见侵犯邻近脂肪组织，但未侵犯至纵隔胸膜。

Ⅲ期肿瘤侵犯邻近组织或器官，包括心包、肺或大血管（Ⅲa期不侵犯大血管，Ⅲb期侵犯大血管）。

Ⅳa期肿瘤广泛侵犯胸膜和（或）心包。

Ⅳb期肿瘤扩散到远处器官。

■ 胸腺瘤 WHO TNM 分期

T1 包膜完整。

T2 肿瘤浸润包膜外结缔组织。

T3 肿瘤浸润邻近组织器官，如心包、纵隔胸膜、胸壁、大血管及肺。

T4 肿瘤广泛侵犯胸膜和（或）心包。

N0 无淋巴结转移。

N1 前纵隔淋巴结转移。

N2 N1+胸内淋巴结转移。

N3 前斜角肌或锁骨上淋巴结转移。

M0 无远处转移。

M1 有远处转移。

■ WHO 组织学分型

A 型胸腺瘤：髓质型或梭型细胞胸腺瘤。

AB 型胸腺瘤：混合型胸腺瘤。

B 型胸腺瘤：被分为 3 个亚型。

B1 型胸腺瘤：富含淋巴细胞的胸腺瘤、淋巴细胞型胸腺瘤、皮质为主型胸腺瘤或类器官胸腺瘤；

B2 型胸腺瘤：皮质型胸腺瘤；

B3 型胸腺瘤：上皮型、非典型、类鳞状上皮胸腺瘤或分化好的胸腺癌。

C 型胸腺瘤：胸腺癌，组织学上此型较其他类型的胸腺瘤更具有恶性特征，C 型又根据各自的组织分化类型进一步命名，如拟表皮样癌、鳞状上皮细胞癌、淋巴上皮癌、肉瘤样癌、透明细胞癌、类基底细胞癌、黏液表皮样癌、乳头状癌和未分化癌等等。

A 型和 AB 型为良性肿瘤，B1 型为低度恶性，B2 型为中度恶性，B3 型与胸腺癌均为高度恶性，侵袭性强。

（三）选择治疗方案的依据

根据《临床诊疗指南——胸外科分册》（中华医学会编著，人民卫生出版社）。

手术治疗：胸腺瘤切除术。适用于诊断明确的非侵袭性胸腺瘤。

> **释义**
>
> ■ 手术切除是治疗胸腺瘤最有效的方法。根据肿瘤的大小和外侵程度可以选择胸腔镜、全部或部分经胸骨正中切口、胸前外侧切口、胸骨扩大切口、联合胸前外侧切口或做"T"形切口。

（四）标准住院日≤14天

> **释义**
>
> ■ 如果患者条件允许，住院时间可以低于上述住院时间。
> ■ 可以通过门诊检查术前项目（见术前准备）缩短住院时间，但应结合具体情况。

（五）进入路径标准

1. 第一诊断必须符合 ICD-10：D15.001+M8580/0 非侵袭性胸腺瘤疾病编码。

2. 有适应证，无手术禁忌证。

3. 当患者合并其他疾病，但住院期间不需要特殊处理也不影响第一诊断的临床路径流程实施时，可以进入路径。

> **释义**
>
> ■ 如果患者影像学支持非侵袭性胸腺瘤诊断，无其他影响治疗和预后的疾病时直接进入临床路径。
> ■ 术前合并轻度重症肌无力可以进入临床路径，如果重症肌无力严重则不适合进入临床路径。

（六）术前准备≤3天（指工作日）

1. 必需的检查项目

（1）血常规、尿常规。

（2）肝功能、肾功能、电解质、凝血功能、输血前检查、血型。

（3）X线胸片、胸部增强CT、心电图。

2. 根据患者病情选择：肺功能、葡萄糖测定、超声心动图、Holter、淋巴细胞亚群分析等细胞免疫功能检查、相关肿瘤标志物等。

释义

■ 部分检查（血常规、尿常规、肝肾功能、心电图、X线片等）可以在门诊完成。
■ 如果进行了胸部增强 CT 检查可以不进行 X 线胸片检查。
■ 如果患者没有重症肌无力的表现，可以不进行乙酰胆碱受体抗体的检查。

（七）预防性抗菌药物选择与使用时机

1. 按照《抗菌药物临床应用指导原则》（卫医发〔2004〕285 号）执行。原则上不使用抗菌药物。根据患者的病情决定抗菌药物的选择与使用时间，可考虑使用第一、第二代头孢菌素，头孢曲松。

（1）推荐使用头孢唑林钠静脉注射。①成人：0.5~1.0 克/次，一日 2~3 次。②儿童：一日量为 20~30mg/kg 体重，分三次给药。③对本药或其他头孢菌素类药过敏者，对青霉素类过敏性休克史者禁用；肝肾功能不全者、有胃肠道疾病史者慎用。④使用本药前需进行皮肤过敏试验。

（2）推荐头孢呋辛钠静脉滴注。①成人：0.75~1.5 克/次，一日 3 次。②儿童：平均一日剂量为 60mg/kg，分 3~4 次给予。③肾功能不全患者按照肌酐清除率制订给药方案：肌酐清除率>20ml/min 者，每日 2 次，每次 3g；肌酐清除率 10~20ml/min 患者，每次 0.75g，一日 2 次；肌酐清除率<10ml/min 患者，每次 0.75g，一日 1 次。④对本药或其他头孢菌素类药过敏者，对青霉素类药有过敏性休克史者禁用；肾功能不全者、有胃肠道疾病史者慎用。⑤使用本药前需进行皮肤过敏试验。

（3）推荐头孢曲松钠静脉滴注。①成人：1 克/次，一次肌内注射或静脉滴注。②儿童：儿童用量一般按成人量的 1/2 给予。③对本药或其他头孢菌素类药过敏者，对青霉素类过敏性休克史者禁用；肝肾功能不全者、有胃肠道疾病史者慎用。

2. 预防性使用抗菌药物，时间为术前 0.5 小时，手术超过 3 小时加用 1 次抗菌药物。

释义

■ 非侵袭性胸腺瘤手术为无菌手术，Ⅰ类切口，不推荐预防使用抗生素，如患者发生术后肺部感染等并发症，则需根据情况选用敏感抗生素。

（八）手术日为入院第 4 天

1. 麻醉方式：气管插管全身麻醉。
2. 手术方式：胸腺瘤和（或）胸腺切除术。
3. 术中用药：抗菌药物。
4. 输血：根据术前血红蛋白状况及术中出血情况而定。
5. 病理学检查：切除标本解剖后作病理学检查，必要时行术中冷冻病理学检查。

> **释义**
>
> ■ 建议采用双腔气管插管。
> ■ 手术方式根据肿瘤位置选择经胸腔镜或开胸。

（九）术后住院恢复 8~10 天

1. 必须复查的检查项目：血常规、肝功能、肾功能、电解质、胸部 X 线片等。

2. 术后用药：抗菌药物使用按照《抗菌药物临床应用指导原则》（卫医发〔2004〕285 号）执行。总预防性用药时间一般不超过 24 小时，个别情况可延长至 48 小时。明确感染患者，可根据药敏试验结果调整抗菌药物。

> **释义**
>
> ■ 手术后第一天应该常规检查血常规、肝肾功能、电解质、胸部 X 线片等。
> ■ 出院前应检查血常规、肝肾功能，电解质、胸部 X 线片。

（十）出院标准。

1. 病人病情稳定，体温正常，手术切口愈合良好；生命体征平稳。

2. 没有需要住院处理的并发症和（或）合并症。

> **释义**
>
> ■ 不必等伤口拆线再出院。
> ■ 拔出引流管后无发热，复查胸片肺复张良好，无明显胸腔积液等特殊情况可以出院。
> ■ 如有肺部感染、伤口感染、心脑血管疾病、重症肌无力等并发症是否需要继续住院治疗或专科治疗，由主管医师决定。

（十一）变异及原因分析。

1. 有影响手术的合并症，术前需要进行相关的诊断和治疗。

2. 术后出现肺部感染、呼吸衰竭、心脏衰竭、肝肾衰竭等并发症，需要延长治疗时间。

> **释义**
>
> ■ 微小变异：因为医院检验项目的及时性，不能按照要求完成检查；因为节假日不能按照要求完成检查；患者不愿配合完成相应检查，短期不愿按照要求出院随诊。

■ **重大变异**：因基础疾病需要进一步诊断和治疗；因术中异常发现而改变手术方式或治疗策略；因术后出现并发症需要进一步治疗；因各种原因需要其他治疗措施；医院与患者或家属发生医疗纠纷，患者要求离院或转院；不愿按照要求出院随诊而导致入院时间明显延长。

（十二）参考费用标准

5000～8000 元。

四、非侵袭性胸腺瘤临床路径给药方案

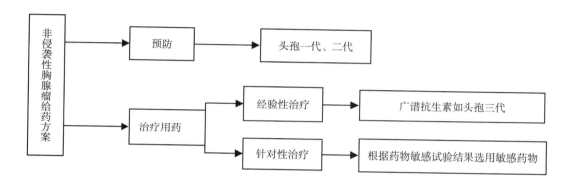

【用药选择】

一般选用头孢二代作为预防用药，术前 0.5～2 小时，或麻醉开始时首次给药；手术时间超过 3 小时或失血量大于 1500ml，术中可给予第二剂。总预防用药时间一般不超过 24 小时，个别情况可延长至 48 小时。若患者出现体温、血象升高等感染迹象，需根据经验选用三代头孢菌素+抗厌氧菌药物并留取血培养，痰培养，引流物培养，待药物敏感试验结果回报后根据药物敏感试验结果调整用药。

【药学提示】

1. 用药前应仔细询问有无对该药过敏史。

2. 用药前应注意药物对肝肾功能影响，及时调整剂量。如氨基糖苷类需注意其肾毒性及耳毒性。喹诺酮类对肾功能不全者应根据肌酐清除率减量或延长给药时间。

3. 应注意药物与其他药物相互作用，如大环内酯类药物与甲泼尼龙、茶碱、卡马西平、华法林等药物有相互作用。

4. 应注意药物的使用剂量，时间及用药途径。

5. 应注意药物分别针对儿童，孕妇，老人的不同应用。

【注意事项】

主要目标细菌耐药率超过 30%的抗菌药物，提醒医务人员注意；主要目标细菌耐药率超过 40%的抗菌药物，应当慎重经验用药；主要目标细菌耐药率超过 50%的抗菌药物，应当参照药敏试验结果选用；主要目标细菌耐药率超过 75%的抗菌药物，应当暂停针对此目标细菌的临床应用，根据追踪细菌耐药监测结果，再决定是否恢复临床应用。

五、推荐表单

（一）医师表单

非侵袭性胸腺瘤临床路径医师表单

适用对象： 第一诊断为非侵袭性胸腺瘤

良性胸腺瘤（ICD-10：D15.0 M85800/0）

胸腺瘤，A 型（ICD-10：D38.4 M85810/1）

胸腺瘤，AB 型（ICD-10：D38.4 M85820/1）

胸腺瘤，B1 型（ICD-10：D38.4 M85830/1）

胸腺瘤，B2 型（ICD-10：D38.4 M85840/1）

行胸腺瘤切除术（ICD-9-CM-3：07.83）。

患者姓名：_____ 性别：_____ 年龄：_____ 门诊号：_____ 住院号：_____

住院日期：____年__月__日 出院日期：____年__月__日 标准住院日：≤14 天

时间	住院第 1 天	住院第 2~3 天（术前日）	住院第 4 天（手术日）
主要诊疗工作	□ 询问病史及体格检查 □ 完成病历书写 □ 开化验单，检查单 □ 上级医师查房，初步确定诊断 □ 对症支持治疗 □ 向患者家属告病重或病危通知，并签署病重或病危通知书（必要时）	□ 上级医师查房 □ 完成入院检查 □ 影像学检查 □ 继续对症支持治疗 □ 完成必要的相关科室会诊 □ 完成上级医师查房记录等病历书写 □ 向患者及家属交代病情及其注意事项	□ 术前留置尿管 □ 手术 □ 术者完成手术记录 □ 住院医师完成术后病程 □ 上级医师查房 □ 观察生命体征 □ 向患者及家属交代病情及术后注意事项
重点医嘱	**长期医嘱：** □ 胸外科疾病护理常规 □ 一级护理 □ 饮食 □ 视病情通知病重或病危 □ 其他医嘱 **临时医嘱：** □ 血常规、尿常规 □ 肝肾功能、电解质、血糖、凝血功能、血型、输血前检查 □ X 线胸片、心电图 □ 胸部增强 CT □ 腹部 B 超（酌情） □ 术前准备治疗 □ 其他医嘱 □ 相关对症支持治疗等	**长期医嘱：** □ 患者既往基础用药 □ 其他医嘱 **临时医嘱：** □ 其他医嘱 □ 相关特殊检查 □ 对症支持治疗 □ 请相关科室会诊治疗 □ 术前相关准备	**长期医嘱：** □ 胸外科术后护理常规 □ 特级或一级护理 □ 清醒后 6 小时进流食 □ 吸氧 □ 体温、心电、血压、呼吸、脉搏、血氧饱和度监测 □ 胸管引流记量 □ 持续导尿 □ 记 24 小时出入量 □ 雾化吸入 □ 预防性应用抗菌药物 □ 镇痛药物（酌情） **临时医嘱：** □ 止血药物使用（必要时） □ 其他特殊医嘱
病情变异记录	□ 无 □ 有，原因： 1. 2.	□ 无 □ 有，原因： 1. 2.	□ 无 □ 有，原因： 1. 2.
医师签名			

时间	住院第 5 天 （术后第 1 日）	住院第 6~11 天 （术后第 2~7 日）	住院第 12~14 天 （出院日）
主要诊疗工作	□ 上级医师查房 □ 复查相关检查 □ 保护重要脏器功能 □ 注意对症处理 □ 完成病程记录 □ 围术期管理 □ 术后合并症预防与治疗	□ 上级医师查房 □ 住院医师完成病程记录 □ 视病情复查血常规、血生化及胸片 □ 视胸腔引流及肺复胀情况拔 □ 除胸腔引流管并切口换药 □ 必要时纤支镜吸痰 □ 视情况停用或调整抗菌药物	□ 切口拆线 □ 上级医师查房，明确是否出院 □ 住院医师完成出院小结、病案首页等 □ 向患者及家属交代出院后注意事项 □ 根据术后病理确定术后治疗方案
重点医嘱	**长期医嘱：** □ 抗炎、化痰、止血、抑酸、改善肺功能治疗（酌情） □ 营养对症，补充电解质等（酌情） □ 其他医嘱 □ 胸瓶或纵隔引流瓶护理 **临时医嘱：** □ 复查血常规 □ 复查血常规、肝肾功能、电解质 □ 输血（有指征时） □ 对症支持 □ 其他医嘱 □ 伤口换药等 □ 复查影像学检查 □ 相关合并症治疗	**长期医嘱：** □ 胸外科二级护理 □ 停胸腔闭式引流计量 □ 停记尿量、停吸氧、停心电监护 □ 停雾化 □ 停抗菌药物 **临时医嘱：** □ 拔胸腔闭式引流管 □ 拔除尿管 □ 切口换药 □ 复查胸片、血常规、肝肾功能、电解质 □ 其他特殊医嘱	**临时医嘱：** □ 切口拆线 □ 切口换药 □ 通知出院 □ 出院带药 □ 定期复诊
主要护理工作	□ 观察患者病情 □ 心理与生活护理 □ 协助患者咳痰	□ 观察患者病情 □ 心理与生活护理 □ 协助患者咳痰	□ 观察病情变化 □ 心理和生活护理 □ 术后康复指导
病情变异记录	□ 无　□ 有，原因： 1. 2.	□ 无　□ 有，原因： 1. 2.	□ 无　□ 有，原因： 1. 2.
医师签名			

（二）护士表单

非侵袭性胸腺瘤临床路径护士表单

适用对象： 第一诊断为非侵袭性胸腺瘤

良性胸腺瘤（ICD-10：D15.0　M85800/0）

胸腺瘤，A 型（ICD-10：D38.4　M85810/1）

胸腺瘤，AB 型（ICD-10：D38.4　M85820/1）

胸腺瘤，B1 型（ICD-10：D38.4　M85830/1）

胸腺瘤，B2 型（ICD-10：D38.4　M85840/1）

行胸腺瘤切除术（ICD-9-CM-3：07.83）。

患者姓名：_____ 性别：_____ 年龄：_____ 门诊号：_____ 住院号：_____

住院日期：____年__月__日　出院日期：____年__月__日　标准住院日：≤14 天

时间	住院第 1 天	住院第 2~3 天（术前）	住院第 4 天（手术当天）
健康宣教	□ 入院宣教 介绍主管医师、护士 介绍环境、设施 介绍住院注意事项	□ 术前宣教 宣教疾病知识、术前准备及手术过程 告知准备用物、沐浴 告知术后饮食、活动及探视注意事项 告知术后可能出现的情况及应对方式 主管护士与患者沟通，了解并指导心理应对 告知家属等候区位置	□ 术后当日宣教 告知监护设备、管路功能及注意事项 告知饮食、体位要求 告知疼痛注意事项 告知术后可能出现情况的应对方式 给予患者及家属心理支持 再次明确探视陪伴须知
护理处置	□ 核对患者，佩戴腕带 □ 建立入院护理病历 □ 卫生处置：剪指（趾）甲、沐浴，更换病号服	□ 协助医师完成术前检查化验 □ 术前准备 配血 抗菌药物皮试 备皮 禁食禁水	□ 送手术 摘除患者各种活动物品 核对患者资料及带药 填写手术交接单，签字确认 □ 接手术 核对患者及资料，签字确认
基础护理	□ 三级护理 晨晚间护理 患者安全管理	□ 三级护理 晨晚间护理 患者安全管理	□ 特级护理 卧位护理：半坐卧位 排泄护理 患者安全管理
专科护理	□ 护理查体 □ 辅助戒烟 □ 需要时，填写跌倒及压疮防范表 □ 需要时，请家属陪伴 □ 心理护理	□ 呼吸功能锻炼 □ 遵医嘱完成相关检查 □ 心理护理	□ 病情观察，写特护记录 q2h 评估生命体征、意识、肢体活动、皮肤情况、伤口敷料、胸管情况、出入量 □ 遵医嘱予抗感染、雾化吸入、镇痛、呼吸功能锻炼 □ 心理护理
重点医嘱	□ 详见医嘱执行单	□ 详见医嘱执行单	□ 详见医嘱执行单
病情变异记录	□ 无　□ 有，原因： 1. 2.	□ 无　□ 有，原因： 1. 2.	□ 无　□ 有，原因： 1. 2.
护士签名			

时间	住院第 5~11 天 （术后第 1~7 天）	住院第 12~14 天 （术后第 8~10 天）
健康宣教	□ 术后宣教 　药物作用及频率 　饮食、活动指导 　复查患者对术前宣教内容的掌握程度 　呼吸功能锻炼的作用 　疾病恢复期注意事项 　拔尿管后注意事项 　下床活动注意事项	□ 出院宣教 　复查时间 　服药方法 　活动休息 　指导饮食 　指导办理出院手续
护理处置	□ 遵医嘱完成相关检查 □ 夹闭尿管，锻炼膀胱功能	□ 办理出院手续 □ 书写出院小结
基础护理	□ 一级护理~二级护理 （据患者病情和生活自理能力确定护理级别） 　晨晚间护理 　协助进食、进水 　协助坐起、床上或床旁活动，预防压疮 　排泄护理 　床上温水擦浴 　协助更衣 　患者安全管理	□ 三级护理 　晨晚间护理 　协助或指导进食、进水 　协助或指导床旁活动 　患者安全管理
专科护理	□ 病情观察，写特护记录 　q2h 评估生命体征、意识、胸管情况、肢体活动、皮肤情况、伤口敷料、出入量 □ 遵医嘱予抗感染、镇痛、雾化吸入、呼吸功能锻炼治疗 □ 需要时，联系主管医师给予相关治疗及用药 □ 心理护理	□ 病情观察 　评估生命体征、意识、肢体活动、皮肤情况、伤口敷料 □ 心理护理
重点医嘱	□ 详见医嘱执行单	□ 详见医嘱执行单
病情变异记录	□ 无　□ 有，原因： 1. 2.	□ 无　□ 有，原因： 1. 2.
护士签名		

（三）患者表单

非侵袭性胸腺瘤临床路径患者表单

适用对象： 第一诊断为非侵袭性胸腺瘤
良性胸腺瘤（ICD-10：D15.0　M85800/0）
胸腺瘤，A 型（ICD-10：D38.4　M85810/1）
胸腺瘤，AB 型（ICD-10：D38.4　M85820/1）
胸腺瘤，B1 型（ICD-10：D38.4　M85830/1）
胸腺瘤，B2 型（ICD-10：D38.4　M85840/1）
行胸腺瘤切除术（ICD-9-CM-3：07.83）。

患者姓名：_____ 性别：_____ 年龄：_____ 门诊号：_____ 住院号：_____

住院日期：____年___月___日　出院日期：____年___月___日　标准住院日：≤14 天

时间	入院	手术前	手术当天
医患配合	□ 配合询问病史、采集资料，请务必详细告知既往史、用药史、过敏史 □ 如服用抗凝剂，请明确告知 □ 配合进行体格检查 □ 有任何不适请告知护士	□ 配合完善术前相关检查、化验，如采血、心电图、胸片、胸部 CT □ 医师与患者及家属介绍病情及手术谈话、术前签字 □ 麻醉师对患者进行术前访视	□ 配合评估手术效果 □ 配合检查意识、疼痛、胸管情况、肢体活动 □ 需要时，配合复查胸片 □ 有任何不适请告知医师
护患配合	□ 配合测量体温、脉搏、呼吸、血压、体重 1 次 □ 配合完成入院护理评估（简单询问病史、过敏史、用药史） □ 接受入院宣教（环境介绍、病室规定、订餐制度、贵重物品保管等） □ 有任何不适请告知护士 □ 测量体温、脉搏、呼吸、血压、体重 1 次 □ 重点诊疗 □ 三级护理 □ 既往基础用药	□ 配合测量体温、脉搏、呼吸、询问大便 1 次 □ 接受术前宣教 □ 接受配血，以备术中需要时用 □ 接受备皮 □ 自行沐浴，加强腋窝清洁 □ 准备好必要用物，吸水管、纸巾等 □ 取下义齿、饰品等，贵重物品交家属保管 □ 每日测量生命体征、询问排便 □ 重点诊疗 □ 剃头 □ 药物灌肠 □ 术前签字	□ 清晨测量体温、脉搏、呼吸、血压 1 次 □ 送手术室前，协助完成核对，带齐影像资料，脱去衣物，上手术车 □ 返回病房后，协助完成核对，配合过病床 □ 配合检查意识、生命体征、胸管情况、肢体活动，询问出入量 □ 配合术后吸氧、监护仪监测、输液、排尿用尿管、胸部有引流管 □ 遵医嘱采取正确体位 □ 配合缓解疼痛 □ 有任何不适请告知护士
饮食	□ 正常饮食	□ 术前 12 小时禁食、禁水	□ 术后 6 小时禁食、禁水 □ 术后 6 小时后，根据医嘱试饮水，无恶心呕吐进少量流食或半流食流
排泄	□ 正常排尿便	□ 正常排尿便	□ 保留尿管休息 □ 双下肢活动
活动	□ 正常活动	□ 正常活动	□ 根据医嘱半坐卧位 □ 卧床休息，保护管路 □ 双下肢活动

时间	手术后	出院
医患配合	☐ 配合检查意识、生命体征、胸管情况、伤口、肢体活动 ☐ 需要时配合伤口换药 ☐ 配合拔除引流管、尿管 ☐ 配合伤口拆线	☐ 接受出院前指导 ☐ 知道复查程序 ☐ 获得出院诊断书
护患配合	☐ 配合定时测量生命体征、每日询问排便 ☐ 配合检查意识、生命体征、疼痛、胸管情况、伤口、肢体活动，询问出入量 ☐ 接受输液、服药等治疗 ☐ 配合夹闭尿管，锻炼膀胱功能 ☐ 接受进食、进水、排便等生活护理 ☐ 配合活动，预防皮肤压力伤 ☐ 注意活动安全，避免坠床或跌倒 ☐ 配合执行探视及陪伴 ☐ 接受呼吸功能锻炼特级护理~一级护理	☐ 接受出院宣教 ☐ 办理出院手续 ☐ 获取出院带药 ☐ 知道服药方法、作用、注意事项 ☐ 知道护理伤口方法 ☐ 知道复印病历方法 ☐ 二级或三级护理 ☐ 普食
饮食	☐ 根据医嘱，由流食逐渐过渡到普食 　根据病情由流食逐渐过渡到普食	☐ 根据医嘱，正常普食
排泄	☐ 保留尿管—正常排尿便 ☐ 避免便秘	☐ 正常排尿便 ☐ 避免便秘
活动	☐ 根据医嘱，半坐位或下床活动 ☐ 保护管路，勿牵拉、脱出、打折等	☐ 正常适度活动，避免疲劳

附：原表单（2012 年版）

非侵袭性胸腺瘤临床路径表单

适用对象： 第一诊断为非侵袭性胸腺瘤（ICD-10：D15.001+M8580/0）

行胸腺瘤切除术（ICD-9-CM-3：07.812）。

患者姓名：_____ 性别：_____ 年龄：_____ 门诊号：_____ 住院号：_____

住院日期：____年___月___日　出院日期：____年___月___日　标准住院日：≤14 天

时间	住院第 1 天	住院第 2~3 天（术前日）	住院第 4 天（手术日）
主要诊疗工作	□ 询问病史及体格检查 □ 完成病历书写 □ 开化验单 □ 上级医师查房，初步确定诊断 □ 对症支持治疗 □ 向患者家属告病重或病危通知，并签署病重或病危通知书（必要时）	□ 上级医师查房 □ 完成入院检查 □ 影像学检查 □ 继续对症支持治疗 □ 完成必要的相关科室会诊 □ 完成上级医师查房记录等病历书写 □ 向患者及家属交代病情及其注意事项	□ 术前留置尿管 □ 手术 □ 术者完成手术记录 □ 住院医师完成术后病程 □ 上级医师查房 □ 观察生命体征 □ 向患者及家属交代病情及术后注意事项
重点医嘱	**长期医嘱：** □ 胸外科疾病护理常规 □ 一级护理 □ 饮食 □ 视病情通知病重或病危 □ 其他医嘱 **临时医嘱：** □ 血常规、尿常规 □ 肝肾功能、电解质、血糖、凝血功能、血型、输血前检查 □ X 线胸片、心电图 □ 胸部增强 CT □ 腹部 B 超（酌情） □ 术前准备治疗 □ 其他医嘱 □ 相关对症支持治疗等	**长期医嘱：** □ 患者既往基础用药 □ 其他医嘱 **临时医嘱：** □ 其他医嘱 □ 相关特殊检查 □ 对症支持治疗 □ 请相关科室会诊治疗 □ 术前相关准备	**长期医嘱：** □ 胸外科术后护理常规 □ 特级或一级护理 □ 清醒后 6 小时进流食 □ 吸氧 □ 体温、心电、血压、呼吸、脉搏、血氧饱和度监测 □ 胸管引流记量 □ 持续导尿 □ 记 24 小时出入量 □ 雾化吸入 □ 预防性应用抗菌药物 □ 镇痛药物（酌情） **临时医嘱：** □ 止血药物使用（必要时） □ 其他特殊医嘱
主要护理工作	□ 介绍病房环境、设施和设备 □ 入院护理评估 □ 辅助戒烟	□ 宣教、备皮等术前准备 □ 提醒患者术前禁食、禁水 □ 呼吸功能锻炼	□ 观察病情变化 □ 术后心理和生活护理 □ 保持呼吸道通畅
病情变异记录	□ 无　□ 有，原因： 1. 2.	□ 无　□ 有，原因： 1. 2.	□ 无　□ 有，原因： 1. 2.
护士签名			
医师签名			

时间	住院第5天 （术后第1日）	住院第6~11天 （术后第2~7日）	住院第12~14天 （出院日）
主要诊疗工作	□ 上级医师查房 □ 复查相关检查 □ 保护重要脏器功能 □ 注意对症处理 □ 完成病程记录 □ 围术期管理 □ 术后合并症预防与治疗	□ 上级医师查房 □ 住院医师完成病程记录 □ 视病情复查血常规、血生化及胸片 □ 视胸腔引流及肺复胀情况拔除胸腔引流管并切口换药 □ 必要时纤支镜吸痰 □ 视情况停用或调整抗菌药物	□ 切口拆线 □ 上级医师查房，明确是否出院 □ 住院医师完成出院小结、病案首页等 □ 向患者及家属交代出院后注意事项 □ 根据术后病理确定术后治疗方案
重点医嘱	长期医嘱： □ 抗炎、化痰、止血、抑酸、改善肺功能治疗（酌情） □ 营养对症，补充电解质等（酌情） □ 其他医嘱 □ 胸瓶或纵隔引流瓶护理 临时医嘱： □ 复查血常规 □ 复查血常规、肝肾功能、电解质 □ 输血（有指征时） □ 对症支持 □ 其他医嘱 □ 伤口换药等 □ 复查影像学检查 □ 相关合并症治疗	长期医嘱： □ 胸外科二级护理 □ 停胸腔闭式引流计量 □ 停记尿量、停吸氧、停心电监护 □ 停雾化 □ 停抗菌药物 临时医嘱： □ 拔胸腔闭式引流管 □ 拔除尿管 □ 切口换药 □ 复查胸片、血常规、肝肾功能 □ 电解质 □ 其他特殊医嘱	临时医嘱： □ 切口拆线 □ 切口换药 □ 通知出院 □ 出院带药 □ 定期复诊
主要护理工作	□ 观察患者病情 □ 心理与生活护理 □ 协助患者咳痰	□ 观察患者病情 □ 心理与生活护理 □ 协助患者咳痰	□ 观察病情变化 □ 心理和生活护理 □ 术后康复指导
病情变异记录	□ 无　□ 有，原因： 1. 2.	□ 无　□ 有，原因： 1. 2.	□ 无　□ 有，原因： 1. 2.
护士签名			
医师签名			

第十七章　肺良性肿瘤临床路径释义

一、肺良性肿瘤编码
疾病名称及编码：肺良性肿瘤（ICD-10：D14.3）
手术操作名称及编码：肺肿瘤摘除术（ICD-9-CM-3：32.2）
　　　　　　　　　　肺局部切除术（ICD-9-CM-3：32.3）
　　　　　　　　　　肺叶切除术（ICD-9-CM-3：32.4）

二、临床路径检索方法
D14.3 伴 32.2/32.3/32.4

三、肺良性肿瘤临床路径标准住院流程

（一）适用对象
第一诊断为肺良性肿瘤（ICD-10：D14.3）
行肿瘤摘除术、肺局部切除术或肺叶切除术（ICD-9-CM-3：32.2-32.4）。

> **释义**
>
> ■ 肺良性肿瘤（Benign tumor of lung）是指发生于肺或支气管的无浸润和转移能力的肿瘤。一般患者可无自觉症状，多在行胸部 X 线检查时发现肺部阴影。临床上常见的有错构瘤、炎性假瘤、软骨瘤、纤维瘤、平滑肌瘤、血管瘤和脂肪瘤等。
>
> 1. 肺错构瘤是由支气管壁各种正常组织错乱组合而形成的良性肿瘤。以软骨成分为主，具有完整的包膜，生长缓慢。多发生在肺的边缘或肺叶间裂处。圆形、椭圆形或分叶状。边界清楚，胸部 X 线片可见有"爆米花"样钙化点。
>
> 2. 肺炎性假瘤是由肺内慢性炎症产生的肉芽肿、机化、纤维结缔组织增生及相关的继发病变形成的类瘤样肿块，并非真正的肿瘤。青壮年多见，一般没有症状。常在胸部 X 线检查时发现呈圆形或椭圆形，增长缓慢的结节，无完整的包膜。肺炎性假瘤与肺癌很难鉴别，偶有癌变的可能。
>
> 3. 肺软骨瘤是大多位于肺周边组织的支气管壁内肿瘤。包膜完整，有分叶。术前难以确诊，易与错构瘤相混淆。术后可有复发，偶见恶变为软骨肉瘤。故肺软骨瘤的治疗首选肺段或肺叶切除。
>
> 4. 肺纤维瘤是常见于大气管腔内呈结节状，有或无蒂的息肉状肿瘤。发生于肺实质的少见。有包膜的完整，质地不一，生长缓慢，可有钙化的肿物。

5. 肺平滑肌瘤是早期被认识的肺部良性肿瘤之一，约占肺部良性肿瘤的 2%。肿瘤可位于气管、支气管内，也可位于周围肺组织内。放射学无特征性表现，其阴影密度较脂肪瘤高。首选手术治疗。

6. 肺血管瘤的病因不清。分海绵状血管瘤和肺动-静脉瘤等名称。并非真正的肺肿瘤。患者多无症状，在常规 X 线检查时发现边缘整齐的圆形或分叶状肿块。行增强 CT 扫描或血管造影均可确诊。较大的血管瘤可手术切除。

7. 肺脂肪瘤 主要位于大气管壁的黏膜下层，几乎都是单发，占肺部良性肿瘤的 4.6%。胸部 X 线片的特征表现是表面光滑，呈哑铃状的低密度阴影。

（二）诊断依据

根据《临床诊疗指南——胸外科分册》（中华医学会编著，人民卫生出版社）、全国高等学校教材八年制《外科学》（人民卫生出版社，第 1 版）、《黄家驷外科学》（人民卫生出版社出版，第 7 版）。

1. 临床症状：发病年龄广泛，青中年居多，症状较轻或无，部分患者有咳嗽、咯血和轻度胸痛，咯血多为少量和痰中带血，病情可长期无变化，少数患者因肿瘤阻塞支气管而继发感染症状。

2. 体征：早期不显著。

3. 辅助检查：胸部影像学检查，纤维支气管镜等。

（三）选择治疗方案的依据

根据《临床诊疗指南——胸外科分册》（中华医学会编著，人民卫生出版社）、全国高等学校教材八年制《外科学》（人民卫生出版社，第 1 版）、《黄家驷外科学》（人民卫生出版社出版，第 7 版）。

1. 肿瘤摘除术。

2. 肺局部切除术（包括肺楔形切除和肺段切除）。

3. 肺叶切除术（包括复合肺叶切除和支气管袖式成型）。

释义

■ 肺部的良性肿瘤从影像学上与肺癌很难鉴别，术前难以明确诊断。有些肺部良性肿瘤，又有发生癌变的可能，因此一般主张及早手术切除。

■ 根据病人的全身情况、病灶的部位和手术中切除标本的病理学诊断，决定手术方式。

■ 如术中冷冻切片一时不能确定是良、恶性时，不限于仅行肺楔形切除或肿瘤摘除术。可以行肺段切除，包括肺叶切除术。

（四）标准住院日为≤15 天

释义

■ 如果患者住院手术治疗，一般住院时间为 12~17 天。

（五）进入路径标准

1. 第一诊断符合 ICD-10：D14.3 肺良性肿瘤疾病编码。

2. 当患者合并其他疾病，但住院期间不需要特殊处理也不影响第一诊断的临床路径流程实施时，可以进入路径。

> **释义**
>
> ■ 如果患者同时患有其他疾病影响第一诊断的，临床路径流程实施时均不适合进入该临床路径。
>
> ■ 术中或术后病理诊断与第一诊断不相符合的患者，不适合进入该临床路径。

（六）术前准备≤3天

1. 必需的检查项目

（1）血常规、尿常规。

（2）凝血功能、肝功能、肾功能、电解质、感染性疾病筛查（乙肝、丙肝、艾滋病、梅毒等）、肿瘤标志物检查。

（3）肺功能、动脉血气分析、心电图。

（4）痰细胞学检查、纤维支气管镜检查+活检。

（5）影像学检查：胸片正侧位、胸部 CT（平扫+增强扫描）、腹部超声或 CT。

2. 根据患者病情，可选择以下项目：血气分析、24 小时动态心电图、超声心动图等。

> **释义**
>
> ■ 部分检查可以在门诊完成，包括胸部 X 线正侧位片和胸部增强 CT 扫描。
>
> ■ 根据病灶的部位，术前可以不进行经皮肺活检穿刺检查。

（七）预防性抗菌药物选择与使用时机

1. 预防性抗菌药物：按照《抗菌药物临床应用指导原则》（卫医发〔2004〕285 号）执行，并根据患者的病情决定抗菌药物的选择与使用时间。建议使用第一、第二代头孢菌素，头孢曲松；明确感染患者，可根据药物敏感试验结果调整抗菌药物。

（1）推荐使用头孢唑林钠肌内或静脉注射。①成人：0.5~1 克/次，一日 2~3 次。②对本药或其他头孢菌素类药过敏者，对青霉素类药有过敏性休克史者禁用；肝肾功能不全者、有胃肠道疾病史者慎用。③使用本药前必需进行皮肤过敏试验。

（2）推荐头孢呋辛钠肌内注射或静脉滴注。①成人：1.5~3.0 克/次，2~3 次/日。②肾功能不全患者按肌酐清除率制定给药方案：肌酐清除率>20ml/min 者，每日 3 次，每次 0.75~1.5g；肌酐清除率 10~20ml/min 者，每日 2 次，每次 0.75g；肌酐清除率<10ml/min 者，每次 0.75g，一日 1 次。③对本药或其他头孢菌素过敏者，对青霉素类药有过敏性休克史者禁用；肝肾功能不全者，有胃肠道疾病史

者慎用。④使用本药前必需进行皮肤过敏试验。

（3）推荐头孢曲松钠肌内注射、静脉注射或静脉滴注。①成人：1 克/次，一次肌内注射或静脉滴注。②对本药或其他头孢菌素类药过敏者，对青霉素类药有过敏性休克史者禁用；肝肾功能不全者、有胃肠道疾病史者慎用。

2. 预防性用抗菌药物，时间为术前 0.5 小时，手术超过 3 小时加用 1 次抗菌药物；总预防性用药时间一般不超过 24 小时，个别情况可延长至 48 小时。

3. 如有继发感染征象，尽早开始抗菌药物的经验治疗。

（八）手术日为入院第≤4 天

1. 麻醉方式：气管插管全身麻醉。

2. 手术耗材：根据患者病情使用（闭合器、切割缝合器等）。

3. 术中用药：抗菌药物等。

4. 手术置入物：止血材料。

5. 输血：视术中出血情况而定。输血前需行血型鉴定、抗体筛选和交叉合血。

6. 病理：术中冷冻切片，术后石蜡切片+免疫组化。

（九）术后住院恢复≤10 天

1. 必须复查的检查项目：血常规、肝功能、肾功能、电解质、胸部 X 线片等。

2. 根据患者病情，可选择以下项目：血气分析、气管镜、床旁超声、痰培养+药敏等。

3. 术后用药：

（1）抗菌药物：按照《抗菌药物临床应用指导原则》（卫医发〔2004〕285 号）选用药物。明确感染患者，可根据药敏试验结果调整抗菌药物。

（2）如有继发感染征象，尽早开始抗菌药物的经验治疗。

（3）可选择用药：如制酸剂、止血药、化痰药等。

> **释义**
>
> ■手术 72 小时后，患者体温基本恢复正常，血液检查及胸部影像学检查无感染征象，可考虑停用抗生素。若有感染迹象，最好选用经痰培养和（或）血液培养的敏感药物，选择性应用抗生素。
>
> ■影像学提示双肺膨胀良好，胸腔闭式引流量不超过 200 毫升/天，且无支气管胸膜瘘（漏气）表现，可考虑拔除胸腔闭式引流管。

（十）出院标准

1. 病人病情稳定，体温正常，手术切口愈合良好，生命体征平稳。

2. 没有需要住院处理的并发症和（或）合并症。

> **释义**
>
> ■如术后出现并发症，是否需要继续住院治疗，由主管医师按具体情况决定。

（十一）变异及原因分析

1. 有影响手术的合并症，需要进行相关的诊断和治疗。

2. 术后出现肺部感染、呼吸衰竭、心脏衰竭、支气管胸膜瘘等并发症，需要延长治疗时间。

释义

■ 微小变异：因为医院条件所限，检验项目的不及时性，不能按照路径的要求，及时完成检查；或因为节假日休息不能按照要求完成检查；患者不愿配合完成相应检查，短期不愿按照要求出院随诊。

■ 重大变异：因手术诱发患者基础疾病加重，需要进一步诊断和治疗；因各种原因需要其他治疗措施；医院与患者或家属发生医疗纠纷，不愿按照要求出院随诊，而导致住院时间明显延长。

（十二）参考费用标准

15000~25000 元。

四、肺良性肿瘤临床路径给药方案

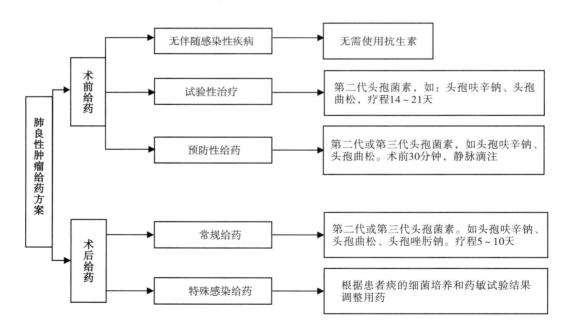

【用药选择】

1. 对肺部不能确定是炎症性阴影时，可用第一、第二代头孢菌素进行试验性治疗。

2. 强调术前 30 分钟预防性静脉给药治疗。

3. 手术后患者持续发热、白细胞计数偏高、全身症状较重者，应尽早调整抗菌药物。在根据经验性治疗的同时，立即采取痰液标本，做涂片革兰染色检查及培养。

【药学提示】

1. 用药前应仔细询问有无对该药过敏史。

2. 用药前应注意药物对肝肾功能影响，及时调整剂量。如氨基糖苷类需注意其肾毒性及耳毒性。喹诺酮类对肾功能不全者应根据肌酐清除率减量或延长给药时间。

3. 应注意药物与其他药物相互作用，如大环内酯类药物与甲泼尼龙、茶碱、卡马西平、华法林等药物有相互作用。

4. 应注意药物的使用剂量，时间及用药途径。

5. 应注意药物分别针对儿童，孕妇，老人的不同应用。

6. 头孢曲松勿与含钙液体如林格液或哈特曼液合用，以免产生沉淀物。

7. 预防性应用抗生素的用药时间为术前 30 分钟。

【注意事项】

头孢类抗生素副作用小，但近年来，围内外均有此类药物给患者造成严重过敏反应的报道。应引起临床医生的广泛关注。

五、推荐表单

（一）医师表单

肺良性肿瘤临床路径医师表单

适用对象：**第一诊断为肺良性肿瘤**（ICD-10：D14.3）

行肿瘤摘除术/肺局部切除术/肺叶切除术（ICD-9-CM-3：32.2-32.4）

患者姓名：_____ 性别：_____ 年龄：_____ 门诊号：_____ 住院号：_____

住院日期：____年__月__日 出院日期：____年__月__日 标准住院日：≤15 天

时间	住院第 1 天	住院第 2~3 天（术前日）	住院第 3~4 天（手术日）
主要诊疗工作	□ 询问病史及体格检查 □ 完成病历书写 □ 开化验单及检查申请单 □ 主管医师查房 □ 初步确定治疗方案	□ 上级医师查房 □ 术前准备与术前评估 □ 术前讨论，确定手术方案 □ 根据病情需要，完成相关科室会诊 □ 住院医师完成病程日志及术前小结、上级医师查房记录等病历书写 □ 签署手术知情同意书、自费用品协议书、输血同意书、授权委托同意书 □ 向患者及家属交代围术期注意事项	□ 术前留置尿管 □ 手术 □ 术者完成手术记录 □ 住院医师完成术后病程 □ 上级医师查房 □ 观察生命体征 □ 向患者及家属交代病情及术后注意事项
重点医嘱	**长期医嘱：** □ 胸外科二级护理 □ 普食 □ 患者既往基础用药 **临时医嘱：** □ 血常规、尿常规 □ 凝血功能、肝功能、肾功能、电解质、感染性疾病筛查、肿瘤标记物检查 □ 肺功能、动脉血气分析、心电图 □ 痰细胞学检查、纤维支气管镜检查+活检 □ 影像学检查：胸片正侧位、胸部 CT、腹部超声或 CT □ 必要时：24 小时动态心电图、超声心动图、经皮肺穿刺活检等	**长期医嘱：** □ 胸外科二级护理常规 □ 饮食 □ 患者既往基础用药 **临时医嘱：** □ 明日全麻下拟行 　◎肿瘤摘除术 ◎肺局部切除术 　◎肺叶切除术 ◎全肺切除术 　◎开胸探查术 □ 术前禁食、禁水 □ 术前晚灌肠 □ 术前备皮 □ 备血 □ 术前镇静药物（酌情） □ 备术中抗菌药物 □ 其他特殊医嘱	**长期医嘱：** □ 胸外科术后护理常规 □ 特级或一级护理 □ 清醒后 6 小时进流食 □ 吸氧 □ 体温、心电、血压、呼吸、脉搏、血氧饱和度监测 □ 胸管引流计量 □ 持续导尿，记 24 小时出入量 □ 雾化吸入 □ 预防性应用抗菌药物 □ 镇痛药物 **临时医嘱：** □ 止血药物使用（必要时） □ 其他特殊医嘱
主要护理工作	□ 介绍病房环境、设施和设备 □ 入院护理评估 □ 辅助戒烟	□ 宣教、备皮等术前准备 □ 提醒患者术前禁食、禁水 □ 呼吸功能锻炼	□ 观察病情变化 □ 术后心理和生活护理 □ 保持呼吸道通畅
病情变异记录	□ 无 □ 有，原因： 1. 2.	□ 无 □ 有，原因： 1. 2.	□ 无 □ 有，原因： 1. 2.
医师签名			

时间	住院 4~5 天 术后第 1 日	住院 5~13 天 术后第 2~10 日	住院 10~14 天 （出院日）
主要诊疗工作	□ 上级医师查房 □ 住院医师完成病程书写 □ 观察胸腔引流情况 □ 注意生命体征、血氧饱和度及肺部呼吸音 □ 鼓励并协助患者排痰 □ 必要时纤支镜吸痰	□ 上级医师查房 □ 住院医师完成病程书写 □ 视病情复查血常规、血生化及胸片 □ 视胸腔引流及肺复张情况，拔除胸腔引流管并切口换药 □ 必要时纤支镜吸痰 □ 视情况停用或调整抗菌药物 □ 切口拆线	□ 上级医师查房，明确是否出院 □ 住院医师完成出院小结、病历首页等 □ 向患者及家属交代出院后注意事项 □ 根据术后病理确定术后治疗方案
重点医嘱	长期医嘱： □ 胸外科一级护理 □ 普食 □ 吸氧 □ 心电监护 □ 雾化吸入 □ 胸管引流记量 □ 持续导尿，记 24 小时出入量 临时医嘱： □ 根据情况酌情补液 □ 血气分析（必要时） □ 其他特殊医嘱	长期医嘱： □ 胸外科二级护理 □ 停胸腔闭式引流计量 □ 停记尿量、停吸氧、停心电监护 □ 停雾化 □ 停抗菌药物 临时医嘱： □ 拔胸腔闭式引流管 □ 拔除尿管 □ 切口换药、拆线 □ 复查胸片、血常规、肝肾功能、电解质 □ 其他特殊医嘱	临时医嘱： □ 切口换药 □ 通知出院 □ 出院带药 □ 定期复诊
主要护理工作	□ 观察患者病情 □ 心理与生活护理 □ 协助患者咳痰	□ 观察患者病情 □ 心理与生活护理 □ 协助患者咳痰	□ 观察病情变化 □ 心理和生活护理 □ 术后康复指导
病情变异记录	□ 无　□ 有，原因： 1. 2.	□ 无　□ 有，原因： 1. 2.	□ 无　□ 有，原因： 1. 2.
医师签名			

（二）护士表单

肺良性肿瘤临床路径护士表单

适用对象：**第一诊断为肺良性肿瘤**（ICD-10：D14.3）

行肿瘤摘除术/肺局部切除术/肺叶切除术（ICD-9-CM-3：32.2-32.4）

患者姓名：_____ 性别：_____ 年龄：_____ 门诊号：_____ 住院号：_____

住院日期：____年___月___日 出院日期：____年___月___日 标准住院日：≤15 天

时间	住院第 1~3 天	手术前 1 天~手术当天	术后第 2 天~出院日
健康宣教	□ 介绍主管医生、护士 □ 介绍环境、设施 □ 介绍住院注意事项 □ 指导患者正确留取标本 □ 宣教疾病知识、用药知识及特殊检查的操作过程 □ 告知检查及操作前后饮食、活动及探视注意事项及应对方式 □ 向患者宣教戒烟、戒酒的重要性，及减少二手烟的吸入	□ 主管护士与患者沟通，了解患者的情绪，并给予心理安慰，尽量解除患者的心里紧张 □ 指导患者如何应对手术后的疼痛及咳嗽排痰	□ 根据病情，鼓励患者尽早下地活动，促进患者康复 □ 定时复查 □ 指导患者出院带药的服用方法 □ 指导患者饮食、休息等注意事项 □ 讲解增强体质的方法，减少感染的机会
护理处置	□ 核对患者、佩戴腕带 □ 建立入院护理病历 □ 卫生处置：剪指甲、洗澡、更换病号服	□ 密切观察患者病情变化 □ 遵医嘱正确使用抗生素 □ 协助医生完成各项检查及治疗 □ 做好术前各项准备、备皮 □ 通知患者禁食、禁水 □ 帮助患者翻身、活动，防止压疮 □ 拍背、协助患者咳嗽、排痰	□ 办理出院手续 □ 书写出院小结
基础护理	□ 二级护理 □ 晨晚间护理 □ 患者安全管理	□ 二级~特级护理 □ 晨晚间护理 □ 患者安全管理	□ 特级~三级护理 □ 晨晚间护理 □ 患者安全管理
专科护理	□ 护理查体 □ 呼吸频率、体温、血压和脉搏的监测 □ 记录大、小便次数 □ 需要时填写跌倒及压疮防范表 □ 必要时请家属陪伴 □ 心理护理	□ 监测患者的体温、血压、脉搏、呼吸频率及血氧饱和度 □ 必要时吸痰 □ 遵医嘱完成相关检查 □ 心理护理 □ 遵医嘱正确给药 □ 指导患者咳嗽，并观察引流液的性质及引流量 □ 提供并发症征象的依据	□ 观察患者生命体征的变化，评估患者的病情：特别是体温、血压、脉搏及胸腔引流量 □ 心理护理
重点医嘱	□ 详见医嘱执行单	□ 详见医嘱执行单	□ 详见医嘱执行单
病情变异记录	□ 无 □ 有，原因： 1. 2.	□ 无 □ 有，原因： 1. 2.	□ 无 □ 有，原因： 1. 2.
护士签名			

（三）患者表单

肺良性肿瘤临床路径患者表单

适用对象：**第一诊断为肺良性肿瘤**（ICD-10：D14.3）

　　　　　行肿瘤摘除术/肺局部切除术/肺叶切除术（ICD-9-CM-3：32.2-32.4）

患者姓名：_____ 性别：_____ 年龄：_____ 门诊号：_____ 住院号：_____

住院日期：____年___月___日　出院日期：____年___月___日　标准住院日：≤15天

时间	入院当日	住院期间（第2~6天）	住院第7~17天（出院日）
医患配合	□ 配合医生询问病史、收集资料。务必详细、真实的告知既往史、用药史及过敏史 □ 配合进行体格检查 □ 有任何不适，及时告知医生	□ 配合完成相关检查，如采血、留尿化验和心电图、X线胸片等 □ 认真听取医生向患者及家属所讲的病情介绍 □ 如检查结果有异常，需进一步的检查和治疗 □ 亲自或委托他人签署知情同意书 □ 配合医生的治疗和用药 □ 有任何不适，告知医生	□ 接受出院前指导 □ 知道复查程序 □ 获取出院诊断书
护患配合	□ 配合测量体温、脉搏、呼吸、血压、血氧饱和度、体重 □ 配合完成入院护理评估单（简单询问病史、过敏史、用药史） □ 接受入院宣教（环境介绍、病室规定、订餐制度、贵重物品保管等） □ 有任何不适，及时告知护士	□ 配合测量体温、血压、脉搏和呼吸，如实回答医护人员的每日询问 □ 接受相关化验检查和宣教，正确留取标本，配合检查 □ 有任何不适告知护士 □ 接受输液、服药治疗 □ 注意自身的安全，避免坠床或跌倒 □ 配合执行医院有关探视及陪伴制度 □ 接受疾病及用药等相关知识的指导	□ 接受出院宣教 □ 主动办理出院手续 □ 获取出院带药 □ 了解服药方法、作用及注意事项 □ 知道复印病历的方法
饮食	□ 正常普食	□ 正常普食	□ 正常普食
排泄	□ 正常排尿便	□ 正常排尿便	□ 正常排尿便
活动	□ 适量活动	□ 适量活动	□ 适量活动

附：原表单（2012 年版）

肺良性肿瘤临床路径表单

适用对象：**第一诊断为肺良性肿瘤**（ICD-10：D14.3）

行肿瘤摘除术/肺局部切除术/肺叶切除术（ICD-9-CM-3：32.2-32.4）

患者姓名：_____ 性别：_____ 年龄：_____ 门诊号：_____ 住院号：_____

住院日期：____年___月___日 出院日期：____年___月___日 标准住院日：≤15 天

时间	住院第 1 天	住院第 2~3 天（术前日）	住院第 3~4 天（手术日）
主要诊疗工作	□ 询问病史及体格检查 □ 完成病历书写 □ 开化验单及检查申请单 □ 主管医师查房 □ 初步确定治疗方案	□ 上级医师查房 □ 术前准备与术前评估 □ 术前讨论，确定手术方案 □ 根据病情需要，完成相关科室会诊 □ 住院医师完成病程日志及术前小结、上级医师查房记录等病历书写 □ 签署手术知情同意书、自费用品协议书、输血同意书、授权委托同意书 □ 向患者及家属交代围术期注意事项	□ 术前留置尿管 □ 手术 □ 术者完成手术记录 □ 住院医师完成术后病程 □ 上级医师查房 □ 观察生命体征 □ 向患者及家属交代病情及术后注意事项
重点医嘱	长期医嘱： □ 胸外科二级护理 □ 普食 □ 患者既往基础用药 临时医嘱： □ 血常规、尿常规 □ 凝血功能、肝功能、肾功能、电解质、感染性疾病筛查、肿瘤标志物检查 □ 肺功能、动脉血气分析、心电图 □ 痰细胞学检查、纤维支气管镜检查+活检 □ 影像学检查：胸片正侧位、胸部CT、腹部超声或 CT □ 必要时：24 小时动态心电图、超声心动图、经皮肺穿刺活检等	长期医嘱： □ 胸外科二级护理常规 □ 饮食 □ 患者既往基础用药 临时医嘱： □ 明日全麻下拟行 　◎肿瘤摘除术◎肺局部切除术 　◎肺叶切除术◎全肺切除术 　◎开胸探查术 □ 术前禁食、禁水 □ 术前晚灌肠 □ 术前备皮 □ 备血 □ 术前镇静药物（酌情） □ 备术中抗菌药物 □ 其他特殊医嘱	长期医嘱： □ 胸外科术后护理常规 □ 特级或一级护理 □ 清醒后 6 小时进流食吸氧 □ 体温、心电、血压、呼吸、脉搏、血氧饱和度监测 □ 胸管引流记量 □ 持续导尿，记 24 小时出入量 □ 雾化吸入 □ 预防性应用抗菌药物 □ 镇痛药物 临时医嘱： □ 止血药物使用（必要时） □ 其他特殊医嘱
主要护理工作	□ 介绍病房环境、设施和设备 □ 入院护理评估 □ 辅助戒烟	□ 宣教、备皮等术前准备 □ 提醒患者术前禁食、禁水 □ 呼吸功能锻炼	□ 观察病情变化 □ 术后心理和生活护理 □ 保持呼吸道通畅
病情变异记录	□ 无 □ 有，原因： 1. 2.	□ 无 □ 有，原因： 1. 2.	□ 无 □ 有，原因： 1. 2.
护士签名			
医师签名			

时间	住院 4~5 天 术后第 1 日	住院 5~13 天 术后第 2~10 日	住院 10~14 天 （出院日）
主要诊疗工作	□ 上级医师查房 □ 住院医师完成病程书写 □ 观察胸腔引流情况 □ 注意生命体征、血氧饱和度及肺部呼吸音 □ 鼓励并协助患者排痰 □ 必要时纤支镜吸痰	□ 上级医师查房 □ 住院医师完成病程书写 □ 视病情复查血常规、血生化及胸片 □ 视胸腔引流及肺复张情况，拔除胸腔引流管并切口换药 □ 必要时纤支镜吸痰 □ 视情况停用或调整抗菌药物 切口拆线	□ 上级医师查房，明确是否出院 住院医师完成出院小结、病历首页等 □ 向患者及家属交代出院后注意事项 □ 根据术后病理确定术后治疗方案
重点医嘱	长期医嘱： □ 胸外科一级护理 □ 普食 □ 吸氧 □ 心电监护 □ 雾化吸入 □ 胸管引流记量 □ 持续导尿，记 24 小时出入量 临时医嘱： □ 根据情况酌情补液 □ 血气分析（必要时） □ 其他特殊医嘱	长期医嘱： □ 胸外科二级护理 □ 停胸腔闭式引流计量 □ 停记尿量、停吸氧、停心电监护 □ 停雾化 □ 停抗菌药物 临时医嘱： □ 拔胸腔闭式引流管 □ 拔除尿管 □ 切口换药、拆线 □ 复查胸片、血常规、肝肾功能、电解质 □ 其他特殊医嘱	临时医嘱： □ 切口换药 □ 通知出院 □ 出院带药 □ 定期复诊
主要护理工作	□ 观察患者病情 □ 心理与生活护理 □ 协助患者咳痰	□ 观察患者病情 □ 心理与生活护理 □ 协助患者咳痰	□ 观察病情变化 □ 心理和生活护理 □ 术后康复指导
病情变异记录	□ 无 □ 有，原因： 1. 2.	□ 无 □ 有，原因： 1. 2.	□ 无 □ 有，原因： 1. 2.
护士签名			
医师签名			

第十八章 自发性气胸临床路径释义

一、自发性气胸编码

疾病名称及编码：自发性气胸 ICD-10：J93. 0-J93. 1

手术操作及编码：肺大疱切除 32. 29

                             胸膜固定术 34. 6

                             化学胸膜固定术 34. 9201

二、临床路径检索方法

J93. 0-J93. 1 伴 ［32. 29 和（或）34. 6 和（或）34. 9201］

三、自发性气胸临床路径标准住院流程

（一）适用对象

第一诊断为自发性气胸（ICD-10：J93.0-J93.1）

行肺大疱切除和（或）胸膜固定术 ［ICD-9-CM-3：32.2 和（或）34.601，34.9201］。

> **释义**
>
> ■ 肺实质和脏层胸膜自发性破裂而引起的胸膜腔内有空气存在者叫作自发性气胸。本临床路径适用内容不包括创伤性气胸（开放性气胸），气管支气管断裂，未破裂的气肿型肺大疱等。
>
> ■ 使用某种方法使胸膜腔粘连闭锁以预防气胸复发，即称为胸膜固定术，分为机械和化学固定两大类：前者主要包括胸膜摩擦；后者可向胸腔喷洒滑石粉等化学粘连剂。

（二）诊断依据

根据《临床诊疗指南——胸外科分册》（中华医学会编著，人民卫生出版社）。

1. 诱发因素：剧烈咳嗽、持重物屏气、剧烈运动等，也可无明显诱发因素。

2. 临床症状：突发患侧胸痛、喘憋、呼吸困难，偶尔有干咳。严重程度从轻微不适至严重呼吸困难，甚至休克。

3. 临床体征：少量气胸时，体征不明显；气胸在30%以上者，可出现患侧胸部饱满，呼吸运动减弱，叩诊呈鼓音，语颤和呼吸音均减低或消失，气管向健侧移位。

4. 辅助检查：胸片或胸部 CT。

释义

■ 病因和发病机制：①肺尖胸膜发育不全，胸膜下小气肿疱破裂。见于瘦长体型的青年男性，常无其他呼吸道疾病，称为特发性气胸；②肺气肿性大疱，见于慢性阻塞性肺疾病，多见于老年男性长期吸烟者；③肺结核及肺炎；④恶性肿瘤，多为血气胸；⑤其他少见疾病，如囊性肺纤维化、肺间质纤维化；⑥月经性气胸，发生于经期前、后1~2天，可能与子宫内膜移位有关；⑦自发性气胸发作诱因：咳嗽、排便、哮喘、机械通气，气胸发生与体力活动轻重并不完全一致，正常活动下也可发生。

■ 小量气胸多无明显临床症状，仅在胸部X线像偶然发现。大量气胸时，患者可有胸闷、不适、气急、胸痛等症状，当肺萎陷体积大于50%，产生大量气胸，可致限制性通气功能障碍。

■ 正位胸部X线片显示患侧肺萎陷，胸膜腔积气，显示均匀透亮的胸膜腔积气带，其中无肺纹理，内侧为线状肺压缩边缘，有时可伴少量积液。CT对肺大疱的显示优于胸片，常可见上肺尖段或下肺背段散在肺大疱。

■ 依据病史、症状、体征和胸部X片可诊断此病，胸膜腔穿刺抽出气体可证实诊断。

（三）治疗方案的选择

根据《临床诊疗指南——胸外科分册》（中华医学会编著，人民卫生出版社）。

1. 保守治疗。

释义

■ 休息，镇咳、镇痛，有继发感染应给予抗菌药物。有发绀予以吸氧。小量气胸 肺压缩<20%时，无需特殊处理，待空气自行吸收，其吸收速度约为胸膜腔内游离气体积的1.25%/日。大量气胸，出现明显症状者，需行胸膜腔穿刺抽气，或闭式引流，以促使肺尽快复张膨胀。

2. 手术治疗

（1）复发性气胸。

（2）胸片或CT检查证实有肺大疱者。

（3）气胸合并胸腔出血者。

（4）有效胸腔闭式引流3~7天仍有大量气体溢出者。

（5）患者从事特殊职业，如飞行员、潜水员、高空作业等。

> **释义**
>
> ■ 脏胸膜下肺大疱发生自发性气胸，首次发作可行胸腔闭式引流。再次发作建议行肺大疱切除术。在首次发生气胸后，胸管已拔除，摄胸部 CT 可能发现肺边缘部位脏胸膜肺大疱。对此类脏胸膜肺大疱的处理，也可不必等待其再次气胸发作，而建议患者手术治疗避免复发。
>
> ■ 细小支气管活瓣性阻塞作用致肺泡过度膨胀、破裂、相互融合形成肺大疱。肺大疱在影像学上表现为含气囊腔。
>
> ■ 肺大疱所在的肺组织与胸膜顶粘连带撕裂，粘连带内小动脉出血、肺大疱破裂可造成血气胸。
>
> ■ 当行胸腔闭式引流术后，其优点是水封瓶胸腔引流安全有效，能缓解症状或达到愈合，可据此观察胸内漏气有无减少和肺复张状况，若胸内持续漏气无缓解，提示可能存在更为严重的合并症（如肺裂伤、支气管损伤等）。
>
> ■ 双侧气胸患者应积极胸腔闭式引流处理，符合手术指征时积极手术治疗，以免严重影响患者呼吸循环功能。

（四）标准住院日为 15~22 天

> **释义**
>
> ■ 诊断及术前准备 4~8 天，术后住院恢复 7~21 天。手术如能达到闭合漏气部位，促使肺尽快复张膨胀，胸膜腔形成粘连的目的，即可如上述日程顺利恢复。

（五）进入路径标准

1. 第一诊断符合 ICD-10：J93.0-J93.1 自发性气胸疾病编码。

2. 当患者合并其他疾病，但住院期间不需要特殊处理也不影响第一诊断的临床路径流程实施时，可以进入路径。

> **释义**
>
> ■ 心肺功能低下，难以耐受胸外科手术等存在手术禁忌者不能进入该路径。

（六）术前准备（术前评估）3~7 天

1. 必需的检查项目

（1）血常规、尿常规、血型。

（2）凝血功能、肝功能、肾功能、电解质、感染性疾病筛查（乙肝、丙肝、艾滋病、梅毒等）。

（3）X 线胸片、心电图。

2. 根据患者病情，可选择的检查项目：超声心动图（60 岁以上或伴有心血管疾病者）；肺功能、血气分析；胸部 CT 等。

> **释义**
>
> ■ 气胸尚存在持续漏气患者可不查肺功能，以免加重病情，但应术前查血气分析。

（七）预防性抗菌药物选择与使用时机

1. 按照《抗菌药物临床应用指导原则》（卫医发〔2004〕285 号）执行，并根据患者的病情决定抗菌药物的选择与使用时间。建议使用第一、第二代头孢菌素，头孢曲松。

（1）推荐使用头孢唑林钠肌内或静脉注射。①成人：0.5~1 克/次，一日 2~3 次。②对本药或其他头孢菌素类药过敏者，对青霉素类药有过敏性休克史者禁用；肝肾功能不全者、有胃肠道疾病史者慎用。③使用本药前必需进行皮肤过敏试验。

（2）推荐头孢呋辛钠肌内或静脉注射。①成人：0.75~1.5 克/次，一日 3 次。②肾功能不全患者按照肌酐清除率制订给药方案：肌酐清除率>20ml/min 者，每日 3 次，每次 0.75~1.5g；肌酐清除率 10~20ml/min 患者，每次 0.75g，一日 2 次；肌酐清除率<10ml/min 患者，每次 0.75g，一日 1 次。③对本药或其他头孢菌素类药过敏者，对青霉素类药有过敏性休克史者禁用；肝肾功能不全者、有胃肠道疾病史者慎用。④使用本药前必需进行皮肤过敏试验。

（3）推荐头孢曲松钠肌内注射、静脉注射或静脉滴注。①成人：1 克/次，一次肌内注射或静脉滴注。②对本药或其他头孢菌素类药过敏者，对青霉素类药有过敏性休克史者禁用；肝肾功能不全者、有胃肠道疾病史者慎用。

2. 预防性用抗菌药物，时间为术前 0.5 小时，手术超过 3 小时加用 1 次抗菌药物。

> **释义**
>
> ■ 需要结合患者病情决定抗菌药物的选择与使用时间。

（八）手术日为入院第 4~8 天

1. 麻醉方式：双腔气管插管全麻。
2. 手术耗材：直线型切割缝合器。
3. 术中用药：麻醉常规用药。
4. 输血：视术中情况而定。
5. 病理：石蜡切片。

> **释义**
>
> ■ 手术治疗原则是尽量保存肺组织并治疗原发病。以直线切割缝合器切除肺大疱或肺表面破损漏气部位。术中用纱布轻擦胸膜表面，促进术后胸膜粘连固定。也可注入硬化剂（如滑石粉、50%葡萄糖等），使胸膜广泛粘连，防止气胸复发。

（九）术后住院恢复 14~28 天

必须复查的检查项目：血常规，正、侧位胸片。

> **释义**
>
> ■ 术后鼓励早期恢复饮食及下地活动，注意呼吸物理治疗，咳嗽排痰，呼吸功能锻炼，避免肺部感染，促进肺复张。

（十）出院标准

1. 体温正常，无呼吸困难。
2. 拔除引流管，切口无感染。
3. 复查化验结果无明显异常，胸片示肺复张良好等。

> **释义**
>
> ■ 客观检查体温及血白细胞数，血氧饱和度均为正常范围。
>
> ■ 引流后不再有气泡逸出，且管中液面随呼吸自然波动，表明肺破口愈合。继续观察 24~48 小时（必要时钳夹排气管再观察 24 小时），病情稳定，胸片证实肺已复张，即可拔管。

（十一）变异及原因分析

1. 患者伴有可能影响手术的合并疾病，需要进行相关的诊断和治疗。
2. 术后发生并发症需要进行相应的临床诊治，延长住院时间。

> **释义**
>
> ■ 变异是指入选临床路径的患者未能按路径流程完成医疗行为或未达到预期的医疗质量控制目标（超出了路径规定的时限或限定费用）。
>
> ■ 自发性气胸术后可能出现的并发症有：出血，胸膜固定失败，胸膜反应（高热，哮喘等），切口感染，肺部感染，脓胸，胸腔包裹性积气、积液，肺淤血，咯血，呼吸衰竭等。

（十二）参考费用标准

8000~10000 元。

释义

■ 根据术中使用耗材情况可适当调整。

四、自发性气胸临床路径给药方案

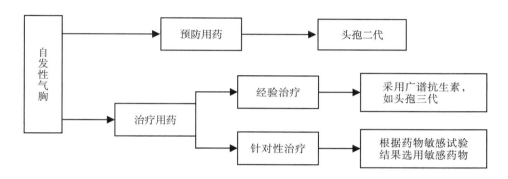

【用药选择】

一般选用头孢二代作为预防用药，术前 0.5～2 小时，或麻醉开始时首次给药；手术时间超过 3 小时或失血量大于 1500ml，术中可给予第二剂。总预防用药时间一般不超过 24 小时，个别情况可延长至 48 小时。若患者出现体温、血象升高等感染迹象，需根据经验选用第三代头孢菌素+抗厌氧菌药物并留取血培养，痰培养，引流物培养，待药物敏感试验结果回报后根据药物敏感试验结果调整用药。

【药学提示】

1. 用药前应仔细询问有无对该药过敏史。

2. 用药前应注意药物对肝肾功能影响，及时调整剂量。如氨基糖苷类需注意其肾毒性及耳毒性。喹诺酮类对肾功能不全者应根据肌酐清除率减量或延长给药时间。

3. 应注意药物与其他药物相互作用，如大环内酯类药物与甲泼尼龙、茶碱、卡马西平、华法林等药物有相互作用。

4. 应注意药物的使用剂量，时间及用药途径。

5. 应注意药物分别针对儿童，孕妇，老人的不同应用。

6. 头孢曲松勿与含钙液体如林格液或哈特曼液合用，以免产生沉淀物。

7. 预防性应用抗生素的用药时间为术前 30 分钟。

【注意事项】

主要目标细菌耐药率超过 30% 的抗菌药物，提醒医务人员注意；主要目标细菌耐药率超过 40% 的抗菌药物，应当慎重经验用药；主要目标细菌耐药率超过 50% 的抗菌药物，应当参照药敏试验结果选用；主要目标细菌耐药率超过 75% 的抗菌药物，应当暂停针对此目标细菌的临床应用，根据追踪细菌耐药监测结果，再决定是否恢复临床应用．

五、推荐表单

（一）医师表单

自发性气胸临床路径医师表单

适用对象：第一诊断为自发性气胸（ICD-10：J93.0-J93.1）

　　　　　　行肺大疱切除和（或）胸膜固定术［ICD-9-CM-3：32.2 和（或）34.6 01，34.9201］

患者姓名：_____ 性别：_____ 年龄：_____ 门诊号：_____ 住院号：_____

住院日期：____年___月___日　出院日期：____年___月___日　标准住院日：15~22 天

时间	住院第 1 天	住院第 2~7 天	住院第 4~8 天（手术日）
主要诊疗工作	□ 询问病史及体格检查 □ 完成病历书写 □ 开具检查检验单 □ 医师查房与术前评估 □ 初步确定治疗方式（保守或手术治疗）；是否需要急诊处理以及确定手术方式和日期 □ 行胸腔闭式引流术	□ 上级医师查房 □ 完成术前准备与术前评估 □ 根据体检、胸部平片或 CT 行术前讨论，确定手术方案 □ 住院医师完成术前小结、上级医师查房记录等病历书写 □ 签署手术知情同意书、自费用品协议书、输血同意书 □ 向患者及家属交代围术期注意事项	□ 手术 □ 术者完成手术记录 □ 完成术后病程记录 □ 主管医师观察术后病情 □ 向患者及家属交代病情及术后注意事项
重点医嘱	**长期医嘱：** □ 胸外科二级护理常规 □ 吸氧 □ 饮食 **临时医嘱：** □ 血常规、尿常规 □ 凝血功能、血型 □ 肝肾功能、电解质、血糖 □ 感染性疾病筛查 □ 胸片、心电图 □ 血气分析和肺功能（酌情） □ 胸部 CT 检查（酌情） □ 超声心动图（酌情）	**长期医嘱：** □ 胸外科二级护理常规 □ 吸氧 □ 饮食 □ 患者既往基础用药 **临时医嘱：** □ 拟明日在全麻下行肺大疱切除和（或）胸膜固定术 □ 术前禁食、禁水 □ 术前置尿管 □ 备皮 □ 备血 □ 术前镇静及抗胆碱能药物（酌情）	**长期医嘱：** □ 胸外科一级或特级护理 □ 心电监护 □ 体温、血压、脉搏、呼吸、血氧饱和度监测 □ 吸氧 □ 麻醉清醒后 6 小时半流质饮食胸腔闭式引流记引流量 □ 尿管接袋记量 □ 预防性抗菌药物使用 □ 镇痛药物使用 **临时医嘱：** □ 止血药物使用（必要时） □ 其他特殊医嘱
主要护理工作	□ 入院宣教（环境、设施、人员等） □ 入院护理评估	□ 术前准备（备皮等） □ 术前宣教（提醒患者夜间禁食、禁水）	□ 观察患者病情变化 □ 术后心理与生活护理
病情变异记录	□ 无　□ 有，原因： 1. 2.	□ 无　□ 有，原因： 1. 2.	□ 无　□ 有，原因： 1. 2.
医生签名			

时间	住院第 5~9 日 （术后第 1 日）	住院第 6~10 日 （术后第 2 日）	住院第 7~11 日至出院日 （术后第 3~15 日）
主要诊疗工作	□ 上级医师查房 □ 住院医师完成常规病历书写 □ 观察胸腔引流情况，保持胸腔引流管通畅 □ 注意观察生命体征（体温、心率、呼吸、血压等） □ 鼓励并协助患者咳嗽、行呼吸功能锻炼	□ 上级医师查房 □ 住院医师完成常规病历书写 □ 观察胸腔引流情况，保持胸腔引流管通畅 □ 鼓励并协助患者咳嗽、行呼吸功能锻炼 □ 视胸腔引流情况及胸片拔除胸腔引流管、切口换药	□ 上级医师查房 □ 视胸腔引流情况及胸片拔除胸腔引流管 □ 切口换药 □ 拔除胸腔引流管后 24~48 小时复查胸片 □ 根据患者情况决定出院时间 □ 完成出院记录、病案首页、出院证明书等 □ 拆线：术后 12~14 天拆线。引流口缝线于拔管后两周拆除
重点医嘱	长期医嘱： □ 半流质改普食 □ 一级护理 □ 停心电监护（视病情而定） □ 拔除尿管 临时医嘱： □ 复查血常规及胸片 □ 根据情况酌情补液 □ 血气分析（必要时）	长期医嘱： □ 普食 □ 二级护理 □ 根据血常规、体温决定是否停用抗菌药物 临时医嘱： □ 切口换药	长期医嘱： □ 普食 □ 二级护理 出院医嘱： □ 交代返院复诊时间、地点，发生紧急情况时的处理等 □ 复查：术后 1 个月门诊复查 □ 术后 3 个月内禁止重体力活动，避免剧烈咳嗽，保持大便通畅 □ 门诊或当地医院拆线
主要护理工作	□ 观察患者情况 □ 术后心理与生活护理 □ 术后指导患者功能锻炼	□ 观察患者情况 □ 术后心理与生活护理 □ 术后指导（术后患者功能锻炼等）	□ 指导患者术后康复 □ 出院宣教 □ 协助办理出院手续
病情变异记录	□ 无　□ 有，原因： 1. 2.	□ 无　□ 有，原因： 1. 2.	□ 无　□ 有，原因： 1. 2.
医师签名			

（二）护士表单

自发性气胸临床路径护士表单

适用对象：**第一诊断为自发性气胸**（ICD-10：J93.0-J93.1）

　　　　　行肺大疱切除和（或）胸膜固定术 [ICD-9-CM-3：32.2 和（或）34.6 01，34.9201]

患者姓名：_____ 性别：_____ 年龄：_____ 门诊号：_____ 住院号：_____

住院日期：____年___月___日　出院日期：____年___月___日　标准住院日：15~22 天

时间	住院第 1 天	住院第 2~7 天	住院第 4~8 天（手术日）
健康宣教	□ 入院宣教 　介绍主管医师、护士 　介绍环境、设施 　介绍住院注意事项	□ 术前宣教 　宣教疾病知识、术前准备及手术过程 　告知准备用物、沐浴 　告知术后饮食、活动及探视注意事项 　告知术后可能出现的情况及应对方式 　主管护士与患者沟通，了解并指导心理应对 　告知家属等候区位置	□ 术后当日宣教 　告知监护设备、管路功能及注意事项 　告知饮食、体位要求 　告知疼痛注意事项 　告知术后可能出现情况的应对方式 　给予患者及家属心理支持 　再次明确探视陪伴须知
护理处置	□ 核对患者，佩戴腕带 □ 建立入院护理病历 □ 卫生处置：剪指（趾）甲、沐浴，更换病号服	□ 协助医师完成术前检查化验 □ 术前准备 　配血 　抗菌药物皮试 　备皮 　禁食禁水	□ 送手术 　摘除患者各种活动物品 　核对患者资料及带药 　填写手术交接单，签字确认 □ 接手术 　核对患者及资料，签字确认
基础护理	□ 三级护理 　晨晚间护理 　患者安全管理	□ 三级护理 　晨晚间护理 　患者安全管理	□ 特级护理 　卧位护理：半坐卧位 　排泄护理 　患者安全管理
专科护理	□ 护理查体 □ 辅助戒烟 □ 需要时，填写跌倒及压疮防范表 □ 需要时，请家属陪伴 □ 心理护理	□ 呼吸功能锻炼 □ 遵医嘱完成相关检查 □ 心理护理	□ 病情观察，写特护记录 　q2h 评估生命体征、意识、肢体活动、皮肤情况、伤口敷料、胸管情况、出入量 □ 遵医嘱予抗感染、雾化吸入、镇痛、呼吸功能锻炼 □ 心理护理
重点医嘱	□ 详见医嘱执行单	□ 详见医嘱执行单	□ 详见医嘱执行单
病情变异记录	□ 无　□ 有，原因： 1. 2.	□ 无　□ 有，原因： 1. 2.	□ 无　□ 有，原因： 1. 2.
护士签名			

时间	住院第 5~10 天 （术后第 1~2 天）	住院第 7~11 日至出院日 （术后第 3~15 日）
健康宣教	□ 术后宣教 　药物作用及频率 　饮食、活动指导 　复查患者对术前宣教内容的掌握程度 　呼吸功能锻炼的作用 　疾病恢复期注意事项 　拔尿管后注意事项 　下床活动注意事项	□ 出院宣教 　复查时间 　服药方法 　活动休息 　指导饮食 　指导办理出院手续
护理处置	□ 遵医嘱完成相关检查 □ 夹闭尿管，锻炼膀胱功能	□ 办理出院手续 □ 书写出院小结
基础护理	□ 一级护理~二级护理 （据患者病情和生活自理能力确定护理级别） 　晨晚间护理 　协助进食、水 　协助坐起、床上或床旁活动，预防压疮 　排泄护理 　床上温水擦浴 　协助更衣 　患者安全管理	□ 三级护理 　晨晚间护理 　协助或指导进食、水 　协助或指导床旁活动 　患者安全管理
专科护理	□ 病情观察，写特护记录 　q2h 评估生命体征、意识、胸管情况、肢体活动、皮肤情况、伤口敷料、出入量 □ 遵医嘱予抗感染、镇痛、雾化吸入、呼吸功能锻炼治疗 □ 需要时，联系主管医师给予相关治疗及用药 □ 心理护理	□ 病情观察 　评估生命体征、意识、肢体活动、皮肤情况、伤口敷料 □ 心理护理
重点医嘱	□ 详见医嘱执行单	□ 详见医嘱执行单
病情变异记录	□ 无　□ 有，原因： 1. 2.	□ 无　□ 有，原因： 1. 2.
护士签名		

（三）患者表单

自发性气胸临床路径患者表单

适用对象：**第一诊断为**自发性气胸（ICD-10：J93.0-J93.1）

　　　　　　行肺大疱切除和（或）胸膜固定术［ICD-9-CM-3：32.2和（或）34.6 01，34.9201］

患者姓名：_____性别：_____年龄：_____门诊号：_____住院号：_____

住院日期：____年___月___日　出院日期：____年___月___日　标准住院日：15～22天

时间	入院	手术前	手术当天
医患配合	□ 配合询问病史、采集资料，请务必详细告知既往史、用药史、过敏史 □ 如服用抗凝剂，请明确告知 □ 配合进行体格检查 □ 有任何不适请告知护士	□ 配合完善术前相关检查、化验，如采血、心电图、胸片、胸部CT □ 医师与患者及家属介绍病情及手术谈话、术前签字 □ 麻醉师对患者进行术前访视	□ 配合评估手术效果 □ 配合检查意识、疼痛、胸管情况、肢体活动 □ 需要时，配合复查胸片 □ 有任何不适请告知医师
护患配合	□ 配合测量体温、脉搏、呼吸、血压、体重1次 □ 配合完成入院护理评估（简单询问病史、过敏史、用药史） □ 接受入院宣教（环境介绍、病室规定、订餐制度、贵重物品保管等） □ 有任何不适请告知护士 □ 测量体温、脉搏、呼吸、血压、体重1次 □ 重点诊疗 □ 三级护理 □ 既往基础用药	□ 配合测量体温、脉搏、呼吸、询问大便1次 □ 接受术前宣教 □ 接受配血，以备术中需要时用 □ 接受备皮 □ 自行沐浴，加强腋窝清洁 □ 准备好必要用物，吸水管、纸巾等 □ 取下义齿、饰品等，贵重物品交家属保管 □ 每日测量生命体征、询问排便 □ 重点诊疗 □ 剃头 □ 药物灌肠 □ 术前签字	□ 清晨测量体温、脉搏、呼吸、血压1次 □ 送手术室前，协助完成核对，带齐影像资料，脱去衣物，上手术车 □ 返回病房后，协助完成核对，配合过病床 □ 配合检查意识、生命体征、胸管情况、肢体活动，询问出入量 □ 配合术后吸氧、监护仪监测、输液、排尿用尿管、胸部有引流管 □ 遵医嘱采取正确体位 □ 配合缓解疼痛 □ 有任何不适请告知护士
饮食	□ 正常饮食	□ 术前12小时禁食、禁水	□ 术后6小时禁食、禁水 □ 术后6小时后，根据医嘱试饮水，无恶心呕吐进少量流食或半流食流
排泄	□ 正常排尿便	□ 正常排尿便	□ 保留尿管休息 □ 双下肢活动
活动	□ 正常活动	□ 正常活动	□ 根据医嘱半坐卧位 □ 卧床休息，保护管路 □ 双下肢活动

时间	手术后	出院
医患配合	□ 配合检查意识、生命体征、胸管情况、伤口、肢体活动 □ 需要时配合伤口换药 □ 配合拔除引流管、尿管 □ 配合伤口拆线	□ 接受出院前指导 □ 知道复查程序 □ 获得出院诊断书
护患配合	□ 配合定时测量生命体征、每日询问排便 □ 配合检查意识、生命体征、疼痛、胸管情况、伤口、肢体活动，询问出入量 □ 接受输液、服药等治疗 □ 配合夹闭尿管，锻炼膀胱功能 □ 接受进食、进水、排便等生活护理 □ 配合活动，预防皮肤压力伤 □ 注意活动安全，避免坠床或跌倒 □ 配合执行探视及陪伴 □ 接受呼吸功能锻炼特级护理～一级护理	□ 接受出院宣教 □ 办理出院手续 □ 获取出院带药 □ 知道服药方法、作用、注意事项 □ 知道护理伤口方法 □ 知道复印病历方法 □ 二级或三级护理 □ 普食
饮食	□ 根据医嘱，由流食逐渐过渡到普食 根据病情由流食逐渐过渡到普食	□ 根据医嘱，正常普食
排泄	□ 保留尿管—正常排尿便 □ 避免便秘	□ 正常排尿便 □ 避免便秘
活动	□ 根据医嘱，半坐位或下床活动 □ 保护管路，勿牵拉、脱出、打折等	□ 正常适度活动，避免疲劳

附：原表单（2012 年版）

自发性气胸临床路径表单

适用对象：第一诊断为自发性气胸（ICD-10：J93.0-J93.1）

行肺大疱切除和（或）胸膜固定术［ICD-9-CM-3：32.2 和（或）34.6 01，34.9201］

患者姓名：_____ 性别：_____ 年龄：_____ 门诊号：_____ 住院号：_____

住院日期：____年___月___日　出院日期：____年___月___日　标准住院日：15~2 天

时间	住院第 1 天	住院第 2~7 天	住院第 4~8 天（手术日）
主要诊疗工作	□ 询问病史及体格检查 □ 完成病历书写 □ 开具检查检验单 □ 医师查房与术前评估 □ 初步确定治疗方式（保守或手术治疗）；是否需要急诊处理以及确定手术方式和日期 □ 行胸腔闭式引流术	□ 上级医师查房 □ 完成术前准备与术前评估 □ 根据体检、胸部平片或 CT 行术前讨论，确定手术方案 □ 住院医师完成术前小结、上级医师查房记录等病历书写 □ 签署手术知情同意书、自费用品协议书、输血同意书 □ 向患者及家属交代围术期注意事项	□ 手术 □ 术者完成手术记录 □ 完成术后病程记录 □ 主管医师观察术后病情 □ 向患者及家属交代病情及术后注意事项
重点医嘱	**长期医嘱：** □ 胸外科二级护理常规 □ 吸氧 □ 饮食 **临时医嘱：** □ 血常规、尿常规 □ 凝血功能、血型 □ 肝肾功能、电解质、血糖 □ 感染性疾病筛查 □ 胸片、心电图 □ 血气分析和肺功能（酌情） □ 胸部 CT 检查（酌情） □ 超声心动图（酌情）	**长期医嘱：** □ 胸外科二级护理常规 □ 吸氧 □ 饮食 □ 患者既往基础用药 **临时医嘱：** □ 拟明日在全麻下行肺大疱切除和（或）胸膜固定术 □ 术前禁食、禁水 □ 术前置尿管 □ 备皮 □ 备血 □ 术前镇静及抗胆碱能药物（酌情）	**长期医嘱：** □ 胸外科一级或特级护理 □ 心电监护 □ 体温、血压、脉搏、呼吸、血氧饱和度监测 □ 吸氧 □ 麻醉清醒后 6 小时半流质饮食 □ 胸腔闭式引流记引流量 □ 尿管接袋记量 □ 预防性抗菌药物使用 □ 镇痛药物使用 **临时医嘱：** □ 止血药物使用（必要时） □ 其他特殊医嘱
主要护理工作	□ 入院宣教（环境、设施、人员等） □ 入院护理评估	□ 术前准备（备皮等） □ 术前宣教（提醒患者夜间禁食、禁水）	□ 观察患者病情变化 □ 术后心理与生活护理
病情变异记录	□ 无　□ 有，原因： 1. 2.	□ 无　□ 有，原因： 1. 2.	□ 无　□ 有，原因： 1. 2.
护士签名			
医生签名			

时间	住院第 5~9 日（术后第 1 日）	住院第 6~10 日（术后第 2 日）	住院第 7~11 日至出院日（术后第 3~15 日）
主要诊疗工作	□ 上级医师查房 □ 住院医师完成常规病历书写 □ 观察胸腔引流情况，保持胸腔引流管通畅 □ 注意观察生命体征（体温、心率、呼吸、血压等） □ 鼓励并协助患者咳嗽、行呼吸功能锻炼	□ 上级医师查房 □ 住院医师完成常规病历书写 □ 观察胸腔引流情况，保持胸腔引流管通畅 □ 鼓励并协助患者咳嗽、行呼吸功能锻炼 □ 视胸腔引流情况及胸片拔除胸腔引流管、切口换药	□ 上级医师查房 □ 视胸腔引流情况及胸片拔除胸腔引流管 □ 切口换药 □ 拔除胸腔引流管后 24~48 小时复查胸片 □ 根据患者情况决定出院时间 □ 完成出院记录、病案首页、出院证明书等 □ 拆线：术后 12~14 天拆线。引流口缝线于拔管后两周拆除
重点医嘱	长期医嘱： □ 半流质改普食 □ 一级护理 □ 停心电监护（视病情而定） □ 拔除尿管 临时医嘱： □ 复查血常规及胸片 □ 根据情况酌情补液 □ 血气分析（必要时）	长期医嘱： □ 普食 □ 二级护理 □ 根据血常规、体温决定是否停用抗菌药物 临时医嘱： □ 切口换药	长期医嘱： □ 普食 □ 二级护理 出院医嘱： □ 交待返院复诊时间、地点，发生紧急情况时的处理等 □ 复查：术后 1 个月门诊复查 □ 术后 3 个月内禁止重体力活动，避免剧烈咳嗽，保持大便通畅 □ 门诊或当地医院拆线
主要护理工作	□ 观察患者情况 □ 术后心理与生活护理 □ 术后指导患者功能锻炼	□ 观察患者情况 □ 术后心理与生活护理 □ 术后指导（术后患者功能锻炼等）	□ 指导患者术后康复 □ 出院宣教 □ 协助办理出院手续
病情变异记录	□ 无 □ 有，原因： 1. 2.	□ 无 □ 有，原因： 1. 2.	□ 无 □ 有，原因： 1. 2.
护士签名			
医师签名			

第十九章　肋骨骨折合并血气胸临床路径释义

一、肋骨骨折合并血气胸编码

疾病名称与编码：肋骨骨折（ICD-10：S22.3）

多发性肋骨骨折（ICD-10：S22.4）

创伤性气胸（ICD-10：S27.0）

创伤性血胸（ICD-10：S27.1）

创伤性血气胸（ICD-10：S27.2）

（注：肋骨骨折不包括：连枷胸S22.5和病理性骨折M84.4）

未特指开放性骨折按闭合性骨折分类，第五位编码代表开放性或闭合性：开放性为1，闭合性为0。

手术操作名称及编码：胸腔闭式引流术（ICD-9-CM-3：34.04）

二、临床路径检索方法

S22.30/S22.40伴（S27.0-S27.2）伴34.04

三、肋骨骨折合并血气胸临床路径标准住院流程

（一）适用对象

第一诊断为闭合性肋骨骨折合并血气胸（ICD-10：S22.3\S22.4伴S27.2）

行开胸探查+肋骨骨折切开复位内固定术（ICD-9-CM-3：34.0201）。

释义

■ 闭合性肋骨骨折：骨折时，覆盖骨折端的皮肤及软组织保持完整，骨折处不与体表外界相通。闭合性肋骨骨折包括单侧或双侧、单根或多根、单处或多处肋骨骨折。连枷胸、病理性肋骨骨折、开放性肋骨骨折不进入本路径。

血气胸可为单侧或双侧，包括血胸、气胸或血气胸。进行性血胸、大量血胸、凝固性血胸、感染性血胸、开放性血气胸不进入本路径。

胸腔闭式引流术包括胸腔穿刺置管术、胸腔闭式引流术，调整引流管或重新放置引流管，不包括胸腔镜检查引流术。

连枷胸：多根多处肋骨骨折，或多根肋骨骨折合并肋骨与肋软骨交界分裂或合并胸骨骨折，形成浮动胸壁。

病理性骨折：包括骨质疏松症、肋骨原发或转移恶性肿瘤、肋骨良性肿瘤或骨囊肿、感染等。

小量血胸：指胸腔积血在 500ml 以下，立位 X 线胸片可见肋膈角变钝，液面不超过膈顶。中量血胸：指胸腔积血在 500~1500ml，X 线胸片见积液达肩胛角平面。大量血胸：指胸腔积血在 1500ml 以上，X 线胸片可见胸腔积液超过肺门平面甚至充满整个胸腔。

具备以下征象提示存在进行性血胸：①持续脉搏加快、血压降低，或虽经补充血容量血压仍不稳定；②胸腔引流量每小时超过 200ml，持续 3 小时；③血红蛋白量、红细胞计数和血细胞比容进行性降低，引流胸腔积血的血红蛋白量和红细胞计数与周围血相接近。

具备以下征象提示存在感染性血胸：①有畏寒、高热等感染的全身表现；②抽出胸腔积液 1ml，加入 5ml 蒸馏水，无感染呈淡红色透明状，出现浑浊或絮状物提示感染；③胸腔积血无感染时红细胞白细胞计数比例应与周围血相似，即 500:1，感染时白细胞计数明显增加，比例达 100:1；④积血涂片和细菌培养发现致病菌。

凝固性血胸：胸腔内迅速积聚大量血液，超过肺、心包和膈肌运动所起的去纤维蛋白作用时，胸腔内积血发生凝固，形成凝固性血胸。

开放性气胸：胸壁伤口使胸膜腔与外界持续相同，空气随呼吸自由出入胸膜腔。

张力性气胸：也称高压性气胸或活瓣性气胸，气体多来源于肺裂伤、气管支气管损伤或食管裂伤，裂口与胸膜腔相通，且形成单向活瓣，吸气时开放呼气时关闭，胸膜腔内气体增加、压力增高，纵隔移位压迫健侧肺引起严重呼吸循环功能障碍。

■ 胸腔闭式引流术适应证：血胸量>500ml，闭合性气胸肺压缩>30%。

■ 建议增加 ICD 编码：创伤性气胸 S27.0 和创伤性血胸 S27.1。

肋骨骨折合并单纯血胸或单纯气胸可进入该路径。但单纯血胸和单纯气胸与血气胸 ICD 编码不一致，故需添加。

（二）诊断依据

根据《临床诊疗指南——胸外科分册》（中华医学会编著，人民卫生出版社，2009 年）。

1. 病史：可有外伤史。

2. 临床表现：

（1）主诉：胸痛、咳嗽、血痰、气促、呼吸困难。

（2）体征：伤侧呼吸运动减弱，呼吸音低或消失，局部触痛和胸廓挤压征（+），典型的临床特征是骨擦音和骨擦感。多发性肋骨骨折有时可有反常呼吸。

3. X 线胸片检查以及 CT。

释义

■ 上述诊断依据为判断肋骨骨折及血气胸的标准，合并精神疾病、意识障碍、醉酒状态患者可能缺少病史，还需结合其他症状及检查判断有无合并伤及病情危重程度。

■ 应注意有无合并损伤。上位肋骨骨折（1~3 肋骨折）需注意锁骨下动静脉、臂丛神经、纵隔器官损伤。下位肋骨骨折（8~12 肋骨折）应注意腹腔脏器特别是肝、脾损伤可能。肺挫伤是常见合并损伤，常伴有血痰，易出现低氧血症。合并胸骨骨折者需考虑心肌挫伤的相关检查。具有 Beck 三联征（心音遥远；静脉压升高、颈静脉怒张；动脉压降低）者需考虑心脏压塞。咯血、大量气胸、严重纵隔气肿、皮下气肿者需考虑气管、支气管损伤，合并纵隔感染征象时需考虑食管损伤。膈肌损伤一旦诊断确立，应及时手术治疗。主动脉损伤（如夹层动脉瘤）是潜在危及生命的损伤，若有怀疑则及时请相关科室会诊。无外伤史的肋骨骨折需考虑病理性骨折，需进一步查找病因。

■ CT 较 X 线更易显示骨折线及隐蔽部位的骨折。当影像学检查结果出现不一致时可根据情况复查。血气分析对判断低氧血症程度具有重要意义。需要入住 ICU 的患者不进入临床路径。

（三）选择治疗方案的依据

根据《临床诊疗指南——胸外科分册》（中华医学会编著，人民卫生出版社，2009 年）。
行开胸探查+肋骨骨折切开复位内固定。

释义

■ 镇痛：包括口服镇痛、静脉注射镇痛、经皮吸收镇痛、局部浸润、肋间神经阻滞、硬膜外阻滞、椎旁阻滞等方法。患者应给予一种或多种镇痛方法，根据镇痛效果调整用药剂量。

■ 固定胸廓：包括胸带、胸部护板。鼓励患者深呼吸及咳嗽、排痰，可给予祛痰药物或平喘药物治疗，以减少呼吸系统的并发症。

■ 抗生素选用主要针对肺部并发症，可选用第一、第二代头孢菌素，头孢曲松。

■ 有低氧血症者，如 $PaO_2 < 60mmHg$，$PaCO_2 > 50mmHg$，应行机械通气。

■ 合并肺挫伤者应控制液入量。

■ 胸腔闭式引流术适应证：胸腔积液量>500ml，闭合性气胸肺压缩>30%。

■ 如骨折移位严重可行开胸探查+肋骨骨折切开复位内固定术。如骨折无移位或移位轻微也可行胸腔闭式引流术+胸廓固定术。

（四）标准住院日为 14~16 天

释义

■ 如果患者条件允许，住院时间可以低于上述住院天数。

■ 肺挫伤后肺泡出血和间质水肿常于 48~72 小时达到高峰，经治疗后肺部斑片状阴影逐渐吸收，在此期间需密切关注血氧变化，警惕呼吸衰竭发生。

■ 肋骨骨折在伤后 6~8 小时内骨折端血肿形成，约 2 周完成纤维连接。在标准住院日内骨折断端趋于稳定，胸腔渗出减少，疼痛明显缓解，迟发性血气胸发生率逐渐降低。

■ 积极应用镇痛、雾化吸入、化痰治疗、保持引流管通畅、预防肺部并发症发生，避免住院日延长。

（五）进入路径标准

1. 第一诊断必须符合 ICD-10：S22.3/S22.4 伴 S27.2 闭合性肋骨骨折合并血气胸疾病编码。

2. 当患者合并其他疾病，但住院期间不需要特殊处理也不影响第一诊断的临床路径流程实施时，可以进入路径。

> **释义**
>
> ■ 闭合性肋骨骨折合并血气胸，生命体征平稳者进入路径。
> ■ 建议：肋骨骨折合并单纯血胸或单纯气胸可进入该路径。但单纯血胸和单纯气胸与血气胸 ICD 编码不一致，添加编码（创伤性气胸 S27.0 和创伤性血胸 S27.1）。
> ■ 患者同时具有其他疾病影响第一诊断的临床路径流程实施时均不适合进入临床路径。
> ■ 连枷胸、大量血胸、怀疑大气道损伤、食管损伤、膈肌损伤、开放性血气胸、开放性肋骨骨折、胸骨骨折、严重肺挫/裂伤、呼吸衰竭、休克、心脏损伤、主动脉损伤，合并其他部位损伤需针对性专科治疗者，不适合进入临床路径。

（六）明确诊断及入院常规检查应≤12 小时

1. 必需的检查项目
（1）血常规、肝功能、肾功能、电解质、血糖。
（2）凝血功能、输血前检查、血型、感染性疾病筛查（乙肝、丙肝、梅毒、艾滋病）。
（3）X 线胸片、心电图。
（4）胸部 CT。

2. 根据患者病情，可选择的检查项目：骨质疏松相关的骨代谢检查、血气分析、腹部 B 超、骨髓瘤相关检查等。

> **释义**
>
> ■ 部分检查可在门急诊完成。
> ■ 根据病情行特殊相关检查：怀疑大血管损伤者可行数字减影血管造影、CT 血管造影（CT angiography，CTA）；怀疑大气道损伤者可行支气管镜检查；怀疑食管损伤者可行消化道造影检查或口服亚甲蓝溶液观察胸腔引流液颜色变化；怀疑心脏损伤者可行心电图、心肌酶谱、超声检查进一步明确；怀疑腹部脏器损伤者可行腹部 B 超、腹部 CT 检查；怀疑病理性骨折的病例可行骨质疏松相关的骨代谢检查、骨髓瘤相关检查、骨密度、骨扫描、肿瘤标志物、肿瘤原发灶筛查等检查。怀疑合并其他系统相关疾病者及时请相关科室会诊指导进一步诊疗。
> ■ 若怀疑肺部感染建议留取痰液行病原学检查，指导抗生素使用。
> ■ X 线检查不能明确的肋骨骨折应行胸部 CT 平扫+肋骨重建检查。
> ■ 如发现不适合进入路径标准的相关合并疾病，退出路径［参见"（五）进入路径标准"］。

（七）预防性抗菌药物选择与使用时机

1. 预防性抗菌药物：按照《抗菌药物临床应用指导原则》（卫医发〔2004〕285 号）执行，并根据患者的病情决定抗菌药物的选择与使用时间。建议使用第一、第二代头孢菌素，头孢曲松；明确感染患者，可根据药物敏感试验结果调整抗菌药物。

（1）推荐使用头孢唑林钠肌内或静脉注射。①成人：0.5~1 克/次，一日 2~3 次。②儿童：一日量为 20~30mg/kg 体重，分 3~4 次给药。③对本药或其他头孢菌素类药过敏者，对青霉素类药有过敏性休克史者禁用；肝肾功能不全者、有胃肠道疾病史者慎用。④使用本药前必需进行皮肤过敏试验。

（2）推荐头孢呋辛钠肌内或静脉注射。①成人：0.75~1.5 克/次，一日 3 次。②儿童：平均一日剂量为 60mg/kg，严重感染可用到 100mg/kg，分 3~4 次给予。③肾功能不全患者按照肌酐清除率制订给药方案：肌酐清除率>20ml/min 者，每日 3 次，每次 0.75~1.5g；肌酐清除率 10~20ml/min 患者，每次 0.75g，一日 2 次；肌酐清除率<10ml/min 患者，每次 0.75g，一日 1 次。④对本药或其他头孢菌素类药过敏者，对青霉素类药有过敏性休克史者禁用；肝肾功能不全者、有胃肠道疾病史者慎用。⑤使用本药前必需进行皮肤过敏试验。

（3）推荐头孢曲松钠肌内注射、静脉注射或静脉滴注。①成人：1 克/次，一次肌内注射或静脉滴注。②儿童：儿童用量一般按成人量的 1/2 给予。③对本药或其他头孢菌素类药过敏者，对青霉素类药有过敏性休克史者禁用；肝肾功能不全者、有胃肠道疾病史者慎用。

2. 预防性用抗菌药物，时间为术前 0.5 小时，手术超过 3 小时加用 1 次抗菌药物；总预防性用药时间一般不超过 24 小时，个别情况可延长至 48 小时。

> **释义**
>
> ■ 合并肺部感染者抗生素使用属治疗用药，不适用预防用药指导原则，因用药时间将明显延长，应退出路径。
>
> ■ 合并肺挫伤、血气胸者可按预防用药原则使用抗菌药物。

（八）手术日为入院当天

1. 麻醉方式：全身麻醉。
2. 手术方式：行开胸探查+肋骨骨折切开复位内固定。
3. 术中用药：抗菌药物。
4. 输血：根据术前血红蛋白状况及术中出血情况而定。
5. 手术耗材：爪型板。

> **释义**
>
> ■ 输血适应证：①血红蛋白<80g/L，或急性失血具有以下 2 项或以上者：急性失血>15% 血容量，舒张压<60mmHg，与基础血压比较收缩压下降>30mmHg，心率>100 次/分，少尿或无尿，精神状态改变。②失血或预计有较多失血的冠心病或肺功能不全患者，Hb<100g/L。

（九）术后住院恢复≤16 天

1. 必须复查的检查项目：血常规、肝功能、肾功能、电解质、胸部 X 线片等。

2. 术后用药：抗菌药物使用按照《抗菌药物临床应用指导原则》（卫医发〔2004〕285 号）执行，并根据患者的病情决定抗菌药物的选择与使用时间。明确感染患者，可根据药敏试验结果调整抗菌药物。

> **释义**
>
> ■ 需及时判断病情变化以及是否需要开胸探查，是否存在其他损伤。连枷胸、进行性血胸、凝固性血胸、大量持续漏气、怀疑气管/支气管损伤、食管损伤、膈肌损伤、心脏大血管损伤可行开胸探查术或胸腔镜手术（VATS）。出现心脏压塞及时行心包穿刺或心包开窗术。

（十）出院标准

1. 患者病情稳定，体温正常，手术切口愈合良好，生命体征平稳。

2. 没有需要住院处理的并发症和（或）合并症。

> **释义**
>
> ■ 胸腔闭式引流量<100ml/24h，大于 24 小时无漏气、肺完全复张，即可拔除胸引管。
>
> ■ 如果出现并发症和（或）合并症，是否需要继续住院治疗，由主管医师具体决定。

（十一）变异及原因分析。

1. 需要开胸手术，接受全麻手术的张力性气胸和进行性血胸。

2. 术后出现肺部感染、呼吸衰竭、心脏衰竭、肝肾衰竭等并发症，需要延长治疗时间。

> **释义**
>
> ■ 微小变异：因为医院检验项目的及时性，不能按照要求完成检查；因为节假日不能按照要求完成检查；出现包裹性积液或迟发性血气胸再次行胸腔闭式引流术，未延长住院时间。
>
> ■ 重大变异：连枷胸、进行性血胸、凝固性血胸、大量持续漏气、气管/支气管损伤、食管损伤、膈肌损伤、心脏大血管损伤需行开胸探查或胸腔镜（VATS）手术；出现心脏压塞及时行心包穿刺或心包开窗术；出现感染性血胸按脓胸处理；病理性骨折积极治疗原发病；骨折断端移位明显疼痛剧烈需行内固定手术；肺挫伤进展出现呼吸衰竭，需插管机械通气；出现肺部感染；包裹性积液或迟发性血气胸再次行胸腔闭式引流术，明显延长住院时间；发现其他系统损伤或疾病，需要其他治疗措施，影响路径实施。患者不愿配合完成相应检查；医院与患者或家属发生医疗纠纷，患者要求离院或转院；不愿按照要求出院随诊而导致入院时间明显延长。
>
> ■ 微小变异可不退出路径，重大变异退出路径。

（十二）参考费用标准

10000~15000 元（根据术中使用内固定物不同而定）。

四、肋骨骨折合并血气胸临床路径给药方案

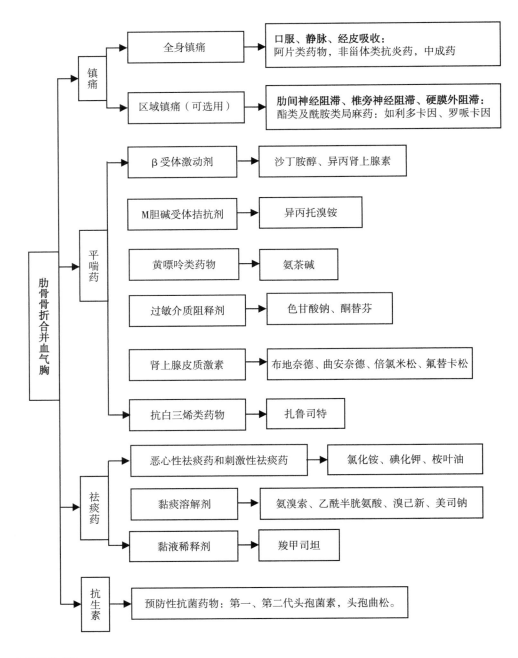

【用药选择】

1. 镇痛：患者应给予一种或多种镇痛方法，根据镇痛效果调整用药剂量。

2. 平喘药：建议使用吸入型制剂，以增强呼吸道局部疗效，减少全身用药的不良反应。可以选用一种或多种药物。

3. 祛痰药：呼吸道分泌物多、痰液黏稠、长期吸烟者可使用祛痰药。可以选用一种或多种药物。

4. 应鼓励胸外伤病人咳嗽咳痰，轻度咳嗽有利于排痰，一般不需用镇咳药。

5. 预防性抗菌药物：第一、第二代头孢菌素，头孢曲松。

【药学提示】

1. 全身镇痛可能出现中枢神经抑制、呼吸抑制、恶心呕吐、消化道溃疡等不良反应；硬膜外阻滞可能出现全脊髓麻醉、脊髓损伤、尿潴留、麻醉药中毒、低血压等不良反应，有条件可选择椎旁阻滞镇痛方法，减少上述不良反应发生。

2. 平喘药：吸入用肾上腺皮质激素可能引起口咽部念珠菌感染。β 受体激动剂：甲亢、冠心病患者禁用。异丙托溴铵：幽门梗阻患者禁用，对异丙托溴铵、阿托品过敏者禁用，吸入时如溅入眼部可引起闭角型青光眼眼压升高。沙丁胺醇：偶见肌肉震颤，外周血管舒张及代偿性心率加速、头痛、不安，过敏反应等。

3. 祛痰药：乙酰半胱氨酸：支气管哮喘患者禁用，偶可引起咯血，部分患者引起恶心、呕吐、流涕、胃炎等。

4. 头孢曲松勿与含钙液体如林格液或哈特曼液合用，以免产生沉淀物。

5. 预防性应用抗生素的用药时间为术前 30 分钟。

【注意事项】

平喘药物、祛痰药物需在凉暗处保存。

五、推荐表单

（一）医师表单

肋骨骨折合并血气胸临床路径医师表单

适用对象： 第一诊断为闭合性肋骨骨折合并血气胸（ICD-10：S22.3/S22.4 伴 S27.2）

行开胸探查+肋骨骨折切开复位内固定术（ICD-9-CM-3：34.0201）

患者姓名：_____ 性别：_____ 年龄：_____ 门诊号：_____ 住院号：_____

住院日期：____年___月___日 出院日期：____年___月___日 标准住院日：≤16 天

时间	住院第1天（手术日）	住院第2天
主要诊疗工作	□ 询问病史及体格检查 □ 完成病历书写 □ 开化验单及检查单 □ 上级医师查房，确定诊断 □ 向患者家属告病重或病危通知（酌情），并签署手术知情同意书	□ 上级医师查房 □ 完成入院检查 □ 继续对症支持治疗 □ 完成必要的相关科室会诊 □ 完成上级医师查房记录等病历书写 □ 向患者及家属交待病情及其注意事项
重点医嘱	**长期医嘱：** □ 全麻下行开胸探查+肋骨骨折切开复位内固定 □ 胸外科护理常规 □ 一级护理 □ 饮食 □ 心电监护 □ 吸氧 □ 胸带固定 □ 使用镇痛药物 □ 视病情通知病重或病危 □ 其他医嘱 **临时医嘱：** □ 血常规、肝肾功能、电解质、血糖 □ X 线胸片、心电图、胸部 CT □ 凝血功能、输血前检查、血型 □ 血气分析（必要时） □ 呼吸机无创辅助呼吸（必要时） □ 局麻下行胸腔闭式引流术	**长期医嘱：** □ 患者既往基础用药 □ 祛痰药物的使用 □ 其他医嘱 **临时医嘱：** □ X 线胸部 □ 腹部 B 超（必要时） □ 其他医嘱
主要护理工作	□ 介绍病房环境、设施和设备 □ 入院护理评估 □ 宣教	□ 观察患者病情变化
病情变异记录	□ 无　□ 有，原因： 1. 2.	□ 无　□ 有，原因： 1. 2.
医师签名		

时间	住院第 3~15 天	住院第 16 天 （出院日）
主要诊疗工作	□ 上级医师查房 □ 根据其他检查结果判断是否合并其他疾病 □ 并发症的防治 □ 对症支持治疗 □ 完成病程记录	□ 上级医师查房，进行评估，确定有无并发症情况，明确是否出院 □ 完成出院记录、病案首页、出院证明书等 □ 向患者交代出院后的注意事项，如返院复诊的时间、地点，胸带继续固定两周，近期避免运动，呼吸功能锻炼
重点医嘱	长期医嘱（视情况可第二天起开始治疗）： □ 抗菌药物的使用（必要时） □ 其他医嘱 临时医嘱： □ 复查血常规、肝肾功能、电解质（出院前或必要时） □ 复查胸片（出院前或必要时）	出院医嘱： □ 注意休息、营养，避免运动 □ 胸带继续固定两周 □ 出院带药（必要时） □ 半月后复诊，不适随诊
主要护理工作	□ 观察患者病情变化，指导患者咳嗽、排痰及呼吸功能锻炼	□ 指导患者办理出院手续
病情变异记录	□ 无 □ 有，原因： 1. 2.	□ 无 □ 有，原因： 1. 2.
医师签名		

（二）护士表单

肋骨骨折合并血气胸临床路径护士表单

适用对象：**第一诊断为**闭合性肋骨骨折合并血气胸（ICD-10：S22.3/S22.4 伴 S27.2）
　　　　　行开胸探查+肋骨骨折切开复位内固定术（ICD-9-CM-3：34.0201）

患者姓名：_____ 性别：_____ 年龄：_____ 门诊号：_____ 住院号：_____

住院日期：____年___月___日　出院日期：____年___月___日　标准住院日：≤16 天

时间	住院第 1 天（手术日）	住院第 2 天
健康宣教	□ 介绍主管医生、护士 □ 介绍环境、设施、住院注意事项 □ 宣教主要检查的目的和方法 □ 宣教戒烟、戒酒的重要性	□ 宣教疾病知识及主要药品作用 □ 宣教有效咳痰、排痰的目的和方法 □ 宣教呼吸功能锻炼的目的、方法 □ 宣教缓解疼痛的方法 □ 宣教早期下床活动的目的及注意事项 □ 饮食指导
基础护理	□ 建立入院护理病历 □ 一级护理 □ 晨晚间护理："六洁" □ 患者安全管理：核对患者、佩戴腕带；预防跌倒或坠床	□ 一级护理 □ 晨晚间护理 □ 患者安全管理
专科护理	□ 护理查体 □ 填写跌倒及压疮防范表（必要时） □ 心理护理 □ 监测生命体征 □ 遵医嘱完善相关检查 □ 遵医嘱进行药物治疗 □ 吸氧及雾化吸入的护理 □ 胸腔闭式引流管的护理 □ 胸带或胸部护板的护理 □ 指导患者有效咳痰、排痰 □ 患者疼痛评估及管理	□ 心理护理 □ 监测生命体征 □ 遵医嘱完善相关检查 □ 遵医嘱进行药物治疗 □ 吸氧及雾化吸入的护理 □ 胸腔闭式引流管的护理 □ 胸带或胸部护板的护理 □ 指导患者有效咳痰、排痰 □ 指导患者进行呼吸功能锻炼 □ 患者疼痛评估及管理 □ 鼓励患者早期下床活动
重点医嘱	□ 详见医嘱执行单	□ 详见医嘱执行单
病情变异记录	□ 无　□ 有，原因： 1. 2.	□ 无　□ 有，原因： 1. 2.
护士签名		

时间	住院第 3~9 天	住院第 10 天（出院日）
健康宣教	□ 宣教有效咳痰、排痰的目的和方法 □ 宣教呼吸功能锻炼的目的、方法 □ 宣教缓解疼痛的方法	□ 宣教出院带药服用方法 □ 宣教饮食、活动的注意事项 □ 宣教按时复查的目的、时间
基础护理	□ 二级护理 □ 晨晚间护理 □ 患者安全管理	□ 二级护理 □ 晨晚间护理 □ 指导患者办理出院手续
专科护理	□ 心理护理 □ 监测生命体征 □ 遵医嘱进行药物治疗 □ 吸氧及雾化吸入的护理 □ 胸腔闭式引流管的护理及拔管的护理 □ 胸带或胸部护板的护理 □ 督促患者有效咳痰、排痰 □ 督促患者进行呼吸功能锻炼 □ 患者疼痛管理	□ 告知患者胸带或胸部护板应固定至 2 周 □ 告知患者近期可适当活动，避免剧烈运动 □ 告知出院带药的作用及服用方法 □ 告知患者出院 2 周后门诊复查，不适随诊
重点医嘱	□ 详见医嘱执行单	□ 详见医嘱执行单
病情变异记录	□ 无　□ 有，原因： 1. 2.	□ 无　□ 有，原因： 1. 2.
护士签名		

（三）患者表单

肋骨骨折合并血气胸临床路径患者表单

适用对象：**第一诊断为**闭合性肋骨骨折合并血气胸（ICD-10：S22.3/S22.4 伴 S27.2）

　　　　　　行开胸探查+肋骨骨折切开复位内固定术（ICD-9-CM-3：34.0201）

患者姓名：＿＿＿＿＿性别：＿＿＿＿＿年龄：＿＿＿＿＿门诊号：＿＿＿＿＿住院号：＿＿＿＿＿

住院日期：＿＿＿年＿＿月＿＿日　出院日期：＿＿＿年＿＿月＿＿日　标准住院日：≤16 天

时间	住院第 1 天（手术日）	住院第 2 天
医患配合	□ 请配合询问病史、收集资料，请务必详细告知既往史、用药史、过敏史 □ 请配合进行体格检查 □ 请配合完善相关检查、化验，如采血、留尿、心电图、X 线胸片等 □ 请配合进行胸腔穿刺及闭式引流等治疗 □ 请配合用药及治疗 □ 请有任何不适告知医生	□ 医生向患者及家属介绍病情，如有异常结果需进一步检查 □ 请配合完善相关检查 □ 请配合用药及治疗 □ 请配合医师调整用药 □ 有任何不适请告知医生
护患配合	□ 请配合测量体温、脉搏、呼吸、血压、血氧饱和度 □ 请配合完成入院护理评估单（简单询问病史、过敏史、用药史） □ 请了解入院宣教的相关内容（环境介绍、病室规定、订餐制度、贵重物品保管等） □ 请配合进行药物治疗 □ 请配合进行吸氧及雾化吸入治疗 □ 请配合胸腔闭式引流管的护理 □ 请注意活动安全，避免坠床或跌倒 □ 配合执行探视制度 □ 有任何不适请告知护士	□ 请配合测量体温、脉搏、呼吸，询问每日排便情况 □ 请了解相关化验检查的宣教内容，配合正确留取标本，配合检查 □ 请配合进行药物治疗 □ 请了解疾病及用药等相关知识的宣教内容 □ 请配合进行吸氧及雾化吸入治疗 □ 请配合胸腔闭式引流管的护理 □ 请配合进行有效咳痰、排痰 □ 请配合进行呼吸功能锻炼 □ 请注意活动安全，避免坠床或跌倒 □ 请配合执行探视及陪伴 □ 有任何不适请告知护士
饮食	□ 正常普食 □ 增加饮水	□ 正常普食 □ 增加饮水
排泄	□ 正常排尿便	□ 正常排尿便
活动	□ 适量活动	□ 适量活动

时间		住院第 3~9 天	住院第 10 天（出院日）
医患配合		□ 请配合用药及治疗 □ 请配合医师调整用药 □ 有任何不适请告知医生	□ 请了解出院前指导相关内容 □ 请了解出院后复查的程序 □ 请取出院诊断书
护患配合		□ 请配合测量体温、脉搏、呼吸，询问每日排便情况 □ 请配合进行药物治疗 □ 请配合进行吸氧及雾化吸入治疗 □ 请配合胸腔闭式引流管的护理 □ 请配合进行有效咳痰、排痰 □ 请配合进行呼吸功能锻炼 □ 请注意活动安全，避免坠床或跌倒 □ 请配合执行探视及陪伴 □ 有任何不适请告知护士	□ 请了解出院宣教的相关内容 □ 请取出院带药 □ 办理出院手续 □ 请了解复印病历的程序
饮食		□ 正常普食 □ 增加饮水	□ 正常普食 □ 增加饮水
排泄		□ 正常排尿便	□ 正常排尿便
活动		□ 适量活动	□ 适量活动

附：原表单（2012年版）

肋骨骨折合并血气胸临床路径表单

适用对象：**第一诊断为**闭合性肋骨骨折合并血气胸（ICD-10：S22.3/S22.4 伴 S27.2）
行开胸探查+肋骨骨折切开复位内固定术（ICD-9-CM-3：34.0201）

患者姓名：_____ 性别：_____ 年龄：_____ 门诊号：_____ 住院号：_____

住院日期：____年__月__日 出院日期：____年__月__日 标准住院日：≤16 天

时间	住院第 1 天 （手术日）	住院第 2 天
主要诊疗工作	□ 询问病史及体格检查 □ 完成病历书写 □ 开化验单及检查单 □ 上级医师查房，确定诊断 □ 向患者家属告病重或病危通知（酌情），并签署手术知情同意书	□ 上级医师查房 □ 完成入院检查 □ 继续对症支持治疗 □ 完成必要的相关科室会诊 □ 完成上级医师查房记录等病历书写 □ 向患者及家属交代病情及其注意事项
重点医嘱	**长期医嘱：** □ 全麻下行开胸探查+肋骨骨折切开复位内固定 □ 胸外科护理常规 □ 一级护理 □ 饮食 □ 心电监护 □ 吸氧 □ 胸带固定 □ 使用镇痛药物 □ 视病情通知病重或病危 □ 其他医嘱 **临时医嘱：** □ 血常规、肝肾功能、电解质、血糖 □ X 线胸片、心电图、胸部 CT □ 凝血功能、输血前检查、血型 □ 血气分析（必要时） □ 呼吸机无创辅助呼吸（必要时） □ 局麻下行胸腔闭式引流术	**长期医嘱：** □ 患者既往基础用药 □ 祛痰药物的使用 □ 其他医嘱 **临时医嘱：** □ X 线胸部 □ 腹部 B 超（必要时） □ 其他医嘱
主要护理工作	□ 介绍病房环境、设施和设备 □ 入院护理评估 □ 宣教	□ 观察患者病情变化
病情变异记录	□ 无 □ 有，原因： 1. 2.	□ 无 □ 有，原因： 1. 2.
护士签名		
医师签名		

时间	住院第 3~15 天	住院第 16 天 （出院日）
主要诊疗工作	□ 上级医师查房 □ 根据其他检查结果判断是否合并其他疾病 □ 并发症的防治 □ 对症支持治疗 □ 完成病程记录	□ 上级医师查房，进行评估，确定有无并发症情况，明确是否出院 □ 完成出院记录、病案首页、出院证明书等 □ 向患者交代出院后的注意事项，如返院复诊的时间、地点，胸带继续固定两周，近期避免运动，呼吸功能锻炼
重点医嘱	长期医嘱（视情况可第二天起开始治疗）： □ 抗菌药物的使用（必要时） □ 其他医嘱 临时医嘱： □ 复查血常规、肝肾功能、电解质（出院前或必要时） □ 复查胸片（出院前或必要时）	出院医嘱： □ 注意休息、营养，避免运动 □ 胸带继续固定两周 □ 出院带药（必要时） □ 半月后复诊，不适随诊
主要护理工作	□ 观察患者病情变化，指导病人咳嗽、排痰及呼吸功能锻炼	□ 指导患者办理出院手续
病情变异记录	□ 无　□ 有，原因： 1. 2.	□ 无　□ 有，原因： 1. 2.
护士签名		
医师签名		

第二十章　肾结石临床路径释义

一、肾结石编码

疾病名称及编码：肾结石 ICD-10：N20.0
　　　　　　　　　肾积水伴肾结石 N13.201
手术操作及编码：经皮肾镜取石（PCNL）ICD-9-CM-3：55.0402

二、临床路径检索方法

N20.0/N13.201 伴 55.0402

三、肾结石临床路径标准住院流程

（一）适用对象

第一诊断为肾结石（ICD-10：N20.0，N13.201）
行经皮肾镜碎石术（PCNL）（ICD-9-CM-3：55.0402）。

> **释义**
>
> ■ 本路径适用对象为肾结石病例。
> ■ 肾结石的治疗手段有多种，本路径仅适用于经皮肾镜碎石术，其他治疗方式见本病其他手术入路的路径指南。

（二）诊断依据

根据《中国泌尿外科疾病诊断治疗指南》（中华医学会泌尿外科学分会编著，人民卫生出版社，2007年）。

1. 病史。
2. 体格检查。
3. 实验室检查、影像学检查。

> **释义**
>
> ■ 肾结石可无明显症状，特别是较大的鹿角状结石，为查体时偶然发现。肾结石的主要症状为疼痛和血尿。肾结石引起的疼痛可表现为间歇发作的疼痛，分为钝痛和绞痛。血尿多表现为镜下血尿。可有排石史，合并尿路梗阻和泌尿系感染时可出现相应的临床表现。
> ■ 可有肾区的叩击痛。多数没有梗阻的肾结石病例可无明显体征。

■影像学检查。对所有肾结石患者都应该做影像学检查，其结果对于肾结石的治疗具有重要的价值。肾结石患者的影像学检查包括超声波、尿路平片（KUB平片）、静脉尿路造影（IVU）、CT、逆行或经皮肾穿刺造影、CT水成像（CTU）、磁共振水成像（MRU）、放射性核素等，均可根据病情适当选择。

超声波检查可以显示结石及大小，还可了解结石以上尿路的扩张程度，间接了解肾实质和集合系统的情况；尿路平片可以发现90%左右X线阳性结石，能够大致地确定结石的位置、形态、大小和数量，并且初步地提示结石的化学性质。CT能够显示X线阴性结石、肾脏积水的程度和肾实质的厚度，螺旋CT还能够同时对所获取的图像进行二维及三维重建，显示肾脏与邻近组织的关系，为穿刺部位选择提供依据。IVU可了解尿路的解剖，确定结石在尿路的位置，发现尿路平片上不能显示的X线阴性结石，鉴别平片上可疑的钙化灶，还可以了解分侧肾脏的功能，确定肾积水程度，还有助于PCNL术后出血时的DSA栓塞的应用。因此超声、KUB、IVU、CT应作为肾结石PCNL手术前的常规检查。

■肾结石患者的实验室检查应包括血液分析、尿液分析和结石成分分析，24小时尿液分析，以及尿细菌真菌培养等。

（三）选择治疗方案的依据

根据《中国泌尿外科疾病诊断治疗指南》（中华医学会泌尿外科学分会编著，人民卫生出版社，2007年）。

1. 适合行经皮肾镜碎石术（PCNL）。
2. 能够耐受手术。

释义

■目前常用的治疗方法包括体外冲击波碎石术（ESWL）、经皮肾镜取石术（PCNL）、输尿管软镜、腹腔镜取石术以及开放手术等。上述的这些治疗方法都可供临床选择使用，但是，对于具体的患者来说，应该根据结石在肾脏的具体位置，选择损伤相对更小、并发症发生率更低的治疗方式。本路径仅适用于经皮肾镜碎石术，其他手术方式进入该病的其他路径。

■患者全身状况能够耐受手术，无绝对手术禁忌证。

（四）标准住院日为≤10天

释义

■肾结石患者入院后，常规检查，包括实验室检查和影像学检查等准备1~3天，术后恢复5~7天，总住院时间小于10天的均符合本路径要求。

（五）进入路径标准

1. 第一诊断必须符合 ICD-10：N20.0，N13.201 肾结石疾病编码。

2. 当患者合并其他疾病，但住院期间不需要特殊处理也不影响第一诊断的临床路径流程实施时，可以进入路径。

> **释义**
>
> ■ 进入本临床路径的患者需符合肾结石的诊断标准，包括：
>
> （1）完全性和不完全性鹿角结石、≥2cm 的肾结石、有症状的肾盏或憩室内结石、体外冲击波难以粉碎及治疗失败的结石。
>
> （2）特殊类型的肾结石，包括梗阻明显的小儿肾结石、肥胖患者的肾结石、肾结石合并肾盂输尿管连接部梗阻或输尿管狭窄、孤立肾合并结石梗阻、马蹄肾合并结石梗阻、移植肾合并结石梗阻以及无积水的肾结石及不适合体外碎石者等。
>
> ■ 患者同时具有其他疾病诊断，如高血压、糖尿病、冠心病等，但如果其他疾病病情稳定，在住院期间不需要特殊处理也不影响第一诊断的临床路径流程实施时，则可以进入路径。需要术前对症治疗时，但不影响麻醉和手术，不影响术前准备的时间，也可进入本路径。
>
> 上述慢性疾病如果需要经治疗稳定后才能手术，术前准备过程先进入其他相应内科疾病的诊疗路径。

（六）术前准备（术前评估）≤3 天

1. 必需检查的项目

（1）血常规、尿常规。

（2）肝肾功能、电解质、血型、凝血功能、感染性疾病筛查（乙肝、丙肝、艾滋病、梅毒等）。

（3）胸部 X 线平片、心电图。

2. 根据患者病情可选择项目：腹部 X 线平片、泌尿系静脉造影、顺行肾盂-输尿管造影、泌尿系超声等。

> **释义**
>
> ■ 必查项目是确保手术治疗安全、有效开展的基础，术前必需完成。根据病情需要，影像学检查包括超声波、尿路平片（KUB 平片）、静脉尿路造影（IVU）或 CTU（MRU）、CT、递行或经皮肾穿刺造影、放射性核素等，根据病情可选择性完成。
>
> ■ 尿细菌真菌培养加药敏试验
>
> ■ 为缩短患者住院等待时间，检查项目可以在患者入院前于门诊完成。
>
> ■ 高龄患者或有心肺功能异常患者，术前根据病情增加心脏彩超、24 小时动态心电图、肺功能、血气分析等检查，并请相关科室会诊。

（七）预防性抗菌药物选择与使用时机

1. 抗菌药物：按照《抗菌药物临床应用指导原则》（卫医发〔2004〕285 号）执行。建议使用第

一、第二代头孢菌素，环丙沙星；明确感染患者，可根据药物敏感试验结果调整抗菌药物。

（1）推荐使用头孢唑林钠肌内或静脉注射。①成人：0.5~1克/次，一日2~3次。②儿童：一日量为20~30mg/kg体重，分3~4次给药。③对本药或其他头孢菌素类药过敏者，对青霉素类药有过敏性休克史者禁用；肝肾功能不全者、有胃肠道疾病史者慎用。④使用本药前需进行皮肤过敏试验。

（2）推荐头孢呋辛钠肌内或静脉注射。①成人：0.75~1.5克/次，一日3次。②儿童：平均一日剂量为60mg/kg，严重感染可用到100mg/kg，分3~4次给予。③肾功能不全患者按照肌酐清除率制订给药方案：肌酐清除率>20ml/min者，每日3次，每次0.75~1.5g；肌酐清除率10~20ml/min患者，每次0.75g，一日2次；肌酐清除率<10ml/min患者，每次0.75g，一日1次。④对本药或其他头孢菌素类药过敏者，对青霉素类药有过敏性休克史者禁用；肝肾功能不全者、有胃肠道疾病史者慎用。⑤使用本药前需进行皮肤过敏试验。

（3）推荐环丙沙星静脉滴注：100~200毫克/次，一日2次，缓慢静脉滴注，滴注时间不少于30分钟。

2. 预防性用抗菌药物，时间为术前0.5小时，手术超过3小时加用1次抗菌药物；清洁-污染手术预防用药时间亦为24小时，必要时延长至48小时。

> **释义**
>
> ■ 经皮肾镜碎石术手术属于Ⅱ类切口，因此可预防性和术后应用抗菌药物，例如第二代头孢菌素头孢呋辛等。

（八）手术日为入院第≤3天

1. 麻醉方式：硬膜外麻醉或全麻。
2. 手术方式：经皮肾镜碎石术（PCNL）。
3. 术中用药：麻醉用药，术前半小时应用抗菌药物。
4. 输血：必要时。

> **释义**
>
> ■ 本路径规定的经皮肾镜碎石术均是在硬膜外麻醉或全麻下实施。
> ■ 术前用抗生素参考《抗菌药物临床应用指导原则》执行。对手术时间较长的患者，术中可加用一次抗生素，例如二代头孢菌素头孢呋辛等。
> ■ 术中用药不仅仅是抗菌药物，还应根据病情使用激素、止血药。
> ■ 手术是否输血依照术中出血量而定。

（九）术后住院恢复≤7天

1. 必须复查的检查项目包括血常规、尿常规；根据患者病情变化可选择相应的检查项目。
2. 术后抗菌药物应用：按照《抗菌药物临床应用指导原则》（卫医发〔2004〕285号）执行。

> **释义**
>
> ■ 术后可根据患者恢复情况做必须复查的检查项目，并根据病情变化增加检查的频次。复查项目并不仅局限于路径中的项目，术后患者恢复情况可时复查尿路平片（KUB 平片）。
> ■ 术后用药不仅仅是抗菌药物，还应根据病情使用激素、止血药、排石药物、解痉药物等。

（十）出院标准

1. 一般情况良好。
2. 肾造瘘无漏尿。
3. D-J 管位置正常。

> **释义**
>
> ■ 主治医师应在出院前，通过复查的各项检查并结合患者恢复情况决定是否能出院。如果出现各种特殊情况等需要继续留院治疗，超出了路径所规定的时间，应先处理并符合出院条件后再准许患者出院。

（十一）变异及原因分析

1. 术中、术后出现并发症，需要进一步诊治，导致住院时间延长、费用增加。
2. 术后出现结石残留，需要进一步诊治，导致住院时间延长、费用增加。
3. 术后原伴随疾病控制不佳，需请相关科室会诊，进一步诊治。
4. 住院后出现其他内、外科疾病需进一步明确诊断，可进入其他路径。

> **释义**
>
> ■ 变异是指入选临床路径的患者未能按路径流程完成医疗行为或未达到预期的医疗质量控制目标。肾结石经皮肾镜碎石术主要的并发症是出血、肾周脏器损伤以及感染等。如果术中术后出血经积极处理，可按路径规定时间出院或略延长，费用轻度增加，属轻微变异。如果术中出血较多，则需停止操作，并放置肾造瘘管，择期行二期手术；或持续的、大量的出血需行血管造影、进行超选择性栓塞；以及出血凶险难以控制，改开放手术，以便探查止血，必要时切除患肾等均属重大变异。
> 　肾周脏器损伤多为胸膜、肝脾或结肠穿刺伤，如经积极处理，能按路径规定出院，仅费用轻度增加，属轻微变异；如需再次手术、重症监护治疗，显著增加住院时间和费用，则属重大变异。
> ■ 结石残留，经排石治疗可排出者属轻微变异，如需体外碎石或再次 PCNL 者属重大变异。
> ■ 医师认可的变异原因主要指患者入选路径后，医师在检查及治疗过程中发现患者合并存在一些事前未预知的对本路径治疗可能产生影响的情况，需要中止执行路径或者是延长治疗时间、增加治疗费用。如高血压、糖尿病、心肺疾患以及其他内、外科疾病需会诊，但未影响手术或术后仅延长 1~2 天出院属轻微变异。如伴发疾病影响手术，或术后需相关专科进一步诊治者，属重大变异。
> ■ 因患者方面的主观原因导致执行路径出现变异。
> ■ 变异情况医师需在表单中明确说明。重大变异需退出本路径。

（十二）参考费用标准

8000~12000 元。

四、肾结石临床路径给药方案

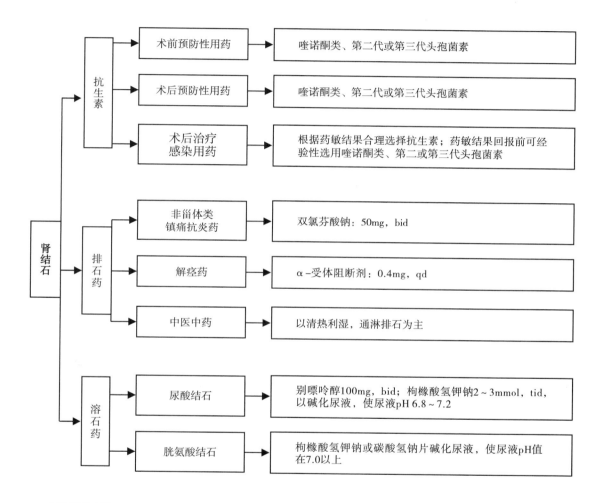

【用药选择】

1. 经皮肾镜碎石术手术属于 Ⅱ 类切口，因此可预防性和术后应用抗菌药物。术前预防性使用抗生素应在术前 24 小时静脉滴注给药，必要时可延长至术前 48 小时。可选择喹诺酮类、第二代或第三代头孢菌素类抗生素。

2. 术后预防性使用抗生素仅限于术后 3 天内。可选择喹诺酮类、第二代或第三代头孢菌素类抗生素。对于重症感染病例，还应添加碳青霉烯类药物、半合成类青霉素药物。

3. 术后出现感染征象需使用抗生素时，在经验性用药的同时应尽快完成药敏实验，依据药敏实验结果选择合理抗生素使用。经验性用药可选择喹诺酮类、第二代或第三代头孢菌素类抗生素。对于重症感染病例，还有添加碳青霉烯类药物、半合成类青霉素药物。

4. 术后若有少量无意义残石碎片，可酌情考虑合并使用排石、溶石药综合治疗。

【药学提示】

1. 头孢菌素类抗生素使用期间严禁饮酒，以免发生双硫仑样反应。

2. 头孢菌素类抗生素多数经肾脏排泄，中度以上肾功能不全患者应根据肾功能适当调整剂量；中度以上肝功能减退时，头孢哌酮、头孢曲松可能需要调整剂量。

【注意事项】

头孢菌素类及青霉素类抗生素在使用前必须皮试，皮试阴性者方可使用。

五、推荐表单

（一）医师表单

肾结石临床路径医师表单

适用对象：第一诊断为肾结石（ICD-10：N20.0/N13.201）

行经皮肾镜碎石术（PCNL）（ICD-9-CM-3：55.0402）

患者姓名：_____ 性别：_____ 年龄：_____ 门诊号：_____ 住院号：_____

住院日期：____年___月___日 出院日期：____年___月___日 标准住院日：≤10天

时间	住院第1~2天	住院第3天（手术日）	住院第4天（术后第1天）
主要诊疗工作	□ 询问病史，体格检查 □ 完成病历及上级医师查房 □ 完成医嘱 □ 向患者及家属交代围术期注意事项 □ 签署手术知情同意书	□ 术前预防用抗菌药物 □ 手术 □ 术后标本送结石分析 □ 术后向患者及家属交代病情及注意事项 □ 完成术后病程记录及手术记录	□ 观察病情 □ 嘱患者下地活动，摄腹部X线平片 □ 上级医师查房 □ 完成病程记录 □ 嘱患者多饮水
重点医嘱	**长期医嘱：** □ 泌尿外科疾病护理常规 □ 三级护理 □ 饮食◎普食◎糖尿病饮食◎其他 □ 基础用药（糖尿病、心脑血管疾病等） **临时医嘱：** □ 血常规、尿常规 □ 肝肾功能、电解质、血型 □ 感染筛查、凝血功能 □ X线胸片，心电图 □ 手术医嘱 □ 手术用抗菌药物 □ 备术中使用导尿管、D-J管	**长期医嘱：** □ PCNL术后护理常规 □ 一级护理 □ 排气后恢复术前饮食 □ 6小时后恢复基础用药 □ 肾造瘘管接无菌袋 □ 导尿管接无菌袋 **临时医嘱：** □ 输液 □ 静脉使用抗菌药物 □ 酌情使用止血药 □ 必要时使用抑酸剂	**长期医嘱：** □ 二级护理 □ 夹闭肾造瘘管 **临时医嘱：** □ 输液 □ 静脉使用抗菌药物 □ 酌情使用止血药 □ 必要时使用抑酸剂
病情变异记录	□ 无 □ 有，原因： 1. 2.	□ 无 □ 有，原因： 1. 2.	□ 无 □ 有，原因： 1. 2.
医师签名			

时间	时间住院第 5~6 天 （术后第 2~3 天）	住院第 7~8 天 （术后第 4~5 天）	住院第 9~10 天 （出院日）
主要诊疗工作	□ 观察病情 □ 上级医师查房 □ 观察肾造瘘部位是否漏尿 □ 完成病程记录 □ 嘱患者多饮水	□ 观察病情 □ 上级医师查房 □ 完成病程记录 □ 嘱患者多饮水	□ 观察病情 □ 上级医师查房 □ 出院（不需二次手术） □ 向患者及家属交代出院后注意事项 □ 完成出院病程记录 □ 嘱患者 1 个月左右拔 D-J 管（如果留置） □ 待结石分析结果后告知患者，指导饮食
重点医嘱	长期医嘱： □ 二级护理 □ 酌情拔肾造瘘管 临时医嘱： □ 输液 □ 静脉使用抗菌药物	长期医嘱： □ 口服抗菌药物 □ 酌情拔肾造瘘管 □ 酌情拔导尿管	出院医嘱： □ 口服抗菌药物 □ 今日出院 □ 出院带药：抗菌药物、基础药 □ 酌情应用预防结石及排石药物
病情变异记录	□ 无　□ 有，原因： 1. 2.	□ 无　□ 有，原因： 1. 2.	□ 无　□ 有，原因： 1. 2.
医师签名			

（二）护士表单

肾结石临床路径护士表单

适用对象：第一诊断为肾结石（ICD-10：N20.0/N13.201）

　　　　　行经皮肾镜碎石术（PCNL）（ICD-9-CM-3：55.0402）

患者姓名：_____　性别：_____　年龄：_____　门诊号：_____　住院号：_____

住院日期：____年__月__日　出院日期：____年__月__日　标准住院日：≤10天

时间	时间住院第1天	住院第2天	住院第3天（手术当天）
健康宣教	□ 入院宣教 　介绍主管医师、护士 　介绍环境、设施 　介绍住院注意事项	□ 术前宣教 　宣教疾病知识、术前准备及手术过程 　告知准备物品、洗澡 　告知术后饮食、活动及探视注意事项 　告知术后可能出现的情况及应对方式 　主管护士与患者沟通，了解并指导心理应对 　告知家属等候区位置 　俯卧位要求训练	□ 术后当日宣教 　告知监护设备、管路功能及注意事项 　告知饮食、体位要求 　告知疼痛注意事项 　告知术后可能出现情况的应对方式 　给予患者及家属心理支持 　再次明确探视陪伴须知
护理处置	□ 核对患者，佩戴腕带 □ 建立入院护理病历 □ 卫生处置：剪指（趾）甲、沐浴、更换病号服	□ 协助医师完成术前检查化验 □ 术前准备 　配血 　抗生素皮试 　备皮手术区域 　禁食禁水	□ 药物灌肠1次 □ 送手术 　摘除患者各种活动物品 　核对患者资料及带药 　填写手术交接单，签字确认 □ 接手术 　核对患者及资料，签字确认
基础护理	□ 三级护理 　晨晚间护理 　患者安全管理	□ 三级护理 　晨晚间护理 　患者安全管理	□ 特级护理 　卧位护理：协助翻身、床上移动、预防压疮 　排泄护理 　患者安全管理
专科护理	□ 护理查体 □ 需要时，填写跌倒及压疮防范表 □ 需要时，请家属陪伴 □ 心理护理	□ 监测导尿管及引流管量及性质 □ 遵医嘱完成相关检查 □ 心理护理	□ 病情观察，写特护记录 　q2h评估生命体征、意识、体征、肢体活动、皮肤情况、伤口敷料、尿量及引流液性质及量、出入量 □ 遵医嘱予抗感染、止血治疗 □ 心理护理
病情变异记录	□ 无　□ 有，原因： 1. 2.	□ 无　□ 有，原因： 1. 2.	□ 无　□ 有，原因： 1. 2.
护士签名			

时间	时间住院第 4 天 （术后第 1 天）	住院第 5~10 天 （术后第 2~6 天）
健康宣教	□ 术后宣教 　药物作用及频率 　饮食、活动指导 　复查患者对术前宣教内容的掌握程度 　疾病恢复期注意事项 　下床活动注意事项	□ 出院宣教 　复查时间 　服药方法 　活动休息 　拔导尿管后注意事项 　指导饮食 　指导办理出院手续
护理处置	□ 遵医嘱完成相关检查	□ 办理出院手续 □ 书写出院小结
基础护理	□ 特级护理~一级护理 　（根据患者病情和生活自理能力确定护理级别） 　晨晚间护理 　协助进食、进水 　协助翻身、床上移动、预防压疮 　排泄护理 　床上温水擦浴 　协助更衣 　患者安全管理	□ 二级护理 　晨晚间护理 　协助或指进食、进水 　协助或指导床旁活动 　患者安全管理
专科护理	□ 病情观察，写特护记录 　q2h 评估生命体征、肢体活动、皮肤情况、伤口敷料、尿量及引流液量及性质 □ 遵医嘱予抗感染及镇痛治疗 □ 需要时，联系主管医师给予相关治疗及用药 □ 心理护理	□ 病情观察 　评估生命体征及尿液及引流液的量及性质 □ 心理护理
病情变异记录	□ 无　□ 有，原因： 1. 2.	□ 无　□ 有，原因： 1. 2.
护士签名		

（三）患者表单

肾结石临床路径患者表单

适用对象：第一诊断为肾结石（ICD-10：N20. 0／N13. 201）

行经皮肾镜碎石术（PCNL）（ICD-9-CM-3：55. 0402）

患者姓名：＿＿＿＿＿ 性别：＿＿＿＿＿ 年龄：＿＿＿＿＿ 门诊号：＿＿＿＿＿ 住院号：＿＿＿＿＿

住院日期：＿＿＿年＿＿月＿＿日 出院日期：＿＿＿年＿＿月＿＿日 标准住院日≤10 天

时间	入院	手术前	手术当天
医患配合	□ 配合询问病史、收集资料，请务必详细告知既往史、用药史、过敏史 □ 如服用抗凝剂，请明确告知 □ 配合进行体格检查 □ 有任何不适请告知医师	□ 配合完善术前相关检查、化验，如采血、留尿、心电图、X 线胸片、B 超、CT、腹平片 □ 医师与患者及家属介绍病情及手术谈话、术前签字 □ 麻醉师对患者进行术前访视 □ 配合俯卧位要求训练	□ 配合评估手术效果 □ 配合卧位要求 □ 需要时，配合抽血查肾功 □ 有任何不适请告知医师
护患配合	□ 配合测量体温、脉搏、呼吸、血压、体重 1 次 □ 配合完成入院护理评估（简单询问病史、过敏史、用药史） □ 接受入院宣教（环境介绍、病室规定、订餐制度、贵重物品保管等） □ 有任何不适请告知护士	□ 配合测量体温、脉搏、呼吸、询问排便 1 次 □ 接受术前宣教 □ 接受配血，以备术中需要时用 □ 接受剃除手术区域毛发 □ 自行沐浴 □ 准备好必要用物，吸水管、纸巾等 □ 取下义齿、饰品等，贵重物品交家属保管	□ 清晨测量体温、脉搏、呼吸、血压 1 次 □ 接受药物灌肠 1 次 □ 送手术室前，协助完成核对，带齐影像资料，脱去衣物，上手术车 □ 返回病房后，协助完成核对，配合上病床 □ 配合检查意识、肢体活动，询问出入量 □ 配合术后吸氧、监护仪监测、输液、排尿用导尿管、肾区有引流管 □ 遵医嘱采取正确体位 □ 配合缓解疼痛 □ 有任何不适请告知护士
饮食	□ 正常普食	□ 术前 12 小时禁食、禁水	□ 麻醉清醒前禁食、禁水 □ 麻醉清醒后未排气前禁食、禁水 □ 次日晨进食少量水或流食
排泄	□ 正常排尿便	□ 正常排尿便	□ 保留尿管
活动	□ 正常活动	□ 正常活动	□ 根据医嘱平卧位 □ 卧床休息，保护管路 □ 双下肢活动

时间	手术后	出院	
医患配合	□ 配合卧位要求 □ 需要时，配合伤口换药 □ 配合拔除引流管、导尿管 □ 配合伤口拆线	□ 接受出院前指导 □ 知道复查程序 □ 获取出院诊断书	
护患配合	□ 配合定时测量生命体征、每日询问大便 □ 配合卧床 3~5 天 □ 接受输液、服药等治疗 □ □ 接受进食、进水、排便等生活护理 □ 配合活动，预防皮肤压力伤 □ 注意活动安全，避免坠床或跌倒 □ 配合执行探视及陪伴	□ 接受出院宣教 □ 办理出院手续 □ 获取出院带药 □ 知道服药方法、作用、注意事项 □ 知道照顾伤口方法 □ 知道复印病历方法	
饮食	□ 根据医嘱，由流食逐渐过渡到普食	□ 根据医嘱，正常普食	
排泄	□ 保留导尿管-正常排便 □ 避免便秘	□ 正常排尿便 □ 避免便秘	
活动	□ 根据医嘱，半坐位，床边或下床活动 □ 注意保护管路，勿牵拉、脱出等	□ 正常适度活动，避免疲劳	

附：原表单（2011 年版）

肾结石行经皮肾镜碎石术临床路径表单

适用对象：**第一诊断为**肾结石（ICD-10：N20.0，N13.201）

行经皮肾镜碎石术（PCNL）（ICD-9-CM-3：55.0402）

患者姓名：_____ 性别：_____ 年龄：_____ 门诊号：_____ 住院号：_____

住院日期：____年___月___日 出院日期：____年___月___日 标准住院日≤10 天

时间	住院第 1~2 天	住院第 3 天 （手术日）	住院第 4 天 （术后第 1 天）
主要诊疗工作	□ 询问病史，体格检查 □ 完成病历及上级医师查房 □ 完成医嘱 □ 向患者及家属交待围术期注意事项 □ 签署手术知情同意书	□ 术前预防用抗菌药物 □ 手术 □ 术后标本送结石分析 □ 术后向患者及家属交代病情及注意事项 □ 完成术后病程记录及手术记录	□ 观察病情 □ 嘱患者下地活动，拍腹部平片 □ 上级医师查房 □ 完成病程记录 □ 嘱患者多饮水
重点医嘱	**长期医嘱：** □ 泌尿外科疾病护理常规 □ 三级护理 □ 饮食 ◎普食 ◎糖尿病饮食 ◎其他 □ 基础用药（糖尿病、心脑血管疾病等） **临时医嘱：** □ 血常规、尿常规 □ 肝肾功能、电解质、血型 □ 感染筛查、凝血功能 □ 胸部 X 线平片、心电图 □ 手术医嘱 □ 手术用抗菌药物 □ 备术中使用尿管、D-J 管	**长期医嘱：** □ PCNL 术后护理常规 □ 一级护理 □ 6 小时后恢复术前饮食 □ 6 小时后恢复基础用药 □ 肾造瘘管接无菌袋 □ 尿管接无菌袋 **临时医嘱：** □ 输液 □ 静脉使用抗菌药物 □ 酌情使用止血药 □ 必要时使用抑酸剂	**长期医嘱：** □ 二级护理 □ 夹闭肾造瘘管 **临时医嘱：** □ 输液 □ 静脉使用抗菌药物 □ 酌情使用止血药 □ 必要时使用抑酸剂
主要护理工作	□ 入院介绍 □ 相关检查指导 □ 术前常规准备及注意实现 □ 手术体位练习指导	□ 麻醉后注意事项及病情观察 □ 术后引流管护理方法 □ 术后饮食饮水指导 □ 术后生活指导	□ 病情观察 □ 术后饮食饮水指导 □ 术后活动指导 □ 指导引流管护理方法
病情变异记录	□ 无 □ 有，原因： 1. 2.	□ 无 □ 有，原因： 1. 2.	□ 无 □ 有，原因： 1. 2.
护士签名			
医师签名			

时间	住院第 5~6 天 （术后第 2~3 天）	住院第 7~8 天 （术后第 4~5 天）	住院第 9~10 天 （出院日）
主要诊疗工作	□ 观察病情 □ 上级医师查房 □ 观察肾造瘘部位是否漏尿 □ 完成病程记录 □ 嘱患者多饮水 □ 根据患者病情，考虑停用抗菌药物；有感染征象患者，根据药敏试验结果调整药物	□ 观察病情 □ 上级医师查房 □ 完成病程记录 □ 嘱患者多饮水	□ 观察病情 □ 上级医师查房 □ 出院（不需二次手术） □ 向患者及家属交代出院后注意事项 □ 完成出院病程记录 □ 嘱患者 1 个月左右拔 D-J 管（如果留置） □ 待结石分析结果后告知患者，指导饮食
重要医嘱	长期医嘱： □ 二级护理 □ 酌情拔肾造瘘管 临时医嘱： □ 输液	长期医嘱： □ 酌情拔肾造瘘管 □ 酌情拔尿管	出院医嘱： □ 今日出院 □ 出院带药：基础药 □ 酌情应用预防结石及排石药物
主要护理工作	□ 病情观察 □ 术后饮食饮水指导 □ 术后活动指导 □ 指导引流管护理方法	□ 病情观察 □ 术后饮食饮水指导 □ 术后活动指导	□ 观察病情变化 □ 指导引流管护理方法 □ 指导办理出院手续 □ 用药指导 □ 遵医嘱定期复查
病情变异记录	□ 无 □ 有，原因： 1. 2.	□ 无 □ 有，原因： 1. 2.	□ 无 □ 有，原因： 1. 2.
护士签名			
医师签名			

第二十一章　肾癌临床路径释义

一、肾癌编码

疾病名称及编码：肾癌 ICD-10：C64

手术操作及编码：行开放肾癌根治术 ICD-9-CM-3：55.5101

二、临床路径检索方法

C64 伴 55.5101。

三、肾癌临床路径标准住院流程

（一）适用对象

第一诊断为肾癌（ICD-10：C64）

行开放肾癌根治术（ICD-9-CM-3：55.5101）。

> **释义**
>
> ■ 本路径适用对象为临床诊断为肾癌。
>
> ■ 肾癌的手术治疗方法有多种，包括肾部分切除术，肾癌根治手术及消融治疗等。上述治疗方法可以通过开放手术、腹腔镜手术或经皮穿刺等方式完成。本路径针对的是开放肾癌根治术，其他治疗方式见另外的路径指南。

（二）诊断依据

根据《临床诊疗指南——泌尿外科分册》（中华医学会编著，人民卫生出版社）、《中国泌尿外科疾病诊断治疗指南（2009 版）》（人民卫生出版社）。

1. 病史。

2. 体格检查。

3. 实验室检查及影像学检查，包括尿常规尤其是尿有形成分分析等。

> **释义**
>
> ■ 目前使用的《中国泌尿外科疾病诊断治疗指南》为 2014 版。
>
> ■ 既往经典血尿、腰痛、腹部肿块"肾癌三联征"临床出现率不到 15%，这些患者诊断时往往已为晚期。无症状肾癌的发现率逐年升高，病史一般无特殊，体检或其他疾病影像学检查偶然发现肾肿瘤的患者越来越多，一般无明显症状体征。

- 肾癌的诊断主要依靠影像学检查，体格检查一般无特殊情况。
- 实验室检查作为对患者术前一般状况、肝肾功能以及预后判定的评价指标。
- 影像学检查是肾癌诊断的主要依据，包括腹部 B 超、胸部 X 线片或肺 CT、腹部 CT 平扫和增强扫描。其中腹部 CT 平扫和增强扫描及胸部 X 线片或肺 CT 是术前临床分期的主要依据。
- CT 检查对诊断有决定意义。CT 检查可以准确测定肾癌的大小、测定肿瘤的 CT 值，并了解肿瘤强化情况。
- 对于有条件的治疗机构，基于 CT 影像的 3D 血管重建可以了解肾脏动静脉的分布及走行，有利于手术操作。
- 基于 MRI 的相关检查有时有助于肿瘤性质的判断。

（三）选择治疗方案的依据

根据《临床诊疗指南——泌尿外科分册》（中华医学会编著，人民卫生出版社）、《中国泌尿外科疾病诊断治疗指南（2009 版）》（人民卫生出版社）。

1. 适合行开放肾癌根治术。
2. 能够耐受手术。

释义

- 目前使用的《中国泌尿外科疾病诊断治疗指南》为 2014 版。
- 外科手术是局限性肾癌首选治疗方法。局限性肾癌是指 TNM 分期中的 T1 -T2N0M0 期肾癌，临床分期为 Ⅰ、Ⅱ 期。本路径所指开放肾癌根治术适用于 T1 -T2N0M0 期的肾癌。
- 局部进展性肾癌是指伴有区域淋巴结转移、肾静脉瘤栓、下腔静脉瘤栓、肾上腺转移，或肿瘤侵及肾周脂肪组织及肾窦脂肪组织（但未超过肾周筋膜），无远处转移的肾癌，临床分期为 Ⅲ 期。局部进展期肾癌首选治疗方法为根治性肾切除术；但合并血管瘤栓的 Ⅲ 期患者不适本路径。
- 由于患者年龄、实验室检查异常或存在禁忌证如心、肺功能不全等的不适合本路径。

（四）临床路径标准住院日为 ≤12 天

释义

- 患者入院后，常规实验室及完善影像学检查等准备 1~3 天，术后恢复 7~9 天，总住院时间小于 12 天的均符合本路径要求。

（五）进入路径标准

1. 第一诊断必须符合 ICD-10：C64 肾癌疾病编码。

2. 当患者合并其他疾病，但住院期间不需要特殊处理也不影响第一诊断的临床路径流程实施时，可以进入路径。

释义

■ 本路径适用对象为临床诊断为肾癌，分期为 T1 -T2N0M0 期。

■ 患者如果合并高血压、糖尿病、冠心病等其他慢性疾病，需要术前对症治疗时，如果不影响麻醉和手术，不影响术前准备的时间，可进入本路径。上述慢性疾病如果需要经治疗稳定后才能手术，术前准备过程先进入其他相应内科疾病的诊疗路径。

（六）术前准备≤3 天

1. 术前必须检查的项目

（1）血常规、尿常规。

（2）电解质、肝功能、肾功能、凝血功能。

（3）感染性疾病筛查（乙肝、丙肝、艾滋病、梅毒等）。

（4）泌尿系统超声。

（4）胸部 X 线检查、心电图。

（5）相关影像学检查：肾 CT 平扫+增强。

2. 根据患者病情，可考虑选择的检查项目：肾 MRI、肿瘤标志物测定、超声心动图、心功能测定、肺功能、血气分析、放射性核素肾功能检查、放射性核素骨扫描等。

释义

■ 必查项目是确保手术治疗安全、有效开展的基础，术前必需完成。术前还应检查血沉、血糖、心肺功能（例如，心脏彩超、肺功能、血气分析），以及腹部 B 超（肝、胆、脾、胰），对患者术前基础情况进行评估。

■ 肺部 CT 较 X 线胸片能够早期发现转移灶，肾 ECT 用于了解分肾功能，可根据情况进行选择。术前还可进行静脉肾盂造影、肾脏动静脉增强 CT 造影等检查，其中静脉肾盂造影检查协助进一步排除肾盂癌可能，肾脏动静脉增强 CT 造影可进一步明确肾动、静脉情况，协助术中肾脏血管的处理；根据病情还可选择血管超声和核素骨显像检查，以排除肾静脉或下腔静脉瘤栓以及骨转移病灶可能。

■ 为缩短患者住院等待时间，检查项目可以在患者入院前于门诊完成。

（七）抗菌药物选择与使用时间

1. 抗菌药物：按照《抗菌药物临床应用指导原则》（卫医发〔2004〕285 号）执行，并结合患者的病情决定抗菌药物的选择与使用时间。建议使用第一、第二代头孢菌素，环丙沙星；明确感染患者，可根据药物敏感试验结果调整抗菌药物。

（1）推荐使用头孢唑林钠肌内或静脉注射。①成人：0.5~1 克/次，一日 2~3 次。②对本药或其他头孢菌素类药过敏者，对青霉素类药有过敏性休克史者禁用；肝肾功能不全者、有胃肠道疾病史者慎用。③使用本药前需进行皮肤过敏试验。

（2）推荐头孢呋辛钠肌内或静脉注射。①成人：0.75～1.5 克/次，一日 3 次。②肾功能不全患者按照肌酐清除率制订给药方案：肌酐清除率>20ml/min 者，每日 3 次，每次 0.75～1.5g；肌酐清除率 10～20ml/min 患者，每次 0.75g，一日 2 次；肌酐清除率<10ml/min 患者，每次 0.75g，一日 1 次。③对本药或其他头孢菌素类药过敏者，对青霉素类药有过敏性休克史者禁用；肝肾功能不全者、有胃肠道疾病史者慎用。④使用本药前需进行皮肤过敏试验。

（3）可使用环丙沙星静脉滴注：0.2 克/次，一日 2 次。

2. 预防性用抗菌药物，时间为术前 0.5 小时，手术超过 3 小时加用 1 次抗菌药物；总预防性用药时间一般不超过 24 小时，个别情况可延长至 48 小时。

> **释义**
>
> ■ 开放肾癌根治手术切口属于 Ⅱ 类，术中、术后可根据《抗菌药物临床应用指导原则》选择抗生素预防感染，一般选择二代头孢。如手术时间超过 3 小时，术中可追加用药 1 次。如术后体温升高，切口感染，可继续用药。

（八）手术日为入院≤3 天

1. 麻醉方式：全麻和（或）硬膜外麻醉。
2. 手术方式：开放肾癌根治术。
3. 术中用药：麻醉用药等。
4. 输血：根据术前血红蛋白状况及术中出血情况而定。输血前需行血型鉴定、抗体筛选和交叉合血。

> **释义**
>
> ■ 本路径规定的开放肾癌根治术包括经腹腔及经后腹腔路径。
> ■ 术中应用抗生素参考《抗菌药物临床应用指导原则》执行。
> ■ 手术是否输血依照术中出血量而定，可根据医院条件采用自体血回输系统。

（九）术后住院恢复≤9 天

1. 必须复查的检查项目：血常规、尿常规、肾功能测定。
2. 根据患者病情变化可选择相应的检查项目。

释义

■ 术后可根据患者病情变化增加检查项目以及频次。根据引流液性状，术后通过血清淀粉酶、引流液淀粉酶及引流液肌酐水平测定，排除相关并发症可能。

（十）出院标准

1. 一般情况良好。
2. 切口无感染。

释义

■ 主管医师应在出院前，通过复查的各项检查并结合患者恢复情况决定是否能出院。如果出现术后感染、出血、肾功能不全等需要继续留院治疗的情况，超出了路径所规定的时间，应先处理并发症并符合出院条件后再准许患者出院。

（十一）变异及原因分析

1. 术中、术后出现并发症，需要进一步诊治，导致住院时间延长、费用增加。
2. 术后原伴随疾病控制不佳，需请相关科室会诊和治疗，导致住院时间延长、费用增加。
3. 住院后出现其他内、外科疾病需进一步明确诊断，可进入其他路径。
4. 肾癌合并瘤栓的诊治不进入本路径。

释义

■ 开放肾癌根治手术可能发生出血、感染、肾周脏器损伤（肝、脾、胰腺、胃肠道）、胸膜损伤、肺栓塞、肾衰竭、肝衰竭等并发症，部分并发症会导致住院时间延长、费用增加出现变异。需在表单中说明。

■ 合并瘤栓的Ⅲ期病例不进入本路径。TNM分期、瘤栓长度、瘤栓是否浸润腔静脉壁与预后有直接关系，因此对临床分期为T3bN0M0的患者可行肾或（和）腔静脉瘤栓取出术，肾静脉或腔静脉瘤栓取出术死亡率约为9%；不推荐对CT或MRI扫描检查提示有腔静脉壁受侵或伴淋巴结转移或远处转移的患者行肾或（和）腔静脉瘤栓取出术。

■ 患者伴随有其他疾病，如心脑血管疾病，不能立即进行手术治疗的可能需请相关科室会诊调整后进行手术，延长住院时间并增加费用。若手术前后出现其他内、外科情况需要进一步明确诊断及治疗，可进入其他路径。

■ 因患者方面的主观原因导致执行路径出现变异，也需要在表单中予以说明。

（十二）参考费用标准

6000~10000 元。

四、肾癌临床路径给药方案

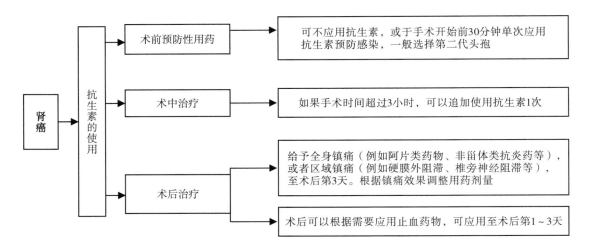

【用药选择】

1. 开放肾癌根治手术切口属于Ⅱ类，术前预防性使用抗生素应在术前24小时静脉滴注给药，必要时可延长至术前48小时。可选择第一代或第二代头孢菌素或青霉素类抗生素。

2. 术后预防性使用抗生素仅限于术后3天内。可选择第一代或第二代头孢菌素或青霉素类抗生素。

3. 术后出现感染征象需使用抗生素时，在经验性用药的同时应尽快完成药敏实验，依据药敏实验结果选择合理抗生素使用。经验性用药可选择第二代或第三代头孢菌素类抗生素。

【药学提示】

1. 头孢菌素类抗生素使用期间严禁饮酒，以免发生双硫仑样反应。

2. 头孢菌素类抗生素多数经肾脏排泄，中度以上肾功能不全患者应根据肾功能适当调整剂量；中度以上肝功能减退时，头孢哌酮、头孢曲松可能需要调整剂量。

3. 镇痛药物：术后可给予全身镇痛（例如阿片类药物、非甾体类抗炎药等），或者区域镇痛（例如硬膜外阻滞、椎旁神经阻滞等），至术后第3天。根据镇痛效果调整用药剂量。全身镇痛可能出现中枢神经系统抑制、恶心呕吐、呼吸抑制等不良反应；硬膜外阻滞可能出现低血压、全脊髓麻醉、脊髓损伤、麻醉药中毒等不良反应。

4. 止血药物：术中术后可以根据需要应用止血药物，可应用至术后第1~3天。

【注意事项】

头孢菌素类及青霉素类抗生素在使用前必须皮试，皮试阴性者方可使用。

五、推荐表单

（一）医师表单

肾癌临床路径医师表单

适用对象：第一诊断为第一诊断为肾癌（ICD-10：C64，D09.101）

行开放肾癌根治术（ICD-9-CM-3：55.5101）

患者姓名：_____ 性别：_____ 年龄：_____ 门诊号：_____ 住院号：_____

住院日期：____年___月___日 出院日期：____年___月___日 标准住院日：≤12天

时间	住院第1~2天	住院第3天（手术日）	住院第4天（术后第1天）
主要诊疗工作	□ 询问病史，体格检查 □ 完成病历及上级医师查房 □ 完成医嘱 □ 向患者及家属交代围术期注意事项 □ 签署手术知情同意书、输血同意书	□ 术前预防使用抗菌药物 □ 实施手术 □ 术后标本送病理 □ 术后向患者及家属交代病情及注意事项 □ 完成术后病程记录及手术记录	□ 观察病情 □ 上级医师查房 □ 完成病程记录 □ 嘱患者可以下地活动，以预防下肢静脉血栓
重点医嘱	**长期医嘱：** □ 泌尿外科疾病护理常规 □ 三级护理 □ 饮食◎普食◎糖尿病饮食◎其他 □ 基础用药（糖尿病、心脑血管疾病等） **临时医嘱：** □ 血、尿、便常规，肝肾功能、血糖、电解质、血型 □ 感染筛查、凝血功能 □ X线胸片、肺CT、心电图、心脏彩超、血气、肺功能、肾ECT、腹部超声（肝胆脾胰） □ 手术医嘱 □ 常规备血400ml □ 准备术中预防用抗菌药物 □ 必要时留置胃管	**长期医嘱：** □ 开放肾癌根治术后护理常规 □ 特级护理 □ 禁食 □ 6小时后恢复部分基础用药（心脑血管药） □ 切口引流管接无菌袋 □ 留置尿管并接无菌袋 **临时医嘱：** □ 输液 □ 抗菌药物 □ 必要时用抑酸剂 □ 酌情复查化验项目	**长期医嘱：** □ 一级护理 □ 可拔切口引流管 □ 止痛药物应用 **临时医嘱：** □ 输液 □ 酌情使用抗菌药物 □ 更换敷料 □ 必要时用抑酸剂 □ 酌情复查化验项目
病情变异记录	□ 无 □ 有，原因： 1. 2.	□ 无 □ 有，原因： 1. 2.	□ 无 □ 有，原因： 1. 2.
医师签名			

时间	住院第5天 （术后第2天）	住院第6天 （术后第3天）	住院第7天 （术后第4天）
主要诊疗工作	□ 观察病情 □ 观察引流量 □ 完成病程记录	□ 观察病情 □ 观察切口情况 □ 完成病程记录	□ 观察病情 □ 完成病程记录
重点医嘱	**长期医嘱：** □ 二级护理 □ 可拔切口引流管 **临时医嘱：** □ 输液 □ 酌情使用抗菌药物 □ 必要时用抑酸剂 □ 酌情复查化验项目	**长期医嘱：** □ 二级护理 □ 半流食 □ 拔导尿管 □ 切口换药 □ 恢复其他基础用药 **临时医嘱：** □ 输液 □ 酌情使用抗菌药物 □ 酌情复查化验项目	**长期医嘱：** □ 二级护理 □ 普食 □ 酌情使用抗菌药物 **临时医嘱：** □ 酌情复查化验项目
病情变异记录	□ 无　□ 有，原因： 1. 2.	□ 无　□ 有，原因： 1. 2.	□ 无　□ 有，原因： 1. 2.
医师签名			

时间	住院第 8~9 天 （术后第 5~6 天）	住院第 10~11 天 （术后第 7~8 天）	住院第 12 天 （出院日）
主要诊疗工作	□ 观察病情 □ 完成病程记录	□ 观察病情 □ 观察切口情况 □ 完成病程记录	□ 观察病情 □ 上级医师查房 □ 出院 □ 向患者及家属交代出院后注意事项 □ 完成出院病程记录 □ 病理结果告知患者 □ 根据病理结果决定是否辅助治疗 □ 定期复查
重点医嘱	长期医嘱： □ 二级护理 □ 普食 临时医嘱： □ 酌情复查化验项目	长期医嘱： □ 二级/三级护理 □ 普食 临时医嘱： □ 切口拆线	出院医嘱： □ 今日出院 □ 出院带药：基础药，酌情使用抗菌药物
病情变异记录	□ 无 □ 有，原因： 1. 2.	□ 无 □ 有，原因： 1. 2.	□ 无 □ 有，原因： 1. 2.
医师签名			

（二）护士表单

肾癌临床路径护士表单

适用对象：第一诊断为第一诊断为肾癌（ICD-10：C64，D09.101）

行开放肾癌根治术（ICD-9-CM-3：55.5101）

患者姓名：_____ 性别：_____ 年龄：_____ 门诊号：_____ 住院号：_____

住院日期：____年___月___日 出院日期：____年___月___日 标准住院日：≤12 天

时间	住院第 1 天	住院第 2 天	住院第 3 天（手术当天）
健康宣教	□ 入院宣教 介绍主管医师、护士 介绍环境、设施 介绍住院注意事项	□ 术前宣教 宣教疾病知识、术前准备及手术过程 告知准备物品、沐浴 告知术后饮食、活动及探视注意事项 告知术后可能出现的情况及应对方式 主管护士与患者沟通，了解并指导心理应对 告知家属等候区位置	□ 术后当日宣教 告知监护设备、管路功能及注意事项 告知饮食、体位要求 告知疼痛注意事项 告知术后可能出现情况的应对方式 给予患者及家属心理支持 再次明确探视陪伴须知
护理处置	□ 核对患者，佩戴腕带 □ 建立入院护理病历 □ 卫生处置：剪指（趾）甲、沐浴，更换病号服	□ 协助医师完成术前检查化验 □ 术前准备 配血 抗菌药物皮试 备皮手术区域 禁食禁水	□ 药物导泻行肠道准备 1 次 □ 送手术 摘除患者各种活动物品 核对患者资料及带药 填写手术交接单，签字确认 □ 接手术 核对患者及资料，签字确认
基础护理	□ 三级护理 晨晚间护理 患者安全管理	□ 三级护理 晨晚间护理 患者安全管理	□ 特级护理 卧位护理：协助翻身、床上移动、预防压疮 排泄护理 患者安全管理 风险评估
专科护理	□ 入院评估，护理查体 □ 需要时，填写跌倒及压疮防范表 □ 需要时，请家属陪伴 □ 心理护理	□ 尿量监测 □ 遵医嘱完成相关检查 □ 心理护理	□ 病情观察，写特护记录 根据病情变化监测生命体征、意识、体征、肢体活动、皮肤情况、伤口敷料、尿量及引流液性质及量、出入量 □ 遵医嘱予抗感染、镇痛治疗 □ 心理护理
病情变异记录	□ 无 □ 有，原因： 1. 2.	□ 无 □ 有，原因： 1. 2.	□ 无 □ 有，原因： 1. 2.
护士签名			

时间	住院第 4 天 （术后第 1 天）	住院第 5~12 天 （术后第 2~9 天）
健康宣教	□ 术后宣教 　药物作用及频率 　饮食、活动指导 　复查患者对术前宣教内容的掌握程度 　疾病恢复期注意事项 　拔尿管后注意事项 　下床活动注意事项	□ 出院宣教 　复查时间 　服药方法 　活动休息 　指导饮食 　指导办理出院手续
护理处置	□ 遵医嘱完成相关检查 □ 夹闭导尿管，锻炼膀胱功能	□ 办理出院手续 □ 书写出院小结
基础护理	□ 特级护理~一级护理 　（根据患者病情和生活自理能力确定护理级别） 　晨晚间护理 　排气前禁食、禁水 　协助翻身、床上移动、预防压疮 　排泄护理 　床上温水擦浴 　协助更衣 　患者安全管理	□ 二级护理 　晨晚间护理 　排气后协助或指导进食、进水 　协助或指导床旁活动 　患者安全管理
专科护理	□ 病情观察，写特护记录 　随时或每小时评估生命体征、肢体活动、皮肤情况、伤口敷料、尿量及引流液量性质 □ 遵医嘱予抗感染及止痛治疗 □ 需要时，联系主管医师给予相关治疗及用药 □ 心理护理	□ 病情观察 　评估生命体征及尿量情况 □ 心理护理 □ 记录引流液量及性质
病情变异记录	□ 无　□ 有，原因： 1. 2.	□ 无　□ 有，原因： 1. 2.
护士签名		

（三）患者表单

肾癌临床路径患者表单

适用对象：第一诊断为第一诊断为肾癌（ICD-10：C64，D09.101）
行开放肾癌根治术（ICD-9-CM-3：55.5101）

患者姓名：_____ 性别：_____ 年龄：_____ 门诊号：_____ 住院号：_____

住院日期：____年___月___日 出院日期：____年___月___日 标准住院日：≤12 天

时间	入院	手术前	手术当天
医患配合	□ 配合询问病史、收集资料，请务必详细告知既往史、用药史、过敏史 □ 如服用抗凝剂，请明确告知 □ 配合进行体格检查 □ 有任何不适请告知医师	□ 配合完善术前相关检查、化验，如采血、留尿、心电图、X 线胸片或肺 CT、B 超、CT、肾 ECT、心脏彩超、肺功能、腹部超声（肝胆脾胰） □ 医师与患者及家属介绍病情及手术谈话、术前签字 □ 麻醉师对患者进行术前访视	□ 如病情需要，配合术后转入监护病房 □ 配合评估手术效果 □ 配合监测对侧肾功能 □ 需要时，配合抽血查肾功 □ 有任何不适请告知医师
护患配合	□ 配合测量体温、脉搏、呼吸、血压、体重 1 次 □ 配合完成入院护理评估（简单询问病史、过敏史、用药史） □ 接受入院宣教（环境介绍、病室规定、订餐制度、贵重物品保管等） □ 有任何不适请告知护士	□ 配合测量体温、脉搏、呼吸、询问排便 1 次 □ 接受术前宣教 □ 接受配血，以备术中需要时用 □ 接受剃除手术区域毛发 □ 自行沐浴 □ 准备好必要用物，吸水管、纸巾等 □ 取下义齿、饰品等，贵重物品交家属保管	□ 清晨测量体温、脉搏、呼吸、血压 1 次 □ 接受药物导泻 1 次 □ 送手术室前，协助完成核对，带齐影像资料，脱去衣物，上手术车 □ 返回病房后，协助完成核对，配合上病床 □ 配合检查意识、肢体活动，询问出入量 □ 配合术后吸氧、监护仪监测、输液、排尿用导尿管、肾区有引流管 □ 遵医嘱采取正确体位 □ 配合缓解疼痛 □ 有任何不适请告知护士
饮食	□ 正常普食	□ 术前 12 小时禁食、禁水	□ 麻醉清醒前禁食、禁水 □ 麻醉清醒后未排气前禁食、禁水
排泄	□ 正常排尿便	□ 正常排尿便	□ 保留尿管
活动	□ 正常活动	□ 正常活动	□ 根据医嘱平卧位或半卧位 □ 卧床休息，保护管路 □ 双下肢活动

时间	手术后	出院
医患配合	□ 配合抽血检查对侧肾脏功能情况 □ 需要时，配合伤口换药 □ 配合拔除引流管、尿管 □ 配合伤口拆线	□ 接受出院前指导 □ 知道复查程序 □ 获取出院诊断书
护患配合	□ 配合定时测量生命体征、每日询问排便 □ 配合抽血检查肾功，询问出入量 □ 接受输液、服药等治疗 □ 配合夹闭导尿管，锻炼膀胱功能 □ 接受进食、进水、排便等生活护理 □ 配合活动，预防皮肤压力伤 □ 注意活动安全，避免坠床或跌倒 □ 配合执行探视及陪伴制度	□ 接受出院宣教 □ 办理出院手续 □ 获取出院带药 □ 知道服药方法、作用、注意事项 □ 知道照顾伤口方法 □ 知道复印病历方法
饮食	□ 根据医嘱，由流食逐渐过渡到普食	□ 根据医嘱，正常普食
排泄	□ 保留导尿管-正常排尿便 □ 避免便秘	□ 正常排尿便 □ 避免便秘
活动	□ 根据医嘱，半坐位，床边或下床活动 □ 注意保护管路，勿牵拉、脱出等	□ 正常适度活动，避免疲劳

附：原表单（2012年版）

肾癌临床路径表单

适用对象： **第一诊断为**第一诊断为肾癌（ICD-10：C64，D09.101）

行腹腔镜肾癌根治术（ICD-9-CM-3：55.5107）

患者姓名：_____ 性别：_____ 年龄：_____ 门诊号：_____ 住院号：_____

住院日期：____年___月___日 出院日期：____年___月___日 标准住院日：≤12天

时间	住院第1~2天	住院第3天（手术日）	住院第4天（术后第1天）
主要诊疗工作	□ 询问病史，体格检查 □ 完成病历及上级医师查房 □ 完成医嘱 □ 向患者及家属交代围术期注意事项 □ 签署手术知情同意书、输血同意书	□ 术前预防使用抗菌药物 □ 实施手术 □ 术后标本送病理 □ 术后向患者及家属交代病情及注意事项 □ 完成术后病程记录及手术记录	□ 观察病情 □ 上级医师查房 □ 完成病程记录 □ 嘱患者可以下地活动，以预防下肢静脉血栓
重点医嘱	**长期医嘱：** □ 泌尿外科疾病护理常规 □ 三级护理 □ 饮食◎普食◎糖尿病饮食◎其他 □ 基础用药（糖尿病、心脑血管疾病等） **临时医嘱：** □ 血、尿常规，肝肾功能、电解质、血型 □ 感染筛查、凝血功能 □ X线胸片，心电图 □ 手术医嘱 □ 常规备血400ml □ 准备术中预防用抗菌药物 □ 必要时留置胃管	**长期医嘱：** □ 腹腔镜肾癌根治术后护理常规 □ 一级护理 □ 禁食 □ 6小时后恢复部分基础用药（心脑血管药） □ 切口引流管接无菌袋 □ 留置尿管并接无菌袋 **临时医嘱：** □ 输液 □ 抗菌药物 □ 必要时用抑酸剂	**长期医嘱：** □ 二级护理 □ 可拔切口引流管 **临时医嘱：** □ 输液 □ 抗菌药物 □ 更换敷料 □ 必要时用抑酸剂
主要护理工作	□ 入院介绍 □ 相关检查指导 □ 术前常规准备及注意事项	□ 麻醉后护理指导及病情观察 □ 术后引流管护理指导 □ 术后生活指导 □ 术后活动指导	□ 术后病情观察 □ 麻醉后饮食原则 □ 术后生活指导 □ 术后活动指导
病情变异记录	□ 无 □ 有，原因： 1. 2.	□ 无 □ 有，原因： 1. 2.	□ 无 □ 有，原因： 1. 2.
护士签名			
医师签名			

时间	住院第 5 天 （术后第 2 天）	住院第 6 天 （术后第 3 天）	住院第 7 天 （术后第 4 天）
主要诊疗工作	□ 观察病情 □ 观察引流量 □ 完成病程记录	□ 观察病情 □ 观察切口情况 □ 完成病程记录	□ 观察病情 □ 完成病程记录
重点医嘱	**长期医嘱：** □ 二级护理 □ 可拔切口引流管 **临时医嘱：** □ 输液 □ 抗菌药物 □ 必要时用抑酸剂	**长期医嘱：** □ 二级护理 □ 半流食 □ 拔导尿管 □ 切口换药 □ 恢复其他基础用药 **临时医嘱：** □ 输液 □ 抗菌药物	**长期医嘱：** □ 二级护理 □ 普食 □ 酌情使用抗菌药物 **临时医嘱：** □ 酌情复查化验项目
主要护理工作	□ 术后病情观察 □ 术后饮食指导 □ 术后活动指导 □ 观察拔导尿管后排尿情况 □ 用药指导	□ 术后病情观察 □ 用药指导 □ 观察拔导尿管后排尿情况 □ 术后活动指导 □ 术后饮食指导	□ 术后病情观察 □ 用药指导 □ 术后活动指导 □ 术后饮食指导
病情变异记录	□ 无　□ 有，原因： 1. 2.	□ 无　□ 有，原因： 1. 2.	□ 无　□ 有，原因： 1. 2.
护士签名			
医师签名			

时间	住院第 8~9 天 （术后第 5~6 天）	住院第 10~11 天 （术后第 7~8 天）	住院第 12 天 （出院日）
主要诊疗工作	□ 观察病情 □ 完成病程记录	□ 观察病情 □ 观察切口情况 □ 完成病程记录	□ 观察病情 □ 上级医师查房 □ 出院 □ 向患者及家属交代出院后注意事项 □ 完成出院病程记录 □ 病理结果告知患者 □ 根据病理结果决定是否辅助治疗 □ 定期复查
重点医嘱	长期医嘱： □ 二级护理 □ 普食 临时医嘱： □ 酌情复查化验项目	长期医嘱： □ 二级/三级护理 □ 普食 临时医嘱： □ 切口拆线	出院医嘱： □ 今日出院 □ 出院带药：基础药，酌情使用抗菌药物
主要护理工作	□ 术后病情观察 □ 术后饮食指导 □ 术后活动指导 □ 用药指导	□ 术后病情观察 □ 用药指导 □ 术后活动指导 □ 术后饮食指导	□ 指导办理出院手续 □ 出院带药指导 □ 出院后活动饮食注意事项 □ 遵医嘱按时回院拆线 □ 遵医嘱按时复查
病情变异记录	□ 无　□ 有，原因： 1. 2.	□ 无　□ 有，原因： 1. 2.	□ 无　□ 有，原因： 1. 2.
护士签名			
医师签名			

第二十二章　良性前列腺增生临床路径释义

一、良性前列腺增生编码

疾病名称及编码：良性前列腺增生 ICD-10：N40

手术操作及编码：经尿道前列腺电切术（TURP）ICD-9-CM-3：60.2901

二、临床路径检索方法

N40 伴 60.2901

三、良性前列腺增生临床路径标准住院流程

（一）适用对象

第一诊断为良性前列腺增生（ICD-10：N40）

行经尿道前列腺电切术（TURP）（ICD-9-CM-3：60.2901）。

> **释义**
>
> ■ 良性前列腺增生（benign prostatic hyperplasia，BPH）是引起中老年男性排尿障碍原因中最常见的一种良性病。主要表现为组织学上前列腺间质和腺体成分的增生、解剖学上的前列腺增大、下尿路症状为主的临床症状以及尿动力学上的膀胱出口梗阻。
>
> ■ 本路径适用对象为术前临床诊断为良性前列腺增生患者，但术后病理诊断可能为前列腺癌或其他诊断。但是如果患者术前 PSA 升高，高度怀疑前列腺癌者不适合本路径，应行前列腺穿刺活检。
>
> ■ 良性前列腺增生治疗手段多种多样，本路径针对的是经尿道前列腺电切术（TURP）。如果患者不适合 TURP，而需采用其他治疗方式如药物治疗、开放前列腺摘除术、各种激光治疗以及经尿道微波治疗、前列腺支架等均不适合本路径。

（二）诊断依据

根据《中国泌尿外科疾病诊断治疗指南》（中华医学会泌尿外科学分会编著，人民卫生出版社，2007 年）。

1. 病史：IPSS、QOL 评分。

2. 体格检查。

3. 实验室检查及影像学检查。

释义

■ 良性前列腺增生患者病史上主要表现为下尿路症状。病史询问过程中需要了解下尿路症状的特点、持续时间及其伴随症状，有无手术史、外伤史，既往性传播疾病、糖尿病、神经系统疾病等。这些情况的了解有利于对前列腺增生症状的严重程度的初步评估，同时有利于前列腺增生与外伤、尿道炎症等所致尿道狭窄以及神经源性膀胱的鉴别。国际前列腺症状评分（I-PSS）是目前国际公认的判断良性前列腺增生患者症状严重程度的最佳手段，是患者下尿路症状严重程度的主观反映。I-PSS 评分总分 0～35 分，其中轻度症状为 0～7 分，中度症状为 8～19 分，重度症状为 20～35 分。生活质量评分（QOL）总分 0～6 分，是了解患者对其目前下尿路症状水平伴随其一生的主观感受，其主要关心的是 BPH 患者受下尿路症状困扰的程度及是否能够忍受，因此又叫困扰评分。以上两种评分尽管不能完全概括下尿路症状对 BPH 患者生活质量的影响，但是它们提供了医师与患者之间交流的平台，能够使医师很好地了解患者的疾病状态。

■ 体格检查包括外生殖器检查、直肠指诊及局部神经系统检查。外生殖器检查需除外尿道外口狭窄或畸形所致的排尿障碍。直肠指诊非常重要，可以了解前列腺的大小、形态、质地、有无结节及压痛、中央沟是否变浅或消失以及肛门括约肌张力情况。对是否存在前列腺癌有参考意义。但对前列腺体积的判断不够精确，目前经腹超声或经直肠超声检查可以更精确描述前列腺的形态和体积。

■ 实验室及影像学检查主要包括尿常规、血清 PSA、超声及尿流率检查。目的在于评估患者有无合并尿路感染、有无前列腺癌可能、了解前列腺的体积和形态等；最大尿流率可以"初步判断"梗阻的严重程度，说其"初步判断"是因为尿流率本身不能区分梗阻与逼尿肌收缩力减低，必要时可行尿动力学检查。根据初始评估的结果，部分患者可以选择性地进行排尿日记、血肌酐、静脉尿路造影、尿道造影、尿动力学及膀胱镜检查。排尿日记有利于区分夜尿次数增多的原因是否为夜间多尿或饮水过量，膀胱出口梗阻导致肾积水时可致肾功能不全；静脉尿路造影已少用，如果反复镜下或肉眼血尿时可行 CTU；如果怀疑尿道狭窄可行尿道造影，如果怀疑膀胱或尿道内占位性病变应行膀胱尿道镜检查。

（三）选择治疗方案的依据

根据《中国泌尿外科疾病诊断治疗指南》（中华医学会泌尿外科学分会编著，人民卫生出版社，2007 年）。

1. 适合经尿道前列腺电切术（TURP）。
2. 良性前列腺增生合并膀胱其他病变者（如结石）可行开放式前列腺切除术。
3. 能够耐受手术。

> **释义**
>
> ■ 对于 BPH 患者，可以等待观察、药物治疗、手术治疗等，治疗方法的选择需考虑不同患者的病情、治疗效果、并发症、患者的社会经济条件以及术者对治疗方法的掌握情况综合考虑。对于需要手术治疗者，目前 TURP 仍是良性前列腺增生治疗的"金标准"。主要适用于治疗前列腺体积在 80ml 以下的 BPH 患者，技术熟练的术者可适当放宽对前列腺体积的限制。前列腺体积过大、TURP 手术时间延长，经尿道电切综合征的发生风险明显增加。另外需要输血的概率为 2%~5%，术后并发症的发生率：尿失禁 1%~2.2%，逆向射精 65%~70%，膀胱颈挛缩 4%，尿道狭窄 3.8%。这些情况患者和术者术前都需要了解，以选择合适的治疗。如果体积过大或术者 TURP 的经验不足，应选择开放手术，不应勉强进入本路径。当然也可根据实际情况选择其他治疗方式。
>
> ■ 患者一般情况良好，无绝对手术禁忌证。TURP 虽然是微创手术，但是对心肺功能有较高的要求，特别是前列腺体积较大者。严重心肺功能不良、不稳定心绞痛、近期心梗、脑血管意外以及其他情况如肝肾功能不全、凝血功能障碍、下肢活动情况不能满足膀胱截石位等均为 TURP 的手术禁忌。

（四）标准住院日为 ≤12~14 天

> **释义**
>
> ■ 结合我国县医院实际，良性前列腺增生患者住院后术前准备时间为 ≤2 天，在第 3 天行手术治疗，术后 9~11 天出院。总住院时间不超过 14 天均符合临床路径要求。如果能够在入院前对预约时间长的检查如心肺功能的评估在门诊完成，某些抗凝药物如阿司匹林等停止与替代在门诊提前实施，入院后其他术前检查与评估程序的合理优化，术中恰当的操作与彻底的、有效的止血均有利于减少住院日，从而达到路径要求的标准住院日。

（五）进入路径标准

1. 第一诊断必须符合 ICD-10：N40 良性前列腺增生疾病编码。
2. 当患者合并其他疾病，但住院期间不需要特殊处理也不影响第一诊断的临床路径流程实施时，可以进入路径。

> **释义**
>
> ■ 适应证：严重的下尿路症状已明显影响其生活质量、药物治疗效果不佳或拒绝接受药物治疗的患者，或出现以下任一并发症：①反复尿潴留（至少在一次拔管后不能排尿或两次尿潴留）；②反复血尿，5α-还原酶抑制剂治疗无效；③反复泌尿系感染；④膀胱结石；⑤继发性上尿路积水（伴或不伴肾功能损害），BPH 患者合并膀胱大憩室、腹股沟疝、严重的痔疮或脱肛，临床判断不解除下尿路梗阻难以达到治疗效果者，应当考虑外科治疗。

■ 经入院常规检查发现以往所没有发现的疾病，而该疾病的可能对患者健康影响更为严重，或者该疾病可能影响手术实施、提高手术和麻醉风险、影响预后，则应优先考虑治疗该种疾病，暂不宜进入路径。例如高血压、糖尿病、心功能不全、肝肾功能不全及凝血功能障碍等。

■ 若既往患有上述疾病，经合理治疗后达到稳定，抑或目前尚需要持续用药，经评估无手术及麻醉禁忌，则可进入路径。但可能会增加医疗费用，延长住院时间。

（六）术前准备（术前评估）≤2 天

1. 必需的检查项目

（1）血常规、尿常规+镜检。

（2）电解质、肝功能、肾功能、血型、凝血功能、感染性疾病筛查（乙肝、丙肝、艾滋病、梅毒等）、PSA 检查。

（3）胸片、心电图。

（4）尿动力学检查、尿流率、残余尿量检查。

2. 根据患者病情可选择：血脂、肺功能、前列腺穿刺检查等。

释义

■ 必查项目是确保手术治疗安全、有效开展的基础，在术前必须完成。根据实际情况进行血气、肺功能、心脏彩超。相关人员应认真分析检查结果，以便及时发现异常情况并采取对应处置。选查项目可根据患者实际病情，视其是否存在影响手术安全的合并症或存在 PSA 异常增高的情况予以检测。

■ 为缩短患者术前等待时间，检查项目可以在患者入院前于门诊完成。

（七）抗菌药物选择与使用时机

1. 抗菌药物：按照《抗菌药物临床应用指导原则》（卫医发〔2004〕285 号）执行。建议使用第一、第二代头孢菌素，环丙沙星；明确感染患者，可根据药物敏感试验结果调整抗菌药物。

（1）推荐使用头孢唑林钠肌内或静脉注射。①成人：0.5~1 克/次，一日 2~3 次。②对本药或其他头孢菌素类药过敏者，对青霉素类药有过敏性休克史者禁用；肝肾功能不全者、有胃肠道疾病史者慎用。③使用本药前需进行皮肤过敏试验。

（2）推荐头孢呋辛钠肌内或静脉注射。①成人：0.75~1.5 克/次，一日 3 次。②肾功能不全患者按照肌酐清除率制订给药方案：肌酐清除率>20ml/min 者，每日 3 次，每次 0.75~1.5g；肌酐清除率 10~20ml/min 患者，每次 0.75g，一日 2 次；肌酐清除率<10ml/min 患者，每次 0.75g，一日 1 次。③对本药或其他头孢菌素类药过敏者，对青霉素类药有过敏性休克史者禁用；肝肾功能不全者、有胃肠道疾病史者慎用。④使用本药前需进行皮肤过敏试验。

（3）推荐环丙沙星静脉滴注：100~200 毫克/次，一日 2 次，缓慢静脉滴注，滴注时间不少于 30 分钟。

2. 预防性用抗菌药物，时间为术前 0.5 小时，手术超过 3 小时加用 1 次抗菌药物；清洁-污染手术预防用药时间亦为 24 小时，必要时延长至 48 小时。

> **释义**
>
> ■ TURP 手术是清洁-污染类手术，虽然是经尿道手术，没有体表切口，但腔内创面应属于Ⅱ类切口范畴。因此应适当预防性应用抗菌药物，通常选择第一、第二代头孢菌素，环丙沙星。一般术前 30 分钟静脉输注。
>
> ■ BPH 术前尿路感染的发生率为 8%～24%，而对于术前合并尿路感染者，术前应控制感染，可根据药敏试验结果使用敏感抗菌药物。

（八）手术日为入院第≤3 天

1. 麻醉方式：腰麻、硬膜外麻醉或全身麻醉。
2. 手术方式：经尿道前列腺电切术（TURP）。
3. 术中用药：麻醉用药，术前半小时用抗菌药物。
4. 输血：根据出血情况决定。

> **释义**
>
> ■ 本路径规定的 TURP 手术是在腰麻或硬膜外麻醉下进行，也可在全麻下进行。不同麻醉方式术中出血量无显著性差异。但手术过程中除常规麻醉监测参数外，还须注意氧饱和度、心电、电解质等变化，了解有无 TUR 综合征。
>
> ■ 手术方式按本路径规定是 TURP，适合前列腺体积在 80ml 以下的 BPH 患者，若术者技术熟练，可适当放宽前列腺体积的限制。非 TURP 的其他治疗方式不包含在本路径中。
>
> ■ 手术是否输血依照术中出血量而定。TURP 输血概率为 2%～5%。

（九）术后住院恢复≤9～11 天

1. 必须复查的检查项目：血常规、尿常规。
2. 术后根据患者病情复查残余尿量、尿流率。
3. 术后抗菌药物应用：按照《抗菌药物临床应用指导原则》（卫医发〔2004〕285 号）执行。

> **释义**
>
> ■ 术后应及时完成必查项目的检测以了解患者的总体恢复情况，视患者病情实际适时安排残余尿量及尿流率的测定以了解患者的手术效果及功能恢复情况。
>
> ■ 术后根据出血情况持续膀胱冲洗 12～24 小时，及早下床活动。可根据患者恢复情况做必须复查的检查项目，并根据病情变化增加检查的频次和其他检查项目，而并不仅局限于路径中的项目，如电解质、肾功能等，了解有无稀释性低钠血症等，并及时纠正。如有心绞痛等主诉需查心电图、心肌酶谱等，如有下肢水肿、疼痛查下肢深静脉彩超等，明确有无下肢深静脉血栓形成，预防肺栓塞。

■ 术后可继续静脉应用抗菌药物，使用时间一般不超过 72 小时，合并尿路感染者，术后酌情延长用药时间（静脉或口服）。

（十）出院标准

1. 一般情况良好。
2. 拔除尿管后，排尿通畅。
3. 耻骨上造瘘口无漏尿。

释义

■ 主治医师应在出院前，通过复查的各项检查并结合患者全身恢复情况以及拔除导尿管后排尿状况决定是否能出院。膀胱造瘘管可根据膀胱功能状态、残余尿量、肾积水有无等决定拔除与否及时机。

■ 拔除尿管后排尿通畅、无明显尿失禁或排尿困难者可按时出院。如果出现严重尿失禁或显著排尿困难甚至尿潴留以及严重血尿者应暂缓出院，予以适当处理。患者出院前应予适当健康教育并交代相关注意事项，特别需要注意迟发性出血可能，如果发生，且严重需及时返院或在当地医院专科处理。

（十一）变异及原因分析

1. 术中、术后出现并发症，需要进一步诊治，导致住院时间延长、费用增加。
2. 术后出现排尿功能异常，需要进一步诊治，导致住院时间延长、费用增加。
3. 术后原伴随疾病控制不佳，需请相关科室会诊。
4. 住院后出现其他内、外科疾病需进一步明确诊断，可进入其他路径。

释义

■ TURP 术、中术后可能出现的主要并发症有 TUR 综合征、出血、前列腺包膜穿孔、尿路感染等，经积极处理，可按路径规定时间出院或略延长，费用轻度增加，属轻微变异。如上述并发症严重需大量输血、膀胱填塞、再次手术止血、重症监护治疗，显著增加住院时间和费用，以及术中出现直肠穿孔等均属重大变异。

■ 术后排尿异常需进一步诊治者主要包括尿失禁、排尿困难、尿潴留等，如果拔导尿管后短暂出现，经处理按期或延长出院，或因膀胱逼尿肌收缩功能受损需继续保留导尿管出院者均属轻微变异；如因括约肌损伤完全尿失禁、前列腺组织残留过多尿潴留需再次手术等属重大变异。

■ 伴随疾病如高血压、糖尿病、心肺疾患以及其他内、外科疾病需会诊，但未影响手术或术后仅延长 1~2 天出院属轻微变异，如伴发疾病影响 TURP 手术，或术后需相关专科进一步诊治者，属重大变异。

■ 轻微变异继续按本路径处理，重大变异需退出本路径。

（十二）参考费用标准

6000~8500 元。

四、良性前列腺增生临床路径给药方案

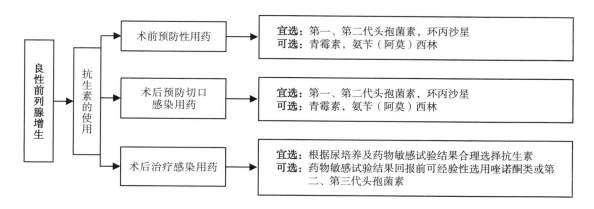

【用药选择】

1. 良性前列腺增生症行 TURP 手术属清洁-污染手术，术前预防性使用抗生素应在术前 24 小时静脉滴注给药，必要时可延长至术前 48 小时，可选择第一、第二代头孢菌素，环丙沙星。术前存在尿路感染者应根据尿培养及药物敏感试验结果合理治疗后方可手术。

2. 术后预防性使用抗生素，总用药时间不超过 72 小时内。可选择第一、第二代头孢菌素，环丙沙星。

3. 术后出现感染征象需使用抗生素时，在经验性用药的同时应尽快完成药敏实验，依据药物敏感试验结果选择合理抗生素使用。经验性用药可选择喹诺酮类抗生素、第二代或第三代头孢菌素类抗生素。

【药学提示】

1. 头孢菌素类抗生素使用期间严禁饮酒，以免发生双硫仑样反应。

2. 头孢菌素类抗生素多数经肾脏排泄，中度以上肾功能不全患者应根据肾功能适当调整剂量；中度以上肝功能减退时，头孢哌酮、头孢曲松可能需要调整剂量。

3. 注意药物的相互作用。

【注意事项】

头孢菌素类及青霉素类抗生素在使用前必须进行皮肤过敏试验，皮肤过敏试验阴性者方可使用。环丙沙星使用时注意静脉炎反应。

五、推荐表单

（一）医师表单

良性前列腺增生临床路径医师表单

适用对象：第一诊断为良性前列腺增生（ICD-10：N40）

行经尿道前列腺电切术（TURP）（ICD-9-CM-3：60. 2901）

患者姓名：_____ 性别：_____ 年龄：_____ 门诊号：_____ 住院号：_____

住院日期：____年___月___日 出院日期：____年___月___日 标准住院日：≤12~14 天

时间	住院第 1~2 天	住院第 3 天 （手术日）	住院第 4~9 天 （术后第 1~6 天）
主要诊疗工作	□ 询问病史，体格检查 □ 完成病历及上级医师查房 □ 安排相关检查 □ 汇总检查结果 □ 完成术前评估和术前准备 □ 术前讨论，确定手术方案 □ 完成术前小结，相关查房记录 □ 向患者及家属交代围术期注意事项 □ 签署手术知情同意书、输血同意书、自费协议书等	□ 术前预防用抗菌药物 □ 手术 □ 术后标本送病理 □ 术后向患者及家属交代病情及术后注意事项 □ 完成术后病程记录及手术记录	□ 观察病情 □ 上级医师查房 □ 完成病程记录 □ 嘱患者下地活动，预防下肢静脉血栓 □ 嘱患者多饮水 □ 嘱患者保持大便通畅 □ 导尿管水囊放水（必要时） □ 安排相关复查并分析结果
重点医嘱	**长期医嘱：** □ 泌尿外科疾病护理常规 □ 三级护理 □ 饮食基础用药（糖尿病、心脑血管疾病等） **临时医嘱：** □ 血常规、尿常规 □ 肝肾功能、电解质、血型 □ 感染筛查、凝血功能 □ X 线胸片，心电图 □ 手术医嘱 □ 常规备血 400ml □ 准备术中预防用抗菌药物 □ 备术中使用三腔导尿管	**长期医嘱：** □ TURP 术后护理常规 □ 一级护理 □ 6 小时后恢复术前饮食 □ 6 小时后恢复基础用药 □ 导尿管或及造瘘管接无菌盐水冲洗 **临时医嘱：** □ 输液 □ 抗菌药物 □ 必要时使用抑制膀胱痉挛药 □ 酌情使用止血药 □ 必要时使用抑酸剂	**长期医嘱：** □ 二级护理 □ 停冲洗 □ 如有耻骨上造瘘，酌情术后第 1 天下午拔出 **临时医嘱：** □ 输液 □ 抗菌药物 □ 必要时使用抑制膀胱痉挛药 □ 酌情使用止血药 □ 必要时使用抑酸剂 □ 血常规、尿常规 □ 肝肾功能、电解质
病情变异记录	□ 无 □ 有，原因： 1. 2.	□ 无 □ 有，原因： 1. 2.	□ 无 □ 有，原因： 1. 2.
医师签名			

时间	住院第 10~11 天 （术后第 7~8 天）	住院第 12~14 天 （出院日）
主要诊疗工作	□ 观察病情 □ 拔除导尿管 □ 观察排尿情况 □ 完成病程记录	□ 观察病情 □ 观察排尿情况 □ 上级医师查房 □ 出院 □ 向患者及家属交代出院后注意事项 □ 完成出院病程记录 □ 病理结果告知患者
重点医嘱	长期医嘱： □ 口服抗菌药物 □ 必要时使用抑制膀胱痉挛药 □ 酌情拔导尿管 临时医嘱： □ 停输液及抗菌药物医嘱 □ 拔除导尿管	出院医嘱： □ 今日出院 □ 如果有耻骨上造瘘，伤口换药 □ 出院带药：抗菌药物、抑制膀胱痉挛药（必要时）、基础药 □ 定期复查
病情变异记录	□ 无　□ 有，原因： 1. 2.	□ 无　□ 有，原因： 1. 2.
医师签名		

（二）护士表单

良性前列腺增生临床路径护士表单

适用对象：**第一诊断为**良性前列腺增生（ICD-10：N40）

行经尿道前列腺电切术（TURP）（ICD-9-CM-3：60.2901）

患者姓名：_____ 性别：_____ 年龄：_____ 门诊号：_____ 住院号：_____

住院日期：____年___月___日 出院日期：____年___月___日 标准住院日：12~14 天

时间	住院第1~2天	住院第3天（手术日）	住院第4~9天（术后第1~6天）
健康宣教	□ 入院宣教 介绍主管医师、护士 介绍环境、设施 介绍住院注意事项 □ 术前宣教 宣教疾病知识、术前准备及手术过程 告知准备物品、沐浴 告知术后饮食、活动及探视注意事项 告知术后可能出现的情况及应对方式 主管护士与患者沟通，了解并指导心理应对 告知家属等候区位置	□ 术后当日宣教 告知监护设备、管路功能及注意事项 告知膀胱冲洗注意事项 告知膀胱痉挛的处理方法 告知饮食、体位要求 告知疼痛注意事项 告知术后可能出现情况的应对方式 给予患者及家属心理支持 再次明确探视陪伴须知	□ 术后宣教 □ 大量饮水的重要性 药物作用及频率 饮食、活动指导 复查患者对术前宣教内容的掌握程度 疾病恢复期注意事项 下床活动注意事项 导尿管留置期的注意事项
护理处置	□ 核对病人，佩戴腕带 □ 建立入院护理病历 □ 卫生处置：剪指（趾）甲、沐浴，更换病号服 □ 协助医师完成术前检查化验 □ 术前准备 配血 药物灌肠 禁食禁水	□ 送手术 摘除患者各种活动物品 核对患者资料及带药 填写手术交接单，签字确认 □ 接手术 核对患者及资料，签字确认 □ 出现膀胱痉挛对症处理 □ 观察尿液颜色、性质、量 □ 留置导尿管护理 观察冲洗情况及冲出液颜色、性质、量	□ 遵医嘱完成相关检查 □ 观察尿液颜色、性质、量 □ 观察冲洗情况及冲出液颜色、性质、量 □ 出现膀胱痉挛对症处理 留置导尿管护理
基础护理	□ 三级护理 晨晚间护理 患者安全管理	□ 特级护理 卧位护理：协助床上移动 排泄护理 患者安全管理	□ 一级护理 晨晚间护理 会阴擦洗 协助床旁活动 排泄护理 患者安全管理
专科护理	□ 护理查体 □ 需要时，填写跌倒及压疮防范表 □ 遵医嘱完成相关检查 □ 需要时，请家属陪伴 □ 心理护理	□ 病情观察，写特护记录 评估生命体征、皮肤情况、观察膀胱冲出液性质及量 膀胱痉挛时，联系主管医师给予相关治疗及用药 遵医嘱予抗感染治疗 心理护理	□ 病情观察，写护理记录 观察饮水量，准确记录尿量及尿液颜色、性质、量 □ 遵医嘱予抗感染治疗 □ 膀胱痉挛时，联系主管医师给予相关治疗及用药 □ 心理护理
病情变异记录	□ 无 □ 有，原因： 1. 2.	□ 无 □ 有，原因： 1. 2.	□ 无 □ 有，原因： 1. 2.
护士签名			

时间	住院第 10~11 天 （术后第 7~8 天）	住院第 12~14 天 （出院日）

健康
宣
教
	□ 术后宣教
	□ 药物作用及频率
	  饮食、活动指导
	  复查患者对术前宣教内容的掌握程度
	  疾病恢复期注意事项
	  拔导尿管后注意事项
	  下床活动注意事项
		□ 出院宣教
		  复查时间
		  服药方法
		  活动休息
		  指导饮食
		  指导办理出院手续

护 理 处 置	□ 遵医嘱完成相关检查	□ 办理出院手续 □ 书写出院小结

基
础
护
理
	□ 二级护理
	  晨晚间护理
	  会阴擦洗
	  协助下地活动
	  排泄护理
	  患者安全管理
		□ 二级护理
		  晨间护理
		  协助床旁活动
		  患者安全管理

专
科
护
理
	□ 病情观察
	  饮水效果
	  尿液的颜色、性质、量
	□ 遵医嘱予抗感染治疗
	□ 膀胱痉挛时，联系主管医师给予相关治疗及用药
	□ 心理护理
		□ 病情观察
		  拔除导尿管后排尿情况
		□ 心理护理

病情 变异 记录	□ 无　□ 有，原因： 1. 2.	□ 无　□ 有，原因： 1. 2.
护士 签名		

（三）患者表单

良性前列腺增生临床路径患者表单

适用对象：第一诊断为良性前列腺增生（ICD-10：N40）
行经尿道前列腺电切术（TURP）（ICD-9-CM-3：60. 2901）

患者姓名：_____ 性别：_____ 年龄：_____ 门诊号：_____ 住院号：_____
住院日期：____年___月___日 出院日期：____年___月___日 标准住院日：12~14 天

时间	入院	手术前	手术当天
医患配合	□ 配合询问病史、收集资料，请务必详细告知既往史、用药史、过敏史 □ 如服用抗凝剂，请明确告知 □ 配合进行体格检查 □ 有任何不适请告知医师	□ 配合完善术前相关检查、化验，如采血、留尿、心电图、X 线胸片、B 超、尿动力学检查 □ 医师与患者及家属介绍病情及手术谈话、术前签字 □ 麻醉师对患者进行术前访视	□ 有任何不适请告知医师
护患配合	□ 配合测量体温、脉搏、呼吸、血压、体重 1 次 □ 配合完成入院护理评估（简单询问病史、过敏史、用药史） □ 接受入院宣教（环境介绍、病室规定、订餐制度、贵重物品保管等） □ 有任何不适请告知护士	□ 配合测量体温、脉搏、呼吸、询问排便 1 次 □ 接受术前宣教 □ 接受配血，以备术中需要时用 □ 接受药物灌肠 □ 自行沐浴，加强会阴部清洁 □ 准备好必要用物 □ 取下义齿、饰品等，贵重物品交家属保管	□ 清晨测量体温、脉搏、呼吸 □ 如手术时间较晚，请配合输液 □ 送手术室前，协助完成核对，带齐影像资料，脱去衣物，上手术车 □ 返回病房后，协助完成核对，配合过病床 □ 配合术后吸氧、监护仪监测、输液、膀胱冲洗 □ 配合采取平卧位 □ 配合缓解疼痛 □ 有任何不适请告知护士
饮食	□ 正常普食	□ 术前 12 小时禁食、禁水	□ 手术当日禁食、禁水
排泄	□ 正常排尿便	□ 正常排尿便	□ 保留导尿管
活动	□ 正常活动	□ 正常活动	□ 冲洗期卧床休息，保护管路 □ 双下肢活动

时间	手术后	出院
医患配合	□ 配合会阴擦洗 □ 出院前一天配合拔除导尿管	□ 接受出院前指导 □ 知道复查程序 □ 获取出院诊断书
护患配合	□ 配合定时测量生命体征、每日询问排便 □ 配合询问出入量 □ 接受输液、服药等治疗 □ 配合保留尿管 □ 接受进食、进水、排便等生活护理 □ 配合活动，避免下肢深静脉血栓 □ 注意活动安全，避免坠床或跌倒 □ 配合执行探视及陪伴	□ 接受出院宣教 □ 办理出院手续 □ 获取出院带药 □ 知道服药方法、作用、注意事项 □ 知道照顾伤口方法 □ 知道复印病历方法
饮食	□ 根据医嘱，由流食逐渐过渡到普食	□ 根据医嘱，正常普食
排泄	□ 保留导尿管-正常排便 □ 避免便秘	□ 正常排尿便 □ 避免便秘
活动	□ 根据医嘱下床活动 □ 注意保护导尿管，勿牵拉、脱出等	□ 正常适度活动，避免疲劳

附：原表单（2011年版）

良性前列腺增生临床路径表单

适用对象：**第一诊断为**良性前列腺增生（ICD-10：N40）

行经尿道前列腺电切术（TURP）术（ICD-9-CM-3：60.2901）

患者姓名：_____ 性别：_____ 年龄：_____ 门诊号：_____ 住院号：_____

住院日期：____年___月___日 出院日期：____年___月___日 标准住院：≤14天

时间	住院第1~2天	住院第3天（手术日）	住院第4~6天（术后第1~3天）
主要诊疗工作	□ 询问病史，体格检查 □ 完成病历及上级医师查房 □ 下达医嘱 □ 向患者及家属交代围术期注意事项 □ 签署手术知情同意书、输血同意书	□ 术前预防用抗菌药物 □ 手术 □ 术后标本送病理 □ 术后向患者及家属交代病情及注意事项 □ 完成术后病程记录及手术记录	□ 观察病情 □ 上级医师查房 □ 完成病程记录 □ 嘱患者下地活动，预防下肢静脉血栓 □ 嘱患者多饮水 □ 嘱患者保持大便通畅 □ 尿管水囊放水（必要时）
重点医嘱	**长期医嘱：** □ 泌尿外科疾病护理常规 □ 三级护理 □ 饮食 □ 基础用药（糖尿病、心脑血管疾病等） **临时医嘱：** □ 血常规、尿常规 □ 肝肾功能、电解质、血型 □ 感染筛查、凝血功能、PSA □ 胸片，心电图 □ 手术医嘱 □ 备血400ml（酌情） □ 准备术中预防用抗菌药物 □ 备术中使用三腔尿管	**长期医嘱：** □ TURP术后护理常规 □ 一级护理 □ 排气后恢复术前饮食 □ 6小时后恢复基础用药 □ 尿管或及造瘘管接无菌盐水冲洗 **临时医嘱：** □ 输液 □ 抗菌药物 □ 必要时使用抑制膀胱痉挛药 □ 酌情使用止血药 □ 必要时使用抑酸剂	**长期医嘱：** □ 二级护理 □ 停冲洗 □ 如有耻骨上造瘘，酌情术后第7~10天拔出 **临时医嘱：** □ 输液 □ 抗菌药物：如体温正常，伤口情况良好，无明显红肿时可以停止抗菌药物治疗 □ 必要时使用抑制膀胱痉挛药 □ 酌情使用止血药 □ 必要时使用抑酸剂
主要护理工作	□ 入院介绍 □ 术前相关检查指导 □ 术前常规准备注意事项 □ 术后所带尿管及膀胱冲洗指导	□ 麻醉术后及膀胱冲洗注意事项 □ 术后引流管注意事项 □ 术后饮食饮水指导 □ 术后活动指导	□ 术后引流管注意事项 □ 术后饮食饮水指导 □ 术后活动指导 □ 术后排尿问题（膀胱痉挛）指导
病情变异记录	□ 无 □ 有，原因： 1. 2.	□ 无 □ 有，原因： 1. 2.	□ 无 □ 有，原因： 1. 2.
护士签名			
医师签名			

时间	住院第 7~8 天 （术后第 4~5 天）	住院第 9~14 天 （出院日）
主要诊疗工作	□ 观察病情 □ 观察排尿情况 □ 完成病程记录	□ 观察病情 □ 观察排尿情况 □ 上级医师查房 □ 出院 □ 向患者及家属交代出院后注意事项 □ 完成出院病程记录 □ 告知患者病理结果
重点医嘱	**长期医嘱：** □ 酌情拔除尿管，夹闭膀胱造瘘管，酌情拔除膀胱造瘘管 **临时医嘱：** □ 输液 □ 必要时使用抑制膀胱痉挛药物	**出院医嘱：** □ 今日出院 □ 耻骨上造瘘伤口换药 □ 出院带药：抑制膀胱痉挛药（必要时）、基础药 □ 定期复查
主要护理工作	□ 拔管后排尿问题护理指导 □ 饮食饮水指导 □ 活动指导	□ 指导患者办理出院 □ 出院后活动饮食指导 □ 用药指导 □ 嘱出现发热、血尿急诊就诊 □ 遵医嘱定期复查
病情变异记录	□ 无　□ 有，原因： 1. 2.	□ 无　□ 有，原因： 1. 2.
护士签名		
医师签名		

第二十三章 睾丸鞘膜积液临床路径释义

一、睾丸鞘膜积液编码

疾病名称及编码：睾丸鞘膜积液（ICD-10：N43.301）

手术操作名称及编码：睾丸鞘膜翻转术（ICD-9-CM-3：61.4901）

睾丸鞘膜切除术（ICD-9-CM-3：61.2）

二、临床路径检索方法

N43.000/N43.001/N43.100/N43.101/N43.201/N43.301 伴 61.4901/61.2

三、睾丸鞘膜积液临床路径标准住院流程

（一）适用对象

第一诊断为睾丸鞘膜积液（ICD-10：N43.301）

行睾丸鞘膜翻转术（ICD-9-CM-3：61.4901）或睾丸鞘膜切除术（ICD-9-CM-3：61.2）。

> **释义**
>
> ■ 本路径适用对象为术前临床诊断为睾丸鞘膜积液，但术后病理诊断可能为精索鞘膜积液、交通性鞘膜积液、混合型（睾丸及精索鞘膜积液同时存在，但不相通）或其他诊断。

（二）诊断依据

根据《临床诊疗指南——泌尿外科分册》（中华医学会编著，人民卫生出版社）。

1. 病史。
2. 超声检查。

> **释义**
>
> ■ 在正常情况下，睾丸鞘膜内含有少量液体，其可通过精索内静脉和淋巴系统以恒定的速度吸收，当鞘膜本身或睾丸、附睾等发生病变时，液体分泌和重吸收之间的平衡被打破，鞘膜囊内积聚的液体超过正常量而形成囊肿者，则称之为鞘膜积液。鞘状突闭合正常，睾丸固有鞘膜内有积液形成，成为睾丸鞘膜积液。
>
> ■ 体格检查包括阴囊视诊和触诊，主要表现为阴囊内或腹股沟区有一囊性肿块，少量鞘膜积液无不适症状，常在体检时被偶然发现，积液量较多者常感阴囊下垂、发胀、精索牵引痛等。巨大睾丸鞘膜积液时，阴茎缩入包皮内，影响排尿与性生活，步行和劳动亦不方便。交通

性鞘膜积液时，积液逐渐流入腹腔，积液可缩小或消失。睾丸鞘膜积液肿物位于阴囊内，多成卵圆形或梨形，皮肤可呈蓝色，触诊睾丸鞘膜积液质软，有弹性和囊性感，触不到睾丸和附睾。睾丸透光试验阳性，但在继发炎症出血时可为阴性。

■ 实验室检查主要依靠超声检查，有助于鉴别精索鞘膜积液，精索静脉曲张，睾丸扭转等。同时对疑为睾丸肿瘤等引起继发性睾丸鞘膜积液有重要意义。

（三）选择治疗方案的依据

根据《临床技术操作规范——泌尿外科分册》（中华医学会编著，人民军医出版社）。

1. 符合手术适应证。

2. 能够耐受手术。

> **释义**
>
> ■ 2 岁以下婴儿的精索鞘膜积液一般可自行吸收，当液体量大而无明显自行吸收者需手术治疗。
>
> ■ 2 岁以下婴儿的睾丸鞘膜积液手术，伴有先天性腹股沟疝或考虑睾丸有病变的可能，早期手术是必要的。
>
> ■ 2 岁以上患者睾丸鞘膜积液体积较大，有临床症状且影响生活，且未合并严重心、肝、肺、肾等系统疾患，能够耐受手术者。

（四）标准住院日为 5~8 天

> **释义**
>
> ■ 睾丸鞘膜积液患者住院后术前准备时间为 ≤2 天，在第 2~3 天行手术治疗，术后 3~5 天出院。总住院时间不超过 7 天均符合临床路径要求。

（五）进入路径标准

1. 第一诊断必须符合 ICD-10：N43.301 睾丸鞘膜积液疾病编码。

2. 当患者合并其他疾病，但住院期间不需要特殊处理也不影响第一诊断的临床路径流程实施时，可以进入路径。

> **释义**
>
> ■ 2 岁以上的患者有交通性鞘膜积液或者睾丸鞘膜积液较大，有临床症状影响生活质量的应予以手术治疗。非手术治疗适用于病程缓慢，积液少、张力小而且长期不增长，且无明显症状者。

■ 经入院常规检查发现以往所没有发现的疾病，而该疾病的可能对患者健康影响更为严重，或者该疾病可能影响手术实施、提高手术和麻醉风险、影响预后，则应优先考虑治疗该种疾病，暂不宜进入路径。例如，高血压、糖尿病、心功能不全、肝肾功能不全及凝血功能障碍等。

■ 若既往患有上述疾病，经合理治疗后达到稳定，抑或目前尚需要持续用药，经评估无手术及麻醉禁忌，则可进入路径。但可能会增加医疗费用，延长住院时间。

（六）术前准备≤2 天

1. 术前必须检查的项目

（1）血常规、尿常规。

（2）电解质、肝功能、肾功能、凝血功能。

（3）感染性疾病筛查（乙肝、丙肝、艾滋病、梅毒等）。

（4）胸片 X 线检查、心电图。

2. 根据患者病情可选择的检查项目：性激素测定、甲胎蛋白（AFP）测定等。

释义

■ 必查项目是确保手术治疗安全、有效开展的基础，在术前必须完成。根据实际情况进行动脉血气分析、肺功能、心脏彩超等检查。相关人员应认真分析检查结果，以便及时发现异常情况并采取对应处置。

■ 为缩短患者术前等待时间，检查项目可以在患者入院前于门诊完成。

（七）抗菌药物选择与使用时间

1. 预防性抗菌药物：按照《抗菌药物临床应用指导原则》（卫医发〔2004〕285 号）执行。原则上不使用抗菌药物。根据患者的病情决定抗菌药物的选择与使用时间，可考虑使用第一、第二代头孢菌素、环丙沙星。

（1）推荐使用头孢唑林钠静脉注射或静脉滴注。①成人：0.5～1 克/次，一日 2～3 次。②儿童：一日量为 20～30mg/kg 体重，分 3～4 次给药。③对本药或其他头孢菌素类药过敏者，对青霉素类药有过敏性休克史者禁用；肝肾功能不全者、有胃肠道疾病史者慎用。④使用本药前需进行皮肤过敏试验。

（2）推荐头孢呋辛钠肌内或静脉注射。①成人：0.75～1.5 克/次，一日 2 次。②儿童：平均一日剂量为 60mg/kg，严重感染可用到 100mg/kg，分 3～4 次给予。③肾功能不全患者按照肌酐清除率制订给药方案：肌酐清除率>20ml/min 者，每日 3 次，每次 0.75～1.5g；肌酐清除率 10～20ml/min 患者，每次 0.75g，一日 2 次；肌酐清除率<10ml/min 患者，每次 0.75g，一日 1 次。④对本药或其他头孢菌素类药过敏者，对青霉素类药有过敏性休克史者禁用；肝肾功能不全者、有胃肠道疾病史者慎用。⑤使用本药前需进行皮肤过敏试验。

（3）头孢呋辛钠过敏者建议应用环丙沙星（成人用量：100～200 毫克/次，静脉滴注，一日 2 次，缓慢静脉滴注，滴注时间不少于 30 分钟。18 岁以下儿童禁用）。

2. 预防性使用抗菌药物，时间为术前 0.5 小时，手术超过 3 小时加用 1 次抗菌药物。

> **释义**
>
> ■ 精索鞘膜积液手术是清洁类手术，但因行阴囊体表切口，且术中可能存在与腹腔相通，交通性鞘膜积液可能性，应属于Ⅱ类切口范畴。因此应适当预防性应用抗菌药物，通常选择第一代头孢菌素或第二代头孢菌素或喹诺酮类抗菌药物。一般术前 30 分钟静脉输注。

（八）手术日为入院 ≤3 天

1. 麻醉方式：根据患者具体情况决定。
2. 手术方式：睾丸鞘膜翻转术或睾丸鞘膜切除术。
3. 术中用药：麻醉用药、抗菌药物等。

> **释义**
>
> ■ 本路径规定的睾丸鞘膜积液手术是在全麻下进行，也可在硬膜外麻醉下或腰麻下进行，不同麻醉方式术中出血量无显著性差异。但手术过程中除常规麻醉监测参数外，还须注意氧饱和度、心电、电解质等变化。
>
> ■ 手术时间一般较短，一般不需要再次追加抗菌药物。

（九）术后住院恢复 ≤2 天

1. 根据患者病情变化可选择相应的检查项目。
2. 术后用药

（1）术后抗菌药物用药：按照《抗菌药物临床应用指导原则》（卫医发〔2004〕285 号）执行。总预防性用药时间一般不超过 24 小时，个别情况可延长至 48 小时。明确感染患者，可根据药敏试验结果调整抗菌药物。

（2）镇痛药物、止血药物。

> **释义**
>
> ■ 术后可根据患者恢复情况做必须复查的检查项目，并根据病情变化增加检查的频次和其他检查项目，而并不仅局限于路径中的项目，如电解质、肾功能等。
>
> ■ 总预防性用药时间一般不超过 24 小时，个别情况可延长至 48 小时。如术中未预防性使用抗生素患者，原则上术后不应预防性使用抗生素。

（十）出院标准

1. 一般情况良好。

2. 伤口无异常。

> **释义**
>
> ■ 主治医师应在出院前，了解患者阴囊切口愈合情况，以判断患者是否可出院。

（十一）变异及原因分析

1. 术中、术后出现并发症，需要进一步诊治，导致住院时间延长、费用增加。
2. 术后原伴随疾病控制不佳，需请相关科室会诊进一步诊治。
3. 住院后出现其他内、外科疾病需进一步明确诊断，可进入其他路径。

> **释义**
>
> ■ 睾丸鞘膜积液手术术中、术后主要并发症有出血、睾丸或精索、附睾损伤，尿路感染、切口渗血、愈合不良，阴囊水肿、血肿形成等，经积极处理，可按路径规定时间出院或略延长，费用轻度增加，属轻微变异。如上述并发症严重如阴囊二次出血不易止血、精索或输精管损伤等显著增加住院时间和费用，均属重大变异。
>
> ■ 伴随疾病如高血压、糖尿病、心肺疾患以及其他内、外科疾病需会诊，但未影响手术或术后仅延长 1~2 天出院属轻微变异，如伴发疾病影响手术，或术后需相关专科进一步诊治者，属重大变异。
>
> ■ 重大变异需退出本路径。

（十二）参考费用标准

单侧手术 3000 元，双侧手术 4000 元。

四、睾丸鞘膜积液临床路径给药方案

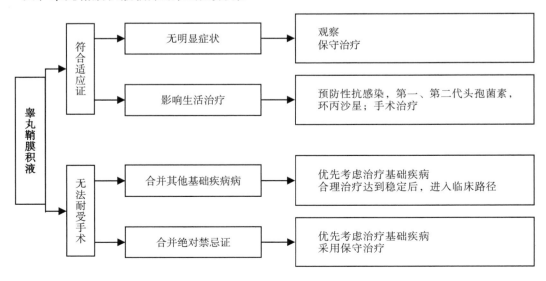

【用药选择】

1. 精索鞘膜积液手术是清洁类手术，但因行阴囊体表切口，且术中可能存在与腹腔相通，交通性鞘膜积液可能性，术前半小时可给一剂预防性抗生素，多选用覆盖大肠埃希菌为主的革兰阴性菌的第一、第二代头孢菌素，环丙沙星。

2. 术后一般不需要重复给药。

【药学提示】

1. 注意药物的相互作用。

2. 喹诺酮类大部分以原形经肾脏排泄，在体内代谢甚少，故肾功能不全者应根据肌酐清除率减量或延长给药时间。此外，对于18岁以下未成年人，由于喹诺酮类药物存在软骨毒性，可能引起骨骺闭合不良，故不应用于18岁以下患者。

五、推荐表单

（一）医师表单

睾丸鞘膜积液临床路径医师表单

适用对象：第一诊断为睾丸鞘膜积液（ICD-10：N43.301）

行睾丸鞘膜翻转术（ICD-9-CM-3：61.4901）或睾丸鞘膜切除术（ICD-9-CM-3：61.2）

患者姓名：_____ 性别：_____ 年龄：_____ 门诊号：_____ 住院号：_____

住院日期：____年___月___日 出院日期：____年___月___日 标准住院日≤5天

日期	住院第1~2天	住院第3天（手术日）	住院第4天（术后第1天）	住院第5天（术后第2天，出院日）
主要诊疗工作	□ 问病史，体格检查 □ 完成病历及上级医师查房 □ 完成医嘱 □ 向患者及家属交代围术期注意事项 □ 签署手术知情同意书	□ 手术 □ 术后向患者及家属交代病情及注意事项 □ 完成术后病程记录及手术记录	□ 观察病情 □ 上级医师查房 □ 完成病程记录 □ 嘱患者下地活动	□ 观察病情 □ 上级医师查房 □ 观察伤口情况，伤口换药 □ 向患者及家属交代出院后注意事项 □ 嘱患者回院拆线 □ 完成出院病程记录 □ 出院 □ 定期复查
重点医嘱	**长期医嘱：** □ 泌尿外科疾病护理常规 □ 三级护理 □ 饮食◎普食 **临时医嘱：** □ 血常规、尿常规 □ 生化全项 □ 感染性疾病筛查，凝血功能 □ 胸片，心电图 □ 准备术前预防用抗菌药物 □ 手术医嘱	**长期医嘱：** □ 睾丸鞘膜积液切除/翻转术后护理常规 □ 一级护理 □ 6小时后恢复术前饮食 **临时医嘱：** □ 输液	**长期医嘱：** □ 二级护理 □ 口服抗菌药物 □ 拔伤口引流条 **临时医嘱：** □ 输液	**出院医嘱：** □ 今日出院
病情变异记录	□ 无 □ 有，原因： 1. 2.	□ 无 □ 有，原因： 1. 2.	□ 无 □ 有，原因： 1. 2.	□ 无 □ 有，原因： 1. 2.
医师签名				

（二）护士表单

睾丸鞘膜积液临床路径护士表单

适用对象： 第一诊断为睾丸鞘膜积液（ICD-10：N43.301）

行睾丸鞘膜翻转术（ICD-9-CM-3：61.4901）或睾丸鞘膜切除术（ICD-9-CM-3：61.2）

患者姓名：_____ 性别：_____ 年龄：_____ 门诊号：_____ 住院号：_____

住院日期：____年__月__日 出院日期：____年__月__日 标准住院日≤5天

时间	住院第1~2天	住院第3天 （手术日）	住院第4天 （术后第1天）	住院第5天 （术后第2天，出院日）
健康宣教	□ 入院介绍 □ 术前相关检查指导 □ 术前常规准备及注意事项 □ 禁食、禁水 □ 告知检查及操作前后饮食、活动及探视注意事项及应对方式	□ 麻醉后注意事项 □ 术后引流管护理 □ 术后饮食饮水注意事项 □ 术后活动指导	□ 术后引流管护理 □ 术后饮食饮水注意事项 □ 术后膀胱痉挛护理指导	□ 指导介绍出院手续 □ 遵医嘱定期复查
护理处置	□ 核对患者、佩戴腕带 □ 建立入院护理病历 □ 卫生处置	□ 随时观察患者病情变化 □ 遵医嘱正确使用药物	□ 随时观察患者病情变化 □ 遵医嘱正确使用药物	□ 办理出院手续 □ 书写出院小结
基础护理	□ 三级护理 □ 患者安全管理	□ 一级护理 □ 晨晚间护理 □ 患者安全管理	□ 二级护理 □ 晨晚间护理 □ 患者安全管理	□ 三级护理 □ 晨晚间护理 □ 患者安全管理
专科护理	□ 护理查体 □ 需要时请家属陪伴 □ 心理护理	□ 遵医嘱完成相关检查 □ 心理护理 □ 必要时吸氧 □ 遵医嘱正确给药 □ 提供并发症征象的依据	□ 遵医嘱完成相关检查 □ 心理护理 □ 必要时吸氧 □ 遵医嘱正确给药 □ 提供并发症征象的依据	□ 病情观察
病情变异记录	□ 无 □ 有，原因： 1. 2.	□ 无 □ 有，原因： 1. 2.	□ 无 □ 有，原因： 1. 2.	□ 无 □ 有，原因： 1. 2.
护士签名				

（三）患者表单

睾丸鞘膜积液临床路径患者表单

适用对象： 第一诊断为睾丸鞘膜积液（ICD-10：N43.301）

行睾丸鞘膜翻转术（ICD-9-CM-3：61.4901）或睾丸鞘膜切除术（ICD-9-CM-3：61.2）

患者姓名：_____ 性别：_____ 年龄：_____ 门诊号：_____ 住院号：_____

住院日期：____年__月__日 出院日期：____年__月__日 标准住院日≤5天

时间	住院第1~2天	住院第3天（手术日）	住院第4天（术后第1天）	住院第5天（术后第2天，出院日）
医患配合	□ 配合询问病史、收集资料，请务必详细告知既往史、用药史、过敏史 □ 配合进行体格检查 □ 有任何不适告知医生 □ 配合完善相关检查、化验，如采血、留尿、心电图、X线胸片等 □ 医生向患者及家属介绍病情，如有异常检查结果需进一步检查	□ 配合用药及治疗 □ 配合医师调整用药 □ 有任何不适告知医生	□ 配合用药及治疗 □ 配合医师调整用药 □ 有任何不适告知医生	□ 接受出院前指导 □ 知道复查程序 □ 获取出院诊断书
护患配合	□ 配合测量体温、脉搏、呼吸、血压、血氧饱和度、体重 □ 配合完成入院护理评估单（简单询问病史、过敏史、用药史） □ 接受入院宣教（环境介绍、病室规定、订餐制度、贵重物品保管等） □ 有任何不适告知护士	□ 配合测量体温、脉搏、呼吸，询问每日排便情况 □ 接受相关化验检查宣教，正确留取标本，配合检查 □ 有任何不适告知护士 □ 接受输液、服药治疗 □ 注意活动安全，避免坠床或跌倒 □ 配合执行探视及陪伴 □ 接受疾病及用药等相关知识指导	□ 配合测量体温、脉搏、呼吸，询问每日排便情况 □ 接受相关化验检查宣教，正确留取标本，配合检查 □ 有任何不适告知护士 □ 接受输液、服药治疗 □ 注意活动安全，避免坠床或跌倒 □ 配合执行探视及陪伴 □ 接受疾病及用药等相关知识指导	□ 接受出院宣教 □ 办理出院手续 □ 获取出院带药 □ 指导服药方法、作用、注意事项 □ 知道复印病历方法
饮食	□ 正常普食	□ 禁食	□ 正常普食	□ 正常普食
排泄	□ 正常排尿便	□ 正常排尿便	□ 正常排尿便	□ 正常排尿便
活动	□ 正常活动	□ 卧床休息	□ 适量活动	□ 适量活动

附：原表单（2012 年版）

睾丸鞘膜积液临床路径表单

适用对象：**第一诊断为**睾丸鞘膜积液（ICD-10：N43.301）

　　　　　行睾丸鞘膜翻转术（ICD-9-CM-3：61.4901）或睾丸鞘膜切除术（ICD-9-CM-3：61.2）

患者姓名：_____　性别：_____　年龄：_____　门诊号：_____　住院号：_____

住院日期：____年___月___日　出院日期：____年___月___日　标准住院日 5~8 天

日期	住院第 1~2 天	住院第 3 天 （手术日）	住院第 4 天 （术后第 1 天）	住院第 5~8 天 （术后第 2~5 天）
主要诊疗工作	□ 询问病史，体格检查 □ 完成病历及上级医师查房 □ 完成医嘱 □ 向患者及家属交代围术期注意事项 □ 签署手术知情同意书、输血同意书	□ 手术 □ 术后向患者及家属交代病情及注意事项 □ 完成术后病程记录及手术记录	□ 观察病情 □ 上级医师查房 □ 完成病程记录 □ 嘱患者下地活动	□ 观察病情 □ 上级医师查房 □ 观察伤口情况，伤口换药 □ 向患者及家属交代出院后注意事项 □ 完成出院病程记录 □ 出院 □ 定期复查
重点医嘱	**长期医嘱：** □ 泌尿外科疾病护理常规 □ 三级护理 □ 饮食 □ 基础用药（糖尿病、心脑血管疾病等） **临时医嘱：** □ 血常规、尿常规 □ 电解质、肝肾功能 □ 感染性疾病筛查 □ 凝血功能 □ 胸部 X 线检查、心电图 □ 手术医嘱	**长期医嘱：** □ 睾丸鞘膜积液术后护理常规 □ 一级护理 □ 6 小时后恢复术前饮食 **临时医嘱：** □ 输液	**长期医嘱：** □ 一级护理 □ 拔伤口引流条、抬高阴囊 **临时医嘱：** □ 输液	**出院医嘱：** □ 今日出院
主要护理工作	□ 入院介绍 □ 术前相关检查指导 □ 术前常规准备及注意事项	□ 麻醉后注意事项 □ 术后引流条护理 □ 术后饮食饮水注意事项 □ 术后活动指导	□ 术后饮食饮水注意事项	□ 指导介绍出院手续 □ 遵医嘱定期复查
病情变异记录	□ 无　□ 有，原因： 1. 2.	□ 无　□ 有，原因： 1. 2.	□ 无　□ 有，原因： 1. 2.	□ 无　□ 有，原因： 1. 2.
护士签名				
医师签名				

第二十四章　精索静脉曲张临床路径释义

一、精索静脉曲张编码

疾病名称及编码：精索静脉曲张（ICD-10：I86.101）

手术操作名称及编码：精索静脉曲张结扎术（非腹腔镜）（ICD-9-CM-3：63.101）

二、临床路径检索方法

I86.101 伴 63.1 01

三、精索静脉曲张临床路径标准住院流程

（一）适用对象

第一诊断为精索静脉曲张（ICD-10：I86.101）

行精索静脉曲张结扎术（非腹腔镜）（ICD-9-CM-3：63.1 01）。

> **释义**
>
> ■ 本路径适用对象为术前临床诊断为精索静脉曲张患者。

（二）诊断依据

根据《临床诊疗指南——泌尿外科分册》（中华医学会编著，人民卫生出版社）。

1. 病史。

2. 彩色多普勒超声检查。

3. 精液常规。

> **释义**
>
> ■ 精索静脉曲张是指精索内静脉蔓状静脉丛的异常伸长、扩张和迂曲，分为原发性精索静脉曲张、亚临床型精索静脉曲张和继发性精索静脉曲张。发病率占男性人群的 10%～15%，多见于青壮年。精索静脉曲张多发生在左侧，在青少年中，精索静脉曲张的发病率与年龄有明显的相关性。约 90% 的精索静脉曲张发生在左侧，左侧发病率高与下列原因有关：①人体平时多取直立姿势，使精索静脉内血液必须克服重力自下而上回流；②静脉壁及邻近的结缔组织薄弱或提睾肌发育不全，削弱了静脉内静脉周围的依托作用；③左侧精索内静脉的瓣膜缺损或关闭不全多于右侧；④左侧精索内静脉位于乙状结肠后面，容易受到肠道压迫影响其通常；⑤左侧精

索静脉呈直角汇入肾静脉，行程稍长，静水压力较高；⑥左肾静脉位于主动脉与肠系膜动脉之间，肾静脉受压可能影响精索内静脉回流；⑦右髂总动脉可能使左髂总静脉受压，影响左输精管静脉回流，形成所谓远端钳夹现象。精索静脉曲张可影响生育，是导致男性不育的主要原因之一。在成年男性大约40%的原发性不育及80%的继发性不育患者有静脉曲张。

■ 体格检查包括阴囊视诊和触诊，多数患者无症状，多在体检时被发现，有症状者多表现为阴囊坠胀不适或坠痛，疼痛可向腹股沟区、下腹部放射，久站、步行后症状可加重。平卧后可缓解或消失。

■ 实验室检查包括阴囊超声检查（推荐），精索静脉造影等。推荐行精液分析，精液如检不出成熟精子可确定睾丸功能异常。在检查中，为了了解睾丸是否受损及是否具备手术指征，推荐行睾丸容积的测量。B超是测量睾丸大小最为准确的方法。

（三）选择治疗方案的依据

根据《临床技术操作规范——泌尿外科分册》（中华医学会编著，人民军医出版社）。

1. 符合手术适应证。
2. 能够耐受手术。

释义

■ 症状明显或已引起睾丸萎缩、精液质量下降及造成不育者应积极手术治疗。手术方式包括传统开放手术、腹腔镜手术、显微镜手术等。显微镜精索静脉结扎术被认为是治疗精索静脉曲张的首选方法。

■ 患者一般情况良好，无绝对手术禁忌证。

（四）标准住院日为≤7天

释义

■ 精索静脉曲张患者住院后术前准备时间为≤3天，在第3~4天行手术治疗，术后3~5天出院。总住院时间不超过8天均符合临床路径要求。

（五）进入路径标准

1. 第一诊断必须符合ICD-10：I86.101精索静脉曲张疾病编码。
2. 当患者合并其他疾病，但住院期间不需要特殊处理也不影响第一诊断的临床路径流程实施时，可以进入路径。

释义

　　■ 重度精索静脉曲张伴有明显症状者，如多站立后即感阴囊坠痛等，体检发现睾丸明显缩小，即使已有生育，患者有治疗愿望也可考虑手术。精索静脉曲张不育者，存在精液异常，病史与体格检查未发现其他影响生育的疾病，内分泌检查正常，女方生育力检查无异常发现者，无论精索静脉曲张的轻重，只要精索静脉曲张诊断一旦确立，均应及时手术。前列腺炎、精囊炎在精索静脉曲张患者中的发病率明显增加，为正常人的 2 倍。因此，若上述两病同时存在，而且前列腺炎久治不愈者，可选择性精索静脉曲张手术。青少年期精索静脉曲张伴有睾丸容量缩小者，应尽早手术治疗，有助于预防成年后不育。

　　■ 手术禁忌证：精索内静脉结扎禁忌证有腹腔感染和盆腔开放手术病史并广泛粘连者。

　　■ 经入院常规检查发现以往所没有发现的疾病，而该疾病的可能对患者健康影响更为严重，或者该疾病可能影响手术实施、提高手术和麻醉风险、影响预后，则应优先考虑治疗该种疾病，暂不宜进入路径。例如，高血压、糖尿病、心功能不全、肝肾功能不全及凝血功能障碍等。

　　■ 若既往患有上述疾病，经合理治疗后达到稳定，抑或目前尚需要持续用药，经评估无手术及麻醉禁忌，则可进入路径。但可能会增加医疗费用，延长住院时间。

（六）术前准备≤2 天

术前必须检查的项目：

1. 血常规、尿常规。
2. 电解质、肝功能、肾功能、凝血功能。
3. 感染性疾病筛查（乙肝、丙肝、艾滋病、梅毒等）。
4. 胸部 X 线检查，心电图。

释义

　　■ 必查项目是确保手术治疗安全、有效开展的基础，在术前必须完成。根据实际情况进行动脉血气分析、肺功能、心脏彩超等检查。相关人员应认真分析检查结果，以便及时发现异常情况并采取对应处置。

　　■ 为缩短患者术前等待时间，检查项目可以在患者入院前于门诊完成。

（七）预防性抗菌药物选择与使用时机

1. 按照《抗菌药物临床应用指导原则》（卫医发〔2004〕285 号）执行。原则上不使用抗菌药物。根据患者的病情决定抗菌药物的选择与使用时间，可考虑使用第一、第二代头孢菌素、环丙沙星。

　　（1）推荐使用头孢唑林钠肌内或静脉注射。①成人：0.5~1 克/次，一日 2~3 次。②儿童：一日量为 20~30mg/kg 体重，分 3~4 次给药。③对本药或其他头孢菌素类药过敏者，对青霉素类药有过敏性休克史者禁用；肝肾功能不全者、有胃肠道疾病史者慎用。④使用本药前需进行皮肤过敏试验。

（2）推荐头孢呋辛钠静脉滴注。①成人：1.5~3.0 克/次，2~3 次/日。②儿童：平均一日剂量为 60mg/kg，2~3 次/日。③对本药或其他头孢菌素过敏者，对青霉素类药物过敏者禁用；肝肾功能不全者，有胃肠道疾病史者慎用。④使用本药前必需进行皮肤过敏试验。

（3）头孢呋辛钠过敏者建议应用环丙沙星（成人用量：100~200 毫克/次，静脉滴注，一日 2 次，缓慢静脉滴注，滴注时间不少于 30 分钟。18 岁以下儿童禁用）。

2. 预防性用抗菌药物，时间为术前 0.5 小时，手术超过 3 小时加用 1 次抗菌药物。

释义

　　精索静脉曲张手术是清洁类手术，应属于 I 类切口范畴。因此术中、术后均不建议应用抗生素。

（八）手术日为入院≤3 天

1. 麻醉方式：根据患者具体情况决定。
2. 手术方式：精索静脉曲张结扎术。
3. 术中用药：麻醉用药，抗菌药物等。

释义

　　■ 本路径规定的精索静脉曲张手术是在全麻或腰硬联合麻醉下进行，手术过程中除常规麻醉监测参数外，还须注意氧饱和度、心电、电解质等变化。

　　■ 手术出血量一般较少，极少需输血治疗。

（九）术后住院恢复≤4 天

1. 必须复查的检查项目：血常规、尿常规。
2. 根据患者病情变化可选择相应的检查项目。
3. 术后抗菌药物：按照《抗菌药物临床应用指导原则》（卫医发〔2004〕285 号）执行。总预防性用药时间一般不超过 24 小时，个别情况可延长至 48 小时。明确感染患者，可根据药敏试验结果调整抗菌药物。

释义

　　■ 术后可根据患者恢复情况做必须复查的检查项目，如血常规、电解质，并根据病情变化增加检查的频次和其他检查项目，如血气分析，而并不仅局限于路径中的项目，如电解质、肾功能等。

■ 术后水肿会影响机体组织的功能恢复和伤口愈合，为减少睾丸间质水肿和炎症细胞浸润，增加静脉张力和促进淋巴、静脉回流，必要时可使用静脉活性药物：黄酮类、香豆素类、七叶皂苷类等药物，以减轻术后水肿、疼痛等临床症状。

（十）出院标准

1. 一般情况良好。
2. 伤口无异常。

释义

■ 阴囊水肿和睾丸鞘膜积液是手术后最常见的并发症，发生率在3%~40%之间。可使用七叶皂苷类等药物治疗。睾丸萎缩的发生率约为0.2%，其他并发症还包括神经损伤，输精管损伤，急性附睾炎。比较少见的并发症，如术后腰背部、睾丸疼痛，可能与精索本身的解剖结构、术中过分牵拉精索等有关。主治医师应在出院前，了解患者切口愈合情况，以及阴囊水肿情况以判断患者是否可出院。

（十一）变异及原因分析

1. 术中、术后出现并发症，需要进一步诊治，导致住院时间延长、费用增加。
2. 术后原伴随疾病控制不佳，需请相关科室会诊，进一步诊治。
3. 住院后出现其他内、外科疾病需进一步明确诊断，可进入其他路径。

释义

■ 精索静脉曲张手术术中、术后主要并发症有出血、睾丸萎缩或精索损伤、切口感染、阴囊水肿、睾丸鞘膜积液形成等，经积极处理，可按路径规定时间出院或略延长，费用轻度增加，属轻微变异。如上述并发症严重如睾丸缺血坏死、精索或输精管严重损伤、急性附睾炎、切口疝等显著增加住院时间和费用，均属重大变异。

■ 伴随疾病如高血压、糖尿病、心肺疾患以及其他内、外科疾病需会诊，但未影响手术或术后仅延长1~2天出院属轻微变异，如伴发疾病影响手术，或术后需相关专科进一步诊治者，属重大变异。

■ 重大变异需退出本路径。

（十二）参考费用标准

3000~4000元。

四、精索静脉曲张临床路径给药方案

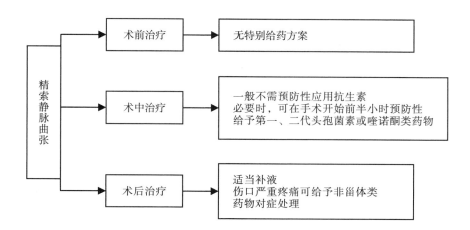

【用药选择】

1. 精索静脉曲张手术是清洁类手术，原则上可不必预防性应用抗生素（抗菌药）。若考虑到患者存在感染风险，可在术前半小时可给一剂预防性抗生素，多选用第一代头孢菌素。

2. 术后一般不需要重复给药。

【药学提示】

1. 注意药物的相互作用。

2. 喹诺酮类大部分以原形经肾脏排泄，在体内代谢甚少，故肾功能不全者应根据肌酐清除率减量或延长给药时间。

3. 非甾体类药物可明显缓解手术切口疼痛，可用于切口疼痛明显的患者。合并消化性溃疡和出血的患者禁用。

4. 七叶皂苷类如迈之灵片可减轻患者术后水肿、疼痛，无明显不良反应，如发生胃肠不适可对症治疗。

五、推荐表单

（一）医师表单

精索静脉曲张临床路径医师表单

适用对象： 第一诊断为精索静脉曲张（ICD-10：I86.101）

行精索静脉曲张结扎术（非腹腔镜 ICD-9-CM-3：63.101）

患者姓名：_____ 性别：_____ 年龄：_____ 门诊号：_____ 住院号：_____

住院日期：____年___月___日 出院日期：____年___月___日 标准住院日≤8 天

日期	住院第1~3 天	住院第3~4 天（手术日）	住院第4~5 天（术后第1~2 天）	住院第5~8 天（术后第2~5 天，出院日为住院第5~8 天）
主要诊疗工作	□ 问病史，体格检查 □ 完成病历及上级医师查房 □ 完成医嘱 □ 向患者及家属交代围术期注意事项 □ 签署手术知情同意书	□ 手术 □ 术后向患者及家属交代病情及注意事项 □ 完成术后病程记录及手术记录	□ 观察病情 □ 上级医师查房 □ 完成病程记录 □ 嘱患者下地活动	□ 观察病情 □ 上级医师查房 □ 观察伤口情况，伤口换药 □ 向患者及家属交代出院后注意事项 □ 嘱患者回院拆线 □ 完成出院病程记录 □ 出院 □ 定期复查
重点医嘱	**长期医嘱：** □ 泌尿外科疾病护理常规 □ 三级护理 □ 饮食◎普食 **临时医嘱：** □ 血常规、尿常规 □ 生化全项 □ 感染性疾病筛查，凝血功能 □ 胸片，心电图 □ 精液检查 □ 手术医嘱	**长期医嘱：** □ 精索静脉曲张结扎术后护理常规 □ 一级护理 □ 6 小时后恢复术前饮食 **临时医嘱：** □ 输液	**长期医嘱：** □ 二级护理 **临时医嘱：** □ 输液	**出院医嘱：** □ 今日出院
病情变异记录	□ 无 □ 有，原因： 1. 2.	□ 无 □ 有，原因： 1. 2.	□ 无 □ 有，原因： 1. 2.	□ 无 □ 有，原因： 1. 2.
医师签名				

（二）护士表单

精索静脉曲张临床路径护士表单

适用对象：第一诊断为精索静脉曲张（ICD-10：I86.101）

行精索静脉曲张结扎术（非腹腔镜 ICD-9-CM-3：63.101）

患者姓名：＿＿＿＿＿性别：＿＿＿＿＿年龄：＿＿＿＿＿门诊号：＿＿＿＿＿住院号：＿＿＿＿＿

住院日期：＿＿年＿月＿日 出院日期：＿＿年＿月＿日 标准住院日≤8天

时间	住院第1~3天	住院第3~4天（手术日）	住院第4~5天（术后第1~2天）	住院第5~8天（术后第2~5天，出院日为住院第5~8天）

健康宣教	□ 入院介绍
	□ 术前相关检查指导
	  术前常规准备
	  注意事项
	□ 禁食、禁水
	□ 告知检查及操作前后
	  饮食、活动及探视注
	  意事项及应对方式
		□ 麻醉后注意事项
		□ 术后引流管护理
		□ 术后饮食饮水注意
		  事项
		□ 术后活动指导
			□ 术后引流管护理
			□ 术后饮食饮水注意
			  事项
			□ 术后膀胱痉挛护理
			  指导
				□ 指导介绍出院手续
				□ 遵医嘱定期复查

护理处置	□ 核对患者、佩戴腕带
	□ 建立入院护理病历
	□ 卫生处置
		□ 随时观察患者病情
		  变化
		□ 遵医嘱正确使用药物
			□ 随时观察患者病情
			  变化
			□ 遵医嘱正确使用药物
				□ 办理出院手续
				□ 书写出院小结

基础护理	□ 三级护理 □ 患者安全管理	□ 一级护理 □ 晨晚间护理 □ 患者安全管理	□ 二级护理 □ 晨晚间护理 □ 患者安全管理	□ 三级护理 □ 晨晚间护理 □ 患者安全管理

专科护理	□ 护理查体
	□ 需要时请家属陪伴
	□ 心理护理
		□ 遵医嘱完成相关检查
		□ 心理护理
		□ 必要时吸氧
		□ 遵医嘱正确给药
		□ 提供并发症征象的
		  依据
			□ 遵医嘱完成相关检查
			□ 心理护理
			□ 必要时吸氧
			□ 遵医嘱正确给药
			□ 提供并发症征象的
			  依据
				□ 病情观察

病情变异记录	□ 无 □ 有，原因： 1. 2.	□ 无 □ 有，原因： 1. 2.	□ 无 □ 有，原因： 1. 2.	□ 无 □ 有，原因： 1. 2.
护士签名				

（三）患者表单

精索静脉曲张临床路径患者表单

适用对象： 第一诊断为精索静脉曲张（ICD-10：I86.101）

行精索静脉曲张结扎术（非腹腔镜 ICD-9-CM-3：63.101）

患者姓名：_____ 性别：_____ 年龄：_____ 门诊号：_____ 住院号：_____

住院日期：____年__月__日　出院日期：____年__月__日　标准住院日≤8 天

时间	住院第1~3天	住院第3~4天（手术日）	住院第4~5天（术后第1~2）	住院第5~8天（术后第2~5天，出院日为住院第5~8天）
医患配合	□ 配合询问病史、收集资料，请务必详细告知既往史、用药史、过敏史 □ 配合进行体格检查 □ 有任何不适告知医生 □ 配合完善相关检查、化验，如采血、留尿、心电图、X线胸片等 □ 医生向患者及家属介绍病情，如有异常检查结果需进一步检查	□ 配合用药及治疗 □ 配合医师调整用药 □ 有任何不适告知医生	□ 配合用药及治疗 □ 配合医师调整用药 □ 有任何不适告知医生	□ 接受出院前指导 □ 知道复查程序 □ 获取出院诊断书
护患配合	□ 配合测量体温、脉搏、呼吸、血压、血氧饱和度、体重 □ 配合完成入院护理评估单（简单询问病史、过敏史、用药史） □ 接受入院宣教（环境介绍、病室规定、订餐制度、贵重物品保管等） □ 有任何不适告知护士	□ 配合测量体温、脉搏、呼吸，询问每日排便情况 □ 接受相关化验检查宣教，正确留取标本，配合检查 □ 有任何不适告知护士 □ 接受输液、服药治疗 □ 注意活动安全，避免坠床或跌倒 □ 配合执行探视及陪伴 □ 接受疾病及用药等相关知识指导	□ 配合测量体温、脉搏、呼吸，询问每日排便情况 □ 接受相关化验检查宣教，正确留取标本，配合检查 □ 有任何不适告知护士 接受输液、服药治疗 □ 注意活动安全，避免坠床或跌倒 □ 配合执行探视及陪伴 □ 接受疾病及用药等相关知识指导	□ 接受出院宣教 □ 办理出院手续 □ 获取出院带药 □ 指导服药方法、作用、注意事项 □ 知道复印病历方法
饮食	□ 正常普食	□ 禁食	□ 正常普食	□ 正常普食
排泄	□ 正常排尿便	□ 正常排尿便	□ 正常排尿便	□ 正常排尿便
活动	□ 正常活动	□ 卧床休息	□ 适量活动	□ 适量活动

附：原表单（2012 年版）

精索静脉曲张临床路径表单

适用对象：**第一诊断为精索静脉曲张**（ICD-10：I86.101）

　　　　　行精索静脉曲张结扎术（非腹腔镜 ICD-9-CM-3：63.101）

患者姓名：_____ 性别：_____ 年龄：_____ 门诊号：_____ 住院号：_____

住院日期：____年___月___日　出院日期：____年___月___日　标准住院日≤5 天

日期	住院第 1~2 天	住院第 3 天（手术日）	住院第 4 天（术后第 1 天）	住院第 5 天（术后第 2 天，出院日）
主要诊疗工作	□ 问病史，体格检查 □ 完成病历及上级医师查房 □ 完成医嘱 □ 向患者及家属交代围术期注意事项 □ 签署手术知情同意书	□ 术前预防使用抗菌药物 □ 手术 □ 术后向患者及家属交代病情及注意事项 □ 完成术后病程记录及手术记录	□ 观察病情 □ 上级医师查房 □ 完成病程记录 □ 嘱患者下地活动	□ 观察病情 □ 上级医师查房 □ 观察伤口情况，伤口换药 □ 向患者及家属交代出院后注意事项 □ 嘱患者回院拆线 □ 完成出院病程记录 □ 出院 □ 定期复查
重点医嘱	长期医嘱： □ 泌尿外科疾病护理常规 □ 三级护理 □ 饮食◎普食 临时医嘱： □ 血常规、尿常规 □ 生化全项 □ 感染性疾病筛查，凝血功能 □ 胸片，心电图 □ 精液检查 □ 手术医嘱 □ 准备术前预防用抗菌药物	长期医嘱： □ 精索静脉曲张高位结扎术后护理常规 □ 一级护理 □ 6 小时后恢复术前饮食 临时医嘱： □ 输液	长期医嘱： □ 二级护理 临时医嘱：	出院医嘱： □ 今日出院
主要护理工作	□ 入院介绍 □ 术前相关检查指导 □ 术前常规准备及注意事项	□ 麻醉后注意事项 □ 术后引流管护理 □ 术后饮食饮水注意事项 □ 术后活动指导	□ 术后引流管护理 □ 术后饮食饮水注意事项 □ 术后膀胱痉挛护理指导	□ 指导介绍出院手续 □ 遵医嘱定期复查
病情变异记录	□ 无　□ 有，原因： 1. 2.	□ 无　□ 有，原因： 1. 2.	□ 无　□ 有，原因： 1. 2.	□ 无　□ 有，原因： 1. 2.
护士签名				
医师签名				